Nursing Canvas Book 1

# 基礎と臨床がつながる
# バイタルサイン

血圧・脈拍・体温・呼吸・意識・SpO₂

**監修** 藤野智子
聖マリアンナ医科大学病院
看護部 専門・認定看護師統括師長
急性・重症患者看護専門看護師
集中ケア認定看護師

**編集** 三浦英恵
東京医科歯科大学大学院
保健衛生学研究科
共同災害看護学専攻

村田洋章
東京慈恵会医科大学医学部
看護学科成人看護学 講師

**Gakken**

〈監　修〉

藤野　智子　聖マリアンナ医科大学病院 看護部　専門・認定看護師統括看護師長
　　　　　　急性・重症患者看護専門看護師／集中ケア認定看護師

〈編　集〉

三浦　英恵　東京医科歯科大学大学院 保健衛生学研究科 共同災害看護学専攻
村田　洋章　東京慈恵会医科大学医学部看護学科 成人看護学 講師

〈執　筆〉 執筆順

齋藤　大輔　杏林大学医学部付属病院 集中治療室 急性・重症患者看護専門看護師
瀧口　千枝　東京医科歯科大学大学院 保健衛生学研究科 先端侵襲緩和ケア 看護学分野
飯塚　裕美　亀田総合病院 CCU・HCU 師長／急性・重症患者看護専門看護師
山中　源治　東京女子医科大学病院 看護部／東京医科歯科大学大学院 保健衛生学研究科
　　　　　　急性・重症患者看護専門看護師／人工心臓管理技術認定士
守谷　千明　東京女子医科大学病院 看護部 集中ケア認定看護師
山崎　千草　東京女子医科大学病院 看護部 急性・重症患者看護専門看護師
田山　聡子　慶應義塾大学病院 GICU 急性・重症患者看護専門看護師
尾野　敏明　杏林大学医学部付属病院 集中ケア認定看護師教育課程 主任教員
髙橋　知彦　慶應義塾大学病院 急性・重症患者看護専門看護師
木村　禎　　札幌市病院局市立札幌病院 4階西病棟 看護師
五十嵐　真　一般財団法人 温知会 会津中央病院 中央集中治療室 集中ケア認定看護師
川島　孝太　地方独立行政法人 りんくう総合医療センター ICU／CCU 看護師長

編集担当：増田和也，山本麻実
本文デザイン・DTP：(株)サンビジネス
表紙イラスト：湯沢知子
本文イラスト：湯沢知子，日本グラフィックス

# 基礎と臨床がつながる バイタルサイン

**Contents**

はじめに ～バイタルサインを有益な身体情報とするために～／藤野智子 …………… 6

## 第1章 血圧
齋藤大輔

### 基礎のバイタルサイン　血圧測定って何ですか？ …………… 10
1. 血圧とは？ …………… 10
2. 血圧測定から何がわかるの？ …………… 12
3. 血圧のしくみ …………… 13
4. 血圧測定の基本手順 …………… 14
5. 血圧の異常とは？ …………… 19

### 臨床のバイタルサイン　臨床実践における血圧測定 …………… 21
1. 臨床現場での血圧測定では何が重要？ …………… 21
2. どのような状態から「何か変？」を見抜くの？ …………… 30
3. 触診で血圧の状態を見抜く！ …………… 32

### 事例　血圧測定から危険を察知できた例 …………… 34

## 第2章 脈拍
瀧口千枝

### 基礎のバイタルサイン　脈拍測定って何ですか？ …………… 40
1. 脈拍とは？ …………… 40
2. 脈拍測定から何がわかるの？ …………… 41
3. 脈拍のしくみ …………… 42
4. 脈拍測定の基本手順 …………… 45
5. 脈拍測定の正常と異常の評価 …………… 47

### 臨床のバイタルサイン　臨床実践における脈拍測定 …………… 53
1. 臨床現場での脈拍測定では何が重要？ …………… 53
2. 測定結果から背景因子と緊急性を読み解く …………… 55
3. 脈拍の異常？　こんなときどうする？ …………… 56

### 事例　脈拍測定から危険を察知できた例 …………… 63

## 第3章 体温
飯塚裕美

### 基礎のバイタルサイン　体温測定って何ですか？ …………… 68
1. 体温とは？ …………… 68
2. 体温測定から何がわかるの？ …………… 69

## 基礎と臨床がつながる バイタルサイン

  3. 体温調節のしくみ ……………………………………………… 70
  4. 体温測定の基本手順 …………………………………………… 72
  5. 体温測定の評価 ………………………………………………… 75
  6. 体温の異常とは？ ……………………………………………… 76

**臨床のバイタルサイン　臨床実践における体温測定** …………… 79
  1. 臨床現場での体温測定では何が重要？ ……………………… 79
  2. 体温管理 ………………………………………………………… 81
  3. 体温の異常？　こんなときどうする？ ……………………… 86

**事例　体温測定から危険を察知できた例** ……………………… 92

### 第4章　呼 吸
山中源治，守谷千明，山崎千草

**基礎のバイタルサイン　呼吸測定って何ですか？** ……………… 98
  1. 呼吸とは？ ……………………………………………………… 98
  2. 呼吸のしくみ …………………………………………………… 99
  3. 呼吸測定の基本手順 ………………………………………… 106
  4. 呼吸測定の評価 ……………………………………………… 116
  5. 呼吸の異常とは？ …………………………………………… 122

**臨床のバイタルサイン　臨床実践における呼吸測定** ………… 123
  1. 臨床現場での呼吸測定では何が重要？ …………………… 123
  2. 呼吸の管理〜呼吸の測定方法 ……………………………… 123
  3. 呼吸パターンの変調とは？ ………………………………… 133
  4. 酸素投与方法 ………………………………………………… 134

**事例　呼吸測定から危険を察知できた例** …………………… 137

### 第5章　意 識
田山聡子

**基礎のバイタルサイン　意識って何ですか？** ………………… 144
  1. 意識とは？ …………………………………………………… 144
  2. 意識の状態から何がわかるの？ …………………………… 145
  3. 意識レベルの評価方法の基本手順 ………………………… 147
  4. 意識レベルの評価と初期対応 ……………………………… 149
  5. 瞳孔径と対光反射の観察の方法と解釈 …………………… 150

**臨床のバイタルサイン　臨床実践における意識** ……………… 154
  1. 臨床現場での意識の観察では何が重要？ ………………… 154
  2. 意識の異常はどのように見抜く？どこで気づく？ ……… 155

3. 意識レベルの評価と対応方法 …………………………………………… 158
　　4. 瞳孔径と対光反射の使い方と臨床現場での解釈 ……………………… 159
　**事例** 意識状態から危険を察知できた例 ………………………… 161

## 第6章

# SpO₂

尾野敏明

**基礎のバイタルサイン** SpO₂って何ですか？ ………………… 166
　　1. SpO₂とは？ ………………………………………………………………… 166
　　2. パルスオキシメーターのしくみ ………………………………………… 167
　　3. 酸素飽和度って何？ ……………………………………………………… 168
　　4. 酸素解離曲線ってどういう意味？　何を表すの？ …………………… 169
　　5. 肺胞での酸素の取り込み ………………………………………………… 171

**臨床のバイタルサイン** 臨床実践におけるSpO₂ ……………… 173
　　1. 臨床現場におけるSpO₂のとらえ方 …………………………………… 173
　　2. SpO₂の異常値はどう判断する？ ……………………………………… 174
　　3. SpO₂値に異常があったら，どうする？ ……………………………… 176
　　4. 低酸素血症って何？ ……………………………………………………… 177

**事例** SpO₂測定から危険を察知できた例 ………………………… 180

## 第7章

# 疾患別事例

こんなとき，どうする？　バイタルサインから見抜く異常と対応

**事例1** 脳腫瘍の術後で頭痛を訴えて
　　　　 ぐったりしている患者さん／髙橋知彦 ……………………… 184

**事例2** 肺がん術後に心房細動を発症し，
　　　　 脈拍に不整が認められる患者さん／木村禎 ………………… 189

**事例3** 急性心筋梗塞後に心不全を発症し，
　　　　 呼吸不全におちいった患者さん／五十嵐真 ………………… 195

**事例4** 嘔吐とともに呼吸苦を訴える
　　　　 低心機能の患者さん／川島孝太 ……………………………… 201

さくいん ………………………………………………………………………… 206

# はじめに
## ～バイタルサインを有益な身体情報とするために～

### バイタルサインをひとりの"知識"から貴重な"情報"へ

　看護基礎教育のカリキュラムの中で，解剖学や生理学と並んで早い時期に学習する項目の1つにバイタルサインがありますね．最初は脈拍を触れて脈の強さを体感したり，血圧測定ではマンシェットを上手く巻けなかったりと，さまざまな体験をしていると思います．

　このような基礎（教育）で学習するバイタルサインとは，どのように測るのかという"技術"と，血圧はなぜ上がったり下がったりするのかというメカニズムに関する"知識"です．また，カリキュラムの進行に合わせ，小児，乳児，老年とさまざまな発達段階の学習を進め，それぞれのバイタルサインの違いや根拠を学習しています．

　さらに臨地実習では，直接患者さんのバイタルサインを測定させていただくことで，高血圧の患者さんの血圧の高さを実感したり，脈拍の強さの違いを体験したりしていることでしょう．

　以上のように，看護学生にとってバイタルサインの学習とは，「個人の知識と技術を習得し経験を積み重ねて行く段階」かもしれません．

　バイタルサイン測定は，保健師助産師看護師法第5条にある看護師の業である「療養上の世話」と「診療の補助」のうちの「診療の補助」にあたります．つまり，測定に不慣れなうちは，バイタルサインの測定方法（技術）に目が向きがちですが，本来は①バイタルサインのデータを正しく得ること，②得たデータから根拠のあるアセスメントができること，③得たデータから適切な援助を選択できること，などが看護師にとって重要な責務なのです．

　「異常の早期発見と対応」という表現は定番ですが，これからは患者さんが表現する身体変化だけでなく，「何かおかしい」という異変のサインを，看護師が先手でキャッチしていくことが重要になってくるでしょう．そのスタートが「バイタルサイン」ということなのです．

　一方，臨床でバイタルサインといえば，患者さんの貴重な"情報"であり，身体変化の多角的な評価や，治療方針の決定にも関係するため，グッと複雑な意味を持って扱われています．これが「教科書には載っていない"実践知識"」というわけです．

　ここで，何かに気づいたでしょうか？　実は，臨床指導者（実習指導者）や臨床看護師は，「臨地実習においても，バイタルサインを患者さんの貴重な"情報"として考えて欲しい」と思っているのですが，看護学生は患者さんとかかわることや測定することに一生懸命で，まだそこまでこなれた思考を持っていることが少ないのが現状です．これが，本書の企画に至った理由であり，学校で学習している「基礎のバイタルサイン」だけでは補いきれない「臨床のバイタルサイン」を皆さんに伝えることで，より臨地実習の学びを深めて欲しいという願いがこもっています．

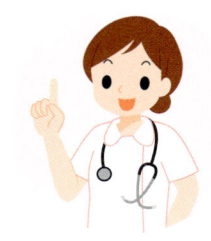

### 「基礎のバイタルサイン」と「臨床のバイタルサイン」は何が違う？

　糖尿病網膜症で眼科病棟に入院していた患者さんが，急に胸痛を訴えて心筋梗塞を起こした！　腎不全で腎臓内科に入院していた患者さんが，突然意識消失し脳内出血で倒れた！　……このようなことが臨床現場では実際に起こります．

　つまり，患者さんは複合的な身体問題を抱えていると考え，実践的な手法を駆使してバイタルサインに注意を払わなければならないのです．さらに，そのときの患者さんに必要なあらゆる情報を適切に入手し，それを統合していくことになります．

　こうしたことは，基礎の知識だけでは到底実践できませんし，測定という手法だけ身につけても根拠が乏しくなります．ここが，「基礎と臨床のバイタルサイン」の本題です．このことを踏まえ，次に「基礎のバイタルサイン」と「臨床のバイタルサイン」の違いについて考えてみましょう．

　たとえば，体温測定を行うにあたり，基礎で行うバイタルサインの知識には，①体温の意味，②測定値の意味，③正常か異常かの判断，そして技術としては，④体温測定の方法，などが含まれます．さらに臨床で体温測定値を活用するとなると，⑤緊急度や対処の判定，⑥発熱による他の身体変化との関連，⑦経時的変化，⑧発熱の原因の検討，などが加味されます．

　また，教科書に記述されている事項は一般的事項や典型的変化ですが，生身の人間すべてが同じ変化をもたらすとは限りません．患者さんによっては，基礎疾患の上に別の疾患が発症して症状を起こしている場合もあり，臨床では多角的な視点でのバイタルサインが必要となり，さらにそこから複合的にアセスメントに繋げていかなければなりません．

　つまり，基礎のバイタルサインは，ある特定の時間（たとえば実習時間）における患者さんの身体状況を適切な手法で観察し，異常と正常を見きわめることといえるでしょう．

　一方，臨床で活用するバイタルサインとは，フィジカルアセスメントに繋げるための情報という意味だけでなく，時間軸に沿って経過する病態変化を踏まえ，これらを統合して検討した結果から緊急度を判断したうえで，いつ・どのような看護ケアを選択するのか，という情報源として活用しているといえます．

　また，その測定手法にも違いがあります．たとえば，患者さんが青い顔でぐったりとしていた場面に遭遇してしまったら，皆さんはどのように行動するでしょう？　看護学生なので看護師を呼びに行く，ナースコールで人を呼ぶ，動揺してどうしたらいいか想像もつかない……，などでしょうか？

　人手を確保することは正しい行動の1つですが，その場であなたができることをしなければなりません．

　たとえば，橈骨動脈を触知して触れなければ血圧はおおよそ80mmHg以下ですから，緊急度が高いことがわかりますね．次にどうしましょう？　大腿動脈や頸動脈を触知して

みましょう．大きな動脈は，橈骨動脈に比べ血圧が低値になっても触知ができますし，頸動脈で脈拍触知できなければ心停止を考え，心肺蘇生を実施しなければなりません……．

このように，動脈触知で評価できる血圧のめやすや，その根拠を知っていれば，血圧計を取りに行かなくてもすみやかに次の対応へ進むことができます．これは脈拍数，呼吸数，体温も同じように臨床でのとらえ方があります．

こうした点を押さえることも，バイタルサインを"活用できる情報にする一歩"となります．

### フィジカルアセスメントとは"身体状況"を"評価"して"臨床判断"すること

最後に「フィジカルアセスメント」について考えてみましょう．

患者さんは身体面の問題だけを抱えているわけではありません．精神面や社会面の情報を合わせて「ヘルスアセスメント」を行い，1人の人として全体像を理解したうえで，観察し看護ケアを提供していきます．その身体状況に特化した部分の判断を行うのが「フィジカルアセスメント」です．

間違えやすいのですが，「呼吸音を聴く」「瞳孔所見を見る」この「聴く」「見る」は専門用語でいう「聴診」「視診」にあたり，それらの手技（スキル）を習得することは「フィジカルイグザミネーション（身体審査）」を修めているに過ぎません．

「フィジカルアセスメント」は，患者さんの"身体状況"を"評価"して"臨床判断"をするという重要な意味を持っています．この「評価」と「臨床判断」は，国家資格を有する者の特権であり，これもまた重要な責務となります．

繰り返しになりますが，適切なフィジカルアセスメントを行うためには，そのときの患者さんに見合った的確なバイタルサインが必要で，それなくして正しい身体状況の判断はできません．

*

以上のことから，臨床で活用するバイタルサインとは，学内で学習する基礎のバイタルサインの知識と技術を統合しつつ，なぜこのようなことが起こっているのかを考え（アセスメント），正常か異常か，緊急性があるのか否かを判断し，時間経過による変化も踏まえたうえで，どのような看護ケアを提供するべきかをタイムリーに決定することにつながっているということです．

患者さんの観察は，言動や表情，姿勢など多くの客観的事項がありますが，バイタルサインはそれらの重要な1つであることをいつまでも忘れずにいて欲しいと思います．

2014年12月

藤野　智子

第 1 章

# 血 圧

**基礎のバイタルサイン**
血圧測定って何ですか？

**臨床のバイタルサイン**
臨床実践における血圧測定

**事例**
血圧測定から危険を察知できた例

# 基礎のバイタルサイン

## 血圧測定って何ですか？

### 1 血圧とは？

#### 1 血圧のイメージ

「血圧」と聞くと，皆さんはどのようなことをイメージするでしょうか．おそらく「バイタルサイン」「血液の流れる圧」「循環動態」といったことをイメージされるのではないかと思います．血液の流れ（血流）は，全身に酸素や栄養素を運搬する唯一の方法でもあり，これができなくなると人間は生命を維持することができません．そのため，血圧は非常に大切なものであるとイメージできるでしょう．

血圧は私たちにとって身近なものです．実習や演習，臨床でも必ずといっていいほど目にする，あるいは測定するバイタルサインの1つだと思います．たとえば重症の患者さんが入るICU（集中治療室）においても，実際に24時間，生体情報モニタで血圧の経時的変化を監視しています．臨床でも，血圧はそれだけ重要なのです．

そこで，初めに，「血圧」とは「どのような意味をもつバイタルサインなのか」という基礎を理解しておく必要があります．

#### 2 血圧のしくみ

血圧の計算式は，「血圧＝心拍出量×末梢血管抵抗」と表現できます（図1）．この血圧のメカニズムについて，図1で説明しましょう．

また，体の中には血圧を一定に保とうとするホメオスタシスという機能もあることを理解しておく必要があります．

少しむずかしいのですが，「出血によって血圧が変化した」という状態を例にその働きを考えてみます．出血によって血圧が低下した際，血圧が低くなると「脈拍が早くなる」「末梢が冷たくなる」「尿が出なくなる」といった症状が現れます．いわゆる「ショック状態」ですが，ここにいたるまでになんとか血圧を維持しようと体は働きます．これがホメオスタシスです．これは「2．血圧測定から何がわかるの？」で詳しく解説します．

図1に戻りますが，単純に「血圧＝循環血液量の減少＝1回心拍出量の減少」としてとらえると，血圧を維持しようとする場合，血圧の計算式は掛け算のため，1回心拍出量の減少を補うには何かを増やさなくてはなりません．その何かが，心拍数（を多くして拍出する機会を増やす），末梢血管抵抗（を増やすことによって血管容積量を少なくする）になるわけです．

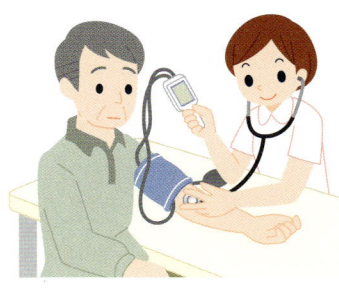

● 生体情報モニタ

入院中の患者さんや手術中の患者さんの状態を監視する装置．心電図・心拍数，血圧，体温，$SpO_2$といったバイタルサインをモニタリングします．

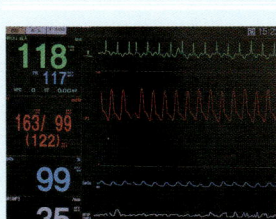

● ホメオスタシス

外的環境あるいは内的環境の変化に対応して生体のもつ生理的機能が絶えず活動して，生体が形態的・機能的にも，ある一定範囲の安定した状態を保とうとすること．

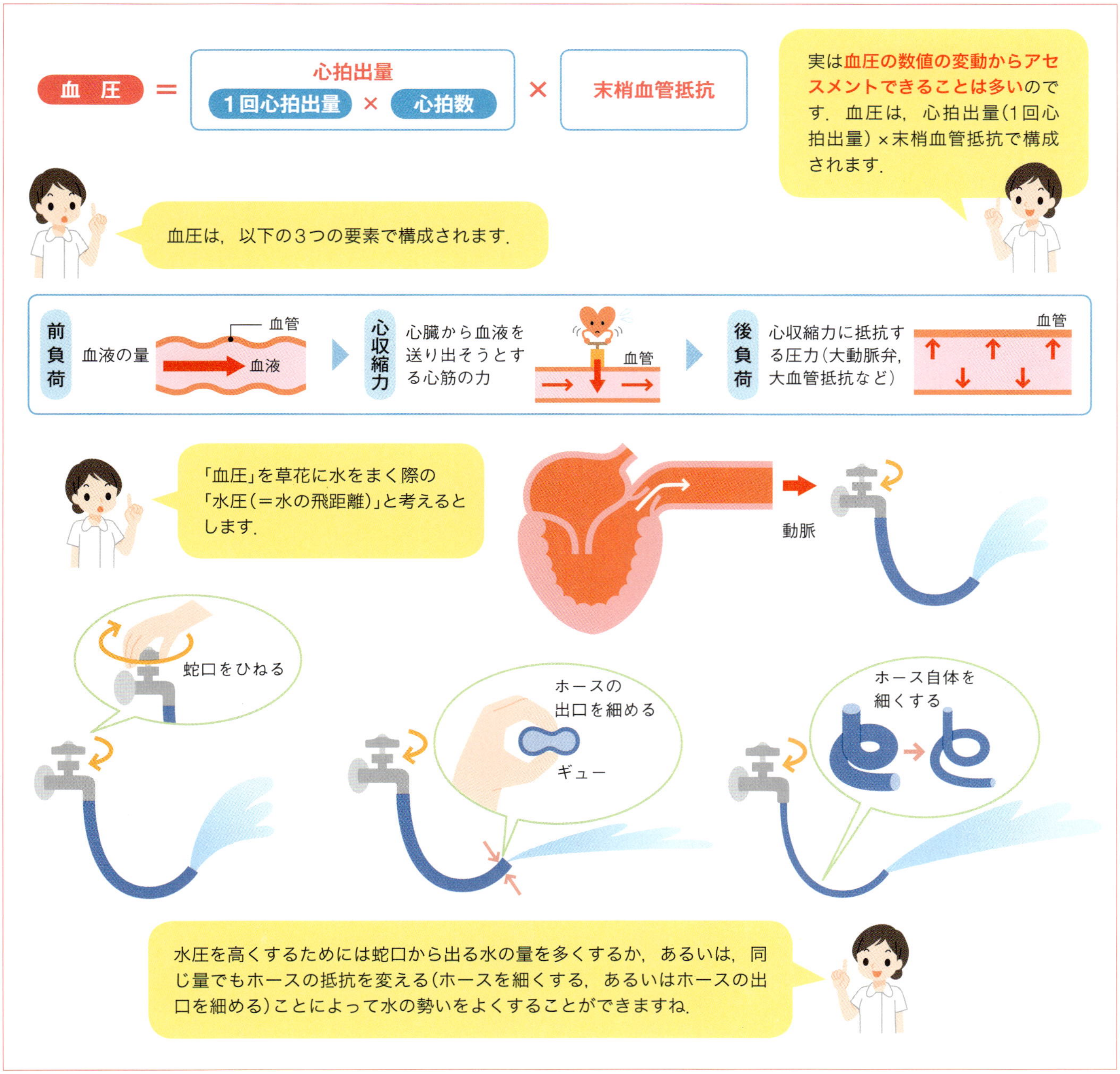

図1 血圧のメカニズム

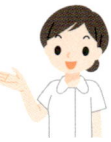

それでも血圧が維持できなければ，血液の水分量を少しでも維持しようとして，尿生成を最小限にしようと働きます．それでも維持できない場合は，ホメオスタシスの破綻，つまりショック状態におちいるという結果になります．
　このように，血圧を構成する要素の調和が取れているときに血圧は安定し，逆に，血圧を構成する要素のいずれかが変化した際に不安定になることが理解できましたね．
　実際に重要なことは，血圧が安定しているか，あるいは，何が変化して血圧が変化しているかということで，臨床状況において「なぜそうなっているのか？」を基本に立ち返りながら理解していくことが非常に大切です．

> 実際には，心臓の拍出（収縮と拡張）や血液の流れの状態（血流の強さや末梢血管抵抗）は人体の閉鎖的空間で行われている動きです．
> そのため，実際に血圧を測定しようとしても，体の表面（外側）からしかみることができません．このようにして血圧のしくみを利用し，数値化してみています．

## 2 血圧測定から何がわかるの？

　血圧には，そのほかにも，患者さんの状態をアセスメントできるさまざまな情報が秘められています．「血圧」は1つの数値にしか過ぎませんが，実はこの数値の変動からアセスメントできることは多いのです．
　まず，入院している患者さんを取り巻く状況を考えてみましょう．患者さんは何らかの病気に罹患して入院することになるので，治療や疼痛によるストレス，疾病によって血圧の調和をとる機能（血圧の調節機構）が崩れやすい状況にあるといえます（**図2**）．そのため，血圧の測定は必須であり，患者さんの状態とあわせてその変化に敏感になっていないといけません．

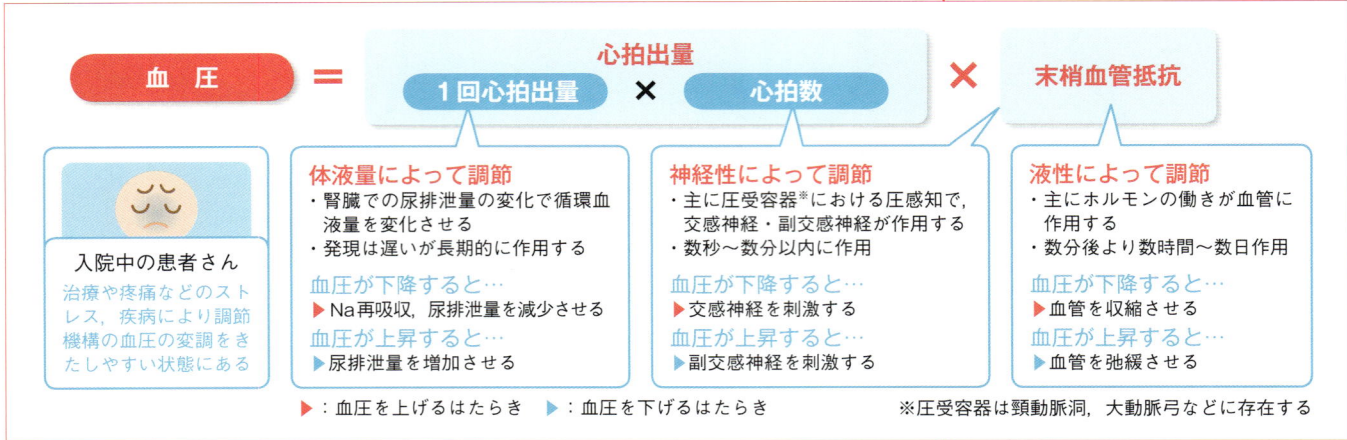

図2　血圧と調節機構との関係

　たとえば，初回に測定した血圧が120/60mmHgで，次に測定したときも同様に120/60mmHgであったとします．「血圧は変化していないからよかった」と安

心するかもしれませんが，もう少しアセスメントしていく必要があります．項目1で述べたように，「血圧の計算式」，ならびに「ホメオスタシスの働き」の観点からみていくことが必要です（図3）．

|  | 初回血圧測定時の値とその他の状態 | 2回目の血圧測定時の値とその他の状態 | アセスメントの視点 |
|---|---|---|---|
| 血圧 | 120/60mmHg | 120/60mmHg | 初回と2回目の血圧測定時では，血圧値に大きな変化はなし |
| 心拍出量<br>1回心拍出量<br>心拍数 | 正常<br>正常<br>60bpm | 変化あり<br>ほぼ変化なし<br>100bpm | 心拍数が増加している |
| 末梢血管抵抗<br>末梢皮膚温度 | 正常<br>正常 | 変化あり<br>やや温かい | 末梢皮膚温が温かくなっていることと，上記の心拍数増加により末梢血管抵抗が変化してホメオスタシスの働きにより血圧を維持しようとしているのかも…… |
| 疼痛<br>ストレス | 軽度あり<br>軽度あり | 軽度あり<br>軽度あり | 術後の患者さんだけど，疼痛もそれほど強くなさそうだし，出血はなさそう |

もしかして，脱水かも？ 熱もあるかもしれない……．もう1度体温を測定して，血圧ももう1度アセスメントが必要！ そこで異常があれば，報告しよう！

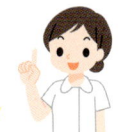

このように，患者さんのさまざまな情報を得ることができるのが「血圧測定」なのです．たかが血圧と感じるかもしれませんが，実は非常に奥が深いのです．

図3 血圧からわかること―アセスメントの視点

# 3 血圧のしくみ

● 「収縮期」「拡張期」「コロトコフ音」

実際に患者さんを測定する際の「血圧」のしくみについても説明しましょう．「収縮期」「拡張期」「コロトコフ音」という言葉をよく耳にすると思います．

血圧は，心臓からの血液の拍出（心臓の収縮と拡張）によって得られるもので，心臓から送り出し始めるとき（収縮期），そして，送り出し終えるとき（拡張期）が重要です．

この収縮と拡張の差が少なければ，心臓から有効に血液が拍出されていないことになり，逆に収縮期と拡張期の差があり過ぎても同じ状況にあります．

もちろん，末梢血管抵抗が変化すれば血圧が高くなる，あるいは低くなりますから，血圧の計算式（血圧＝心拍出量×末梢血管抵抗）と同様に，体全体の状態をみていることには変わりありません．

これを血圧計のカフによって血管内の血流を一度遮断して，徐々に解除しながら血管に流れる血液の勢いの音を聴いて測定しようというのが「血圧測定」です．

　心臓から血液を送り出す際の最高の圧（心室から動脈に血液が拍出されるときの最高の圧）を示すのが「収縮期血圧」，逆に最低の圧（心室から動脈に血液が拍出されるのが止むときの最低の圧）を示すのが「拡張期血圧」，そして血管に流れる血液の音が「コロトコフ音」です．これらを血圧計と聴診器を用いて測定します（図4）．

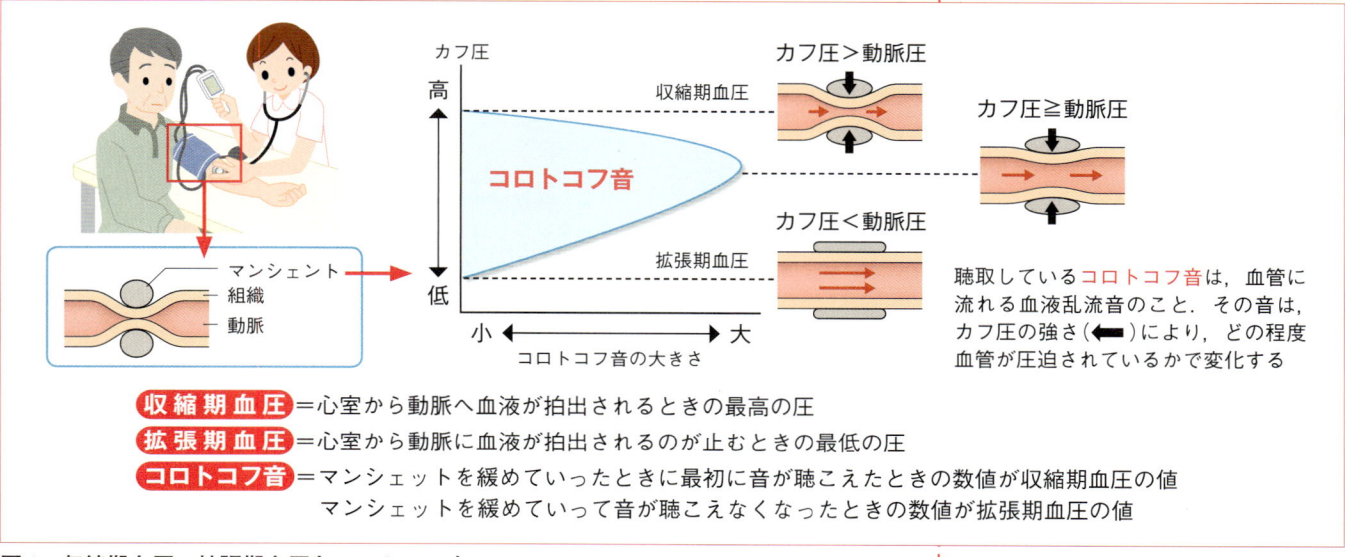

図4　収縮期血圧・拡張期血圧とコロトコフ音

# 4 血圧測定の基本手順

　ここまで血圧に関する生理学的なこと，体のしくみを中心に説明してきました．実際に血圧から患者さんの状態をアセスメントしていく際に必要なことなので，繰り返し学習しましょう．

　さて，次は「どのように血圧を測定していくのか」という基本的な手順について説明していきます．正確に血圧を測定していくことは非常に重要なため，しっかりマスターしましょう．

## 1 血圧計の種類と血圧測定の種類

　血圧計の種類には，「水銀血圧計」「アネロイド型血圧計」「電子血圧計」があります（図5）．

　血圧の測定方法には，「間接法」と「直接法」の2つがあります．

 ● 水銀血圧計の禁止

　WHO（世界保健機関）は，2013年，水銀を使った体温計と血圧計の使用を2020年までに撤廃する指針を発表しました（水銀に関する水俣条約）．こうしたことを受け，日本の医療現場においても，電子血圧計や電子体温計への移行が進んでいます．

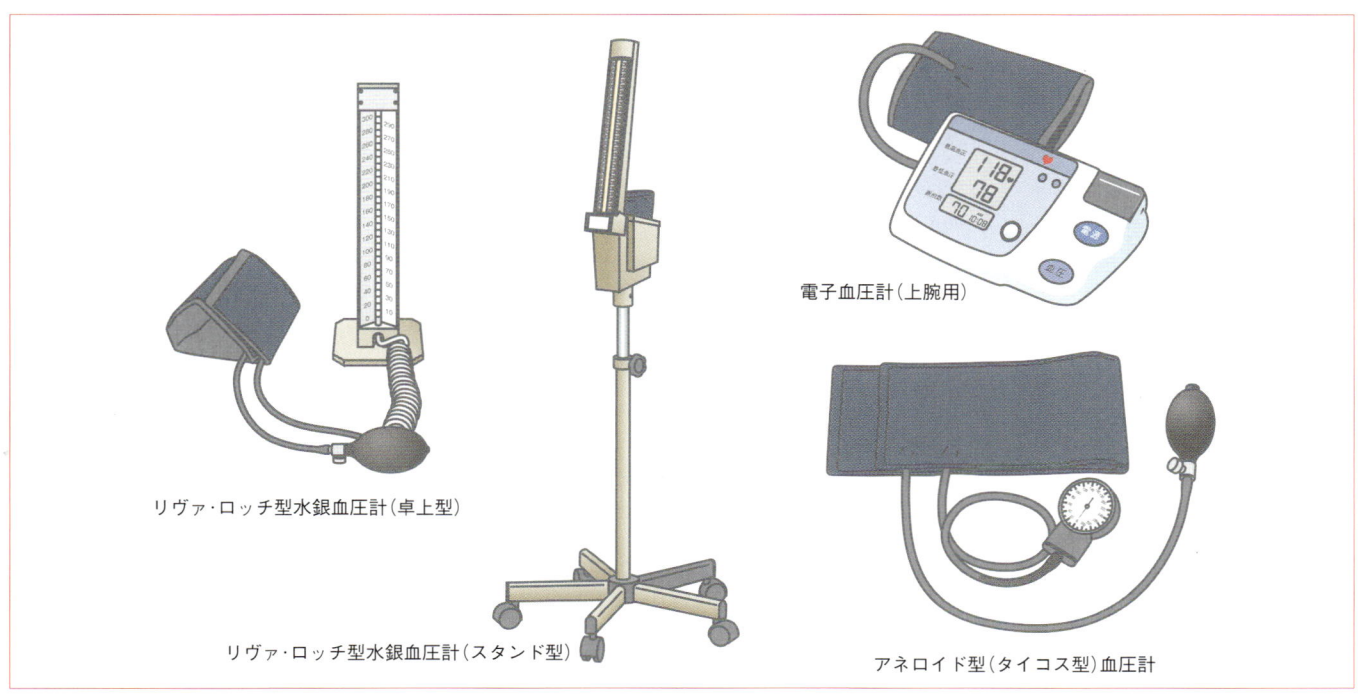

図5　血圧計の種類

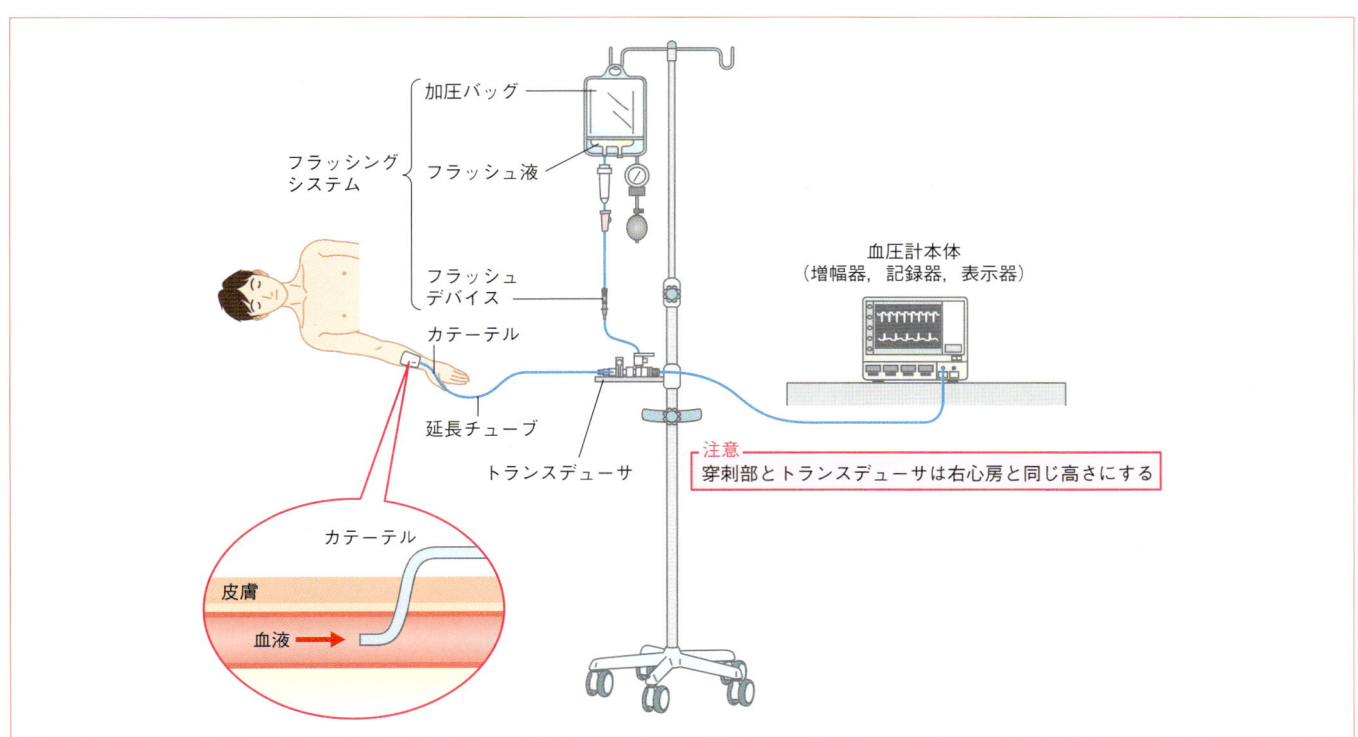

図6　直接法

間接法は，いわゆる一般的に行うカフを用いた血圧測定の方法です．実習や演習で行っているものがこれにあたり，一定の間隔で測定することができます．

一方，直接法は直接，動脈にカテーテルを留置して測定する方法で，ICUなどで重症患者さんを管理するときなどによく使うものです（図6）．

間接法では，ある一定の間隔でしか血圧を測定することができませんが，直接法ではリアルタイムな血圧測定が可能です．しかし，実際に針を刺し，カテーテルを留置しないと測定できない侵襲的な方法なので，あまり一般的ではありません．

ここでは，演習や実習等で使用する間接法の基本手順を説明します．

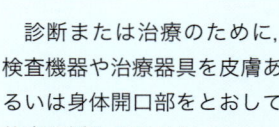

● 侵襲（的）

診断または治療のために，検査機器や治療器具を皮膚あるいは身体開口部をとおして体内に挿入すること．

## 2 カフの選択と使用方法

血圧計で用いるカフは，測定する患者さんに見合ったものを選択します．一般的に上腕で測定する場合には，カフの幅は上腕周囲の1.2〜1.5倍の幅，あるいは上腕の長さの2/3程度の幅のものを選択するとされています．また，新生児や小児，成人，高齢者など，患者さんの発達段階によって「何cm幅のものを選択する」と明記されている教科書もあります．

しかし，いずれも重要なことは，測定する部位の太さに見合っていることです．同じ成人でも，性別や体格（やせ形や肥満体型，骨格の太さや筋肉の付き具合）によって測定部位の太さはさまざまです．基本的には，老若男女にかかわらず，一般的に測定する上腕の場合，上腕の長さの2/3程度の幅のカフを選択するとよいでしょう（図7）．

図7 誤ったカフで測定した場合の血圧の変化

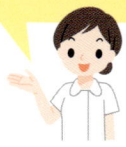

血圧計測定時に用いるカフは，患者さんに見合った幅のものを選択し，さらに巻く際には指が1〜2本入る程度，余裕のあるものを選択する必要があります．

## 3 測定部位と体位の影響

次に考えなくてはならないことは，測定する部位や測定時の体位の違いによる影響です．初めに，測定部位の違いによる影響を説明します．

これは，図2に示した血圧の計算式（血圧＝心拍出量×末梢血管抵抗）からもわか

るように,「血管の抵抗が変わると,心拍出量が変化しなくても血圧が変化する」という特徴から理解できます.

血圧を測定できる部位としては,聴診器を使わずに触診によって測定する方法も含めると,頸動脈,上腕動脈,橈骨動脈,大腿動脈,膝下動脈,足背動脈,後脛骨動脈がありますが,解剖学的にみると部位によって血管径が異なります.

そのため,聴診器を用いた方法で上腕動脈の血圧を測定し指標としていた場合,ほかの部位で血圧を測定した値と同じとして扱ってよいのかという疑問が出てきます.図8に示すように,血管の太さによって収縮期血圧,拡張期血圧ともに変化してしまいます.この点に十分注意をしないといけません.

> 血圧を示す赤線をみてみると,起立時も測定部位によって拡張期血圧と収縮期血圧の差が大きく異なることがわかりますね!

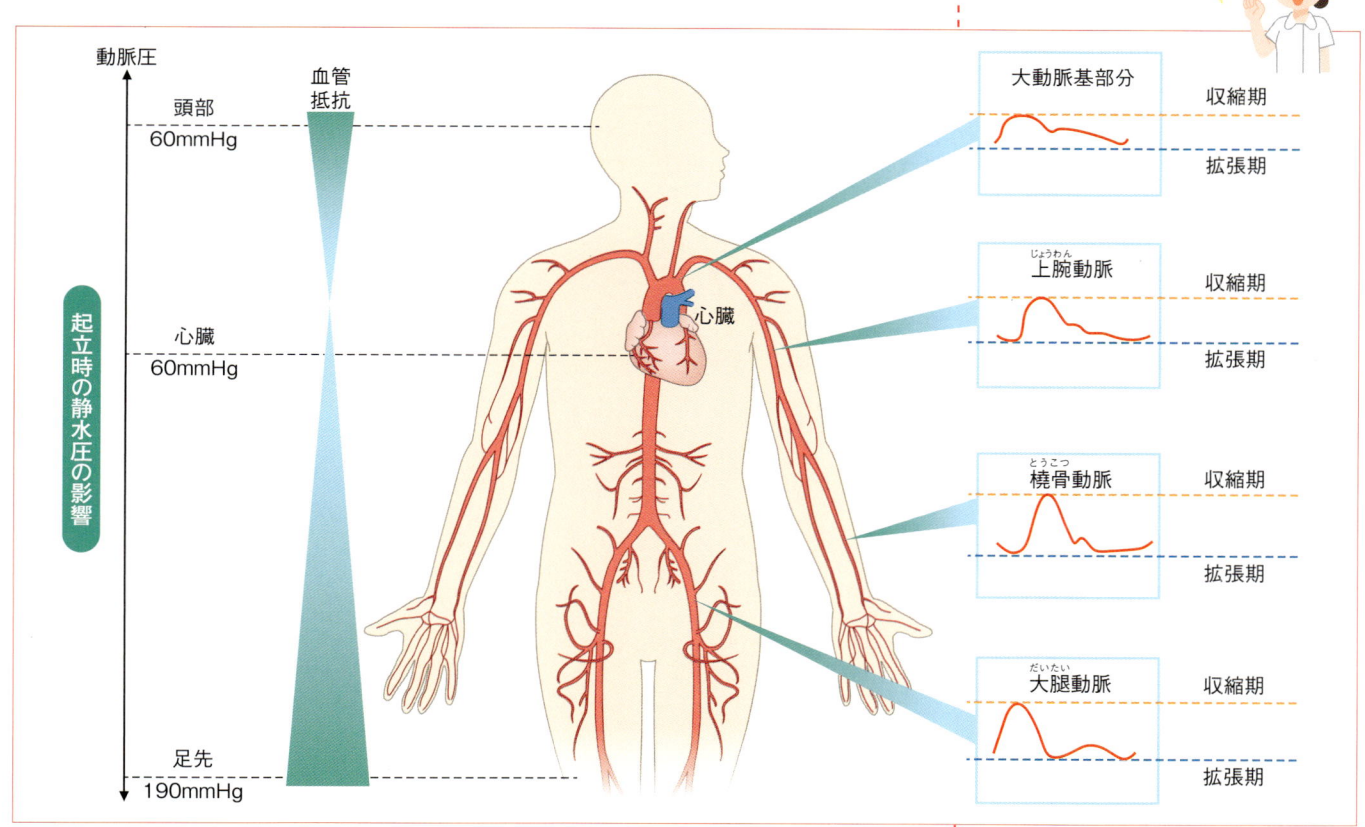

図8　測定部位や体位による血圧への影響

また,体位による血圧への影響も大切です.地球には重力が存在し,重力が静水圧に影響します.臥床している際は,どの部位の血管も心臓と同じ高さにあります.この場合,重力による影響はどの部位でも均等にかかっています.

しかし,起立した状態になると,動脈の場合,心臓より上方にある血管は重力の影響を受けやすく,流れにくい状態が生じます.一方で,心臓より下方にある血管は重力の影響は受けますが,逆に流れやすい状態となります.このように,体位に

よって血圧に大きな変化が生じることも念頭に置かなければなりません．

## 4 血圧測定のタイミング

実際に血圧を測定する際は，患者さんの状態や状況に見合ったタイミングであるかどうかも配慮します．正確に測定できなければ，患者さんの適切なアセスメントはできませんので，常に気を配らなければなりません．

### ①患者さんがリラックスできる環境を整える

測定の際は，まず，患者さんをリラックスさせてから測定することが重要です．緊張が高い状態で測定すると交感神経が優位となり，脈拍数の増加や末梢血管抵抗が高くなるなど，血圧は上昇してしまいます．この反応は瞬時に生じるため血圧測定値にもすぐに反映されてしまいます．落ち着いて行える環境を調整するなどの工夫が必要な場合もあります．世間話をすることなどもよいでしょう．

### ②状態の変化があれば，すぐに測定

血圧は定期的に測定することを基本として，さらに患者さんの状態に変化がみられたときにも測定します．「おかしいな？」と感じたら，すぐに測定しましょう．変化を察知するには，あわせて患者さんの主訴（Sデータ）に注意することも必要となります．

### ③測定条件は常に一定にする

また，測定する条件を常に一定にしておくことも重要です．測定は，安静時（ベッドに臥床してから呼吸が落ち着いた後に行うことを基本として）に行い，さらに測定部位を統一する必要があります．

以上のように，労作（運動）による変化，体位による影響，上下肢では血管抵抗が異なることに注意しましょう．

## 5 測定時の注意点

血圧測定の際に注意する点を，これまで述べてきた血圧の測定方法のポイントとともに**図9**にまとめました．

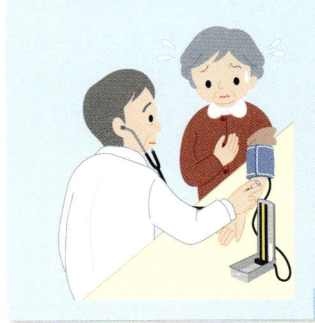

● **白衣高血圧症**

白衣を見るだけで緊張してしまい血圧が高く出てしまう患者さんもいます．これを「**白衣高血圧**」といいます．その場合は，自動血圧計を患者さんに渡して自己測定を実施するなどの工夫も大切です．

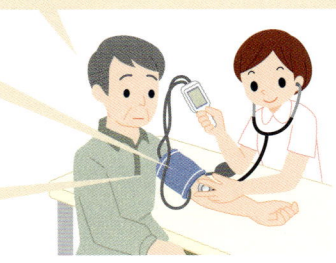

**測定方法とポイント**

❶ 補聴器はカフの下には入れない．上腕動脈の触知できる部位（カフ直下）に置く

❷ 不整脈（結滞など）がある場合には，聴診誤差が起こり得るので，3回ほど測定した平均値に近いものを採用する

● カフの幅は，上腕の周囲径に応じたものを選択する．カフの幅が狭すぎると血圧が高く，カフの幅が広すぎると血圧が低くなる

● カフを巻く際は，肘から2～3cm上の部位で，中央部（印があるところやゴム嚢中央部）が上腕動脈上になるように置き，指が1～2本入る程度のゆるみをもたせる

● 心臓の高さに一番近い上腕動脈を測定部位にするとよい．なお，上肢よりも下肢が動脈の血管抵抗が高く，測定値は下肢のほうが高くなることが多い

● 緊張がある場合には，深呼吸を2～3回程度行った後に再測定する

図9　血圧測定方法とポイント

# 5 血圧の異常とは？

ここまで血圧に関する基礎について詳しく説明してきました．このような基礎を理解しておくことは非常に重要です．

たとえば，血圧が高い，低いという状況があったとします．それもすべて血圧の計算式で理解することができます．**図1**（p.11）からもわかるように，血圧の構成要素が変化した結果が血圧の変化になるからです．

さらに，入院している患者さんは血圧が変化しやすい状況に曝されています．この点も加味してアセスメントしていく必要があります．

以上のように，血圧が高いか，低いかということをみていくうえで，常に基礎に立ち返って考える必要性は理解できるでしょう．

また，ほかに血圧異常で知っておくべきことは，拡張期と収縮期の差（脈圧）が少ない/狭い場合（**図10**）や，同一部位の左右で血圧が大きく異なる場合です．左右差を確認できる動脈を**図11**に示します．

加えて，血圧を変動させる生活因子や環境因子もアセスメントが必要です．血圧を変動させる生活・環境因子を**図12**にまとめます．

### ● 脈圧

"脈圧＝収縮期血圧－拡張期血圧"となります．簡単に言うと，「心臓が血液を送り出すときに生まれる圧」です．

送り出される血液の量で圧は変化しますが，圧を高くする一番の要因は，太い血管（中枢の大血管）の動脈硬化です．そのため，脈圧が高いと，脳卒中や心筋梗塞のリスクが高いかもしれないと考えられています．

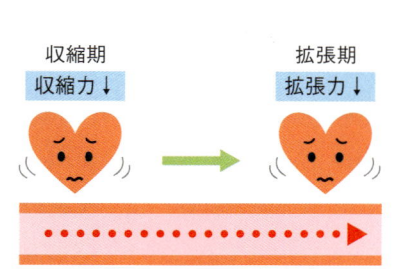

・心臓自体の収縮力・拡張力がともに低下した状態です．
・心筋梗塞や心不全，心タンポナーデで出現します．

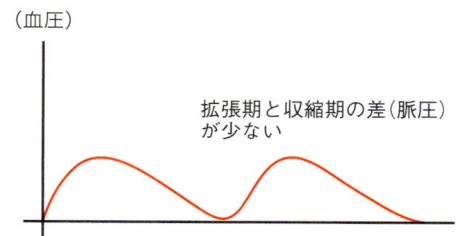

拡張期と収縮期の差（脈圧）が少ない

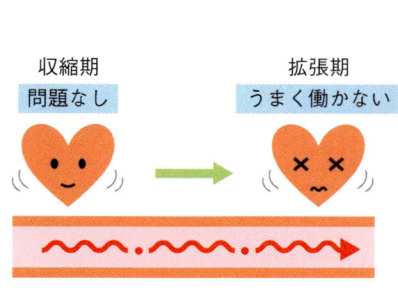

・心臓の収縮力は正常なものの，収縮期にうまく心臓から血管へ血液を送り出せない状態です．
・大動脈弁閉鎖不全などの心臓収縮力よりも血管抵抗が上回っている場合に出現します．

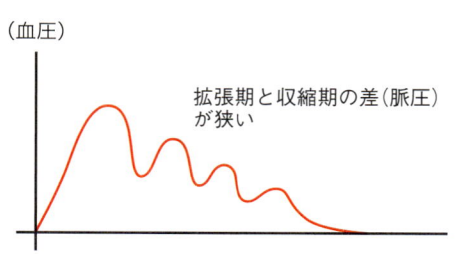

拡張期と収縮期の差（脈圧）が狭い

正常な血圧とは，心臓の収縮力，心拍出量，血管抵抗，血液の流れのすべての調和がとれている状態といえます．

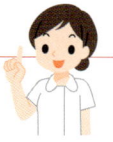

**図10　血圧異常のメカニズム**

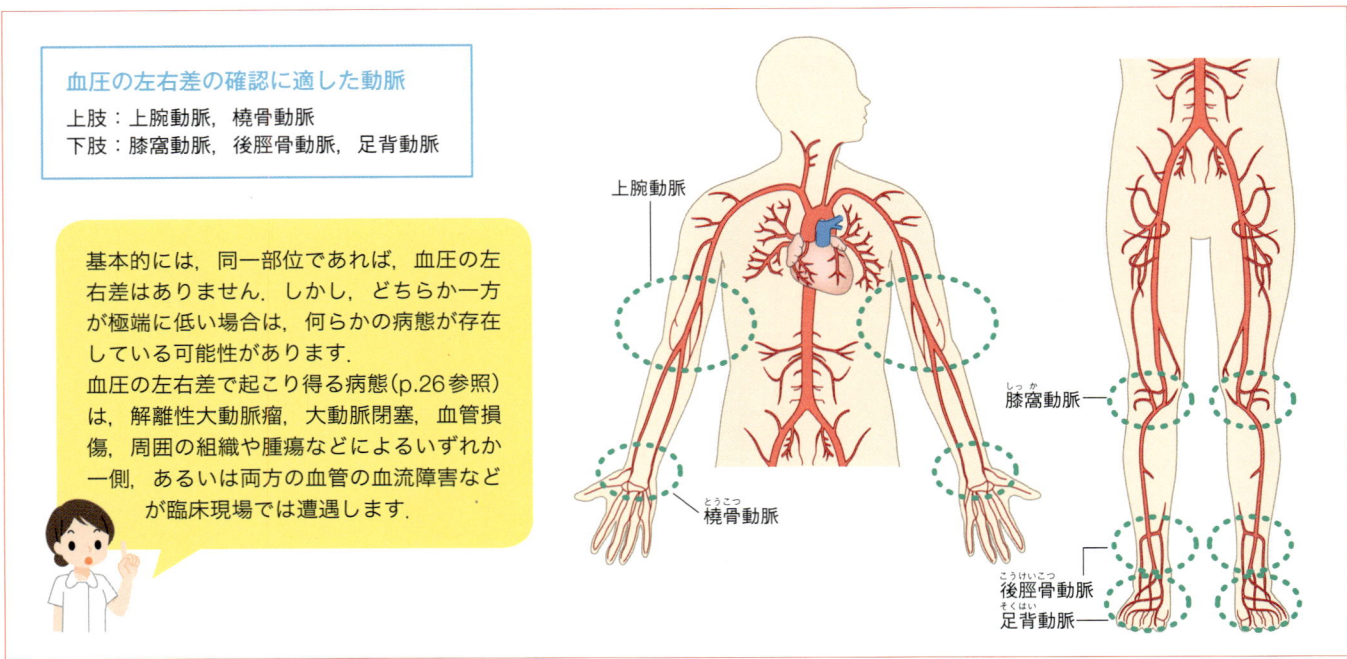

**血圧の左右差の確認に適した動脈**
上肢：上腕動脈，橈骨動脈
下肢：膝窩動脈，後脛骨動脈，足背動脈

基本的には，同一部位であれば，血圧の左右差はありません．しかし，どちらか一方が極端に低い場合は，何らかの病態が存在している可能性があります．
血圧の左右差で起こり得る病態（p.26参照）は，解離性大動脈瘤，大動脈閉塞，血管損傷，周囲の組織や腫瘍などによるいずれか一側，あるいは両方の血管の血流障害などが臨床現場では遭遇します．

図11　血圧の左右差の確認に適した動脈と左右差がある場合に考えられる疾患

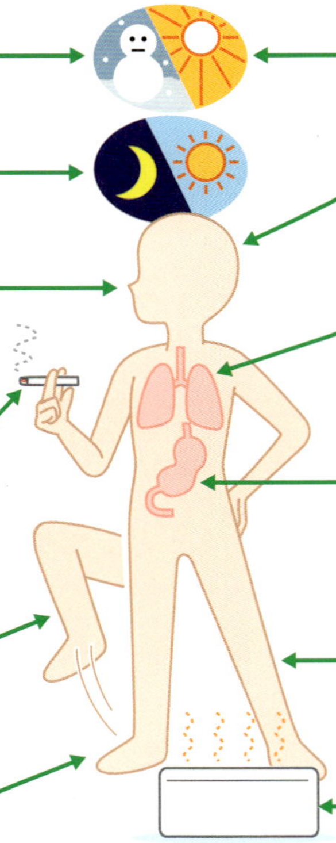

|  |  | |  |  |
|---|---|---|---|---|
| 季節 | 暖かいときは低下し，寒いときは上昇する．血管運動によると思われる． | | 気温 | 外気温が高いと末梢血管が拡張して血圧が低下し，低いと逆に上昇する． |
| 日内変動 | 個人差がある．夜間睡眠中に最低値になり午後は午前よりやや高い．自律神経機能の日内変動による． | | 睡眠 | 夜間睡眠時は交感神経活動の低下によって血圧は一時的に低下する．睡眠不足は交感神経が緊張して上昇する． |
| 体温 | 体温が上昇しようとする悪寒・戦慄時は末梢血管収縮によって血圧は上昇する．一方，発熱時は血管拡張し血圧は低下する傾向がある． | | 呼吸 | 深呼吸で血圧は下がる．呼吸周期に一致して変動する血圧をトラウベ-ヘーリング波とよぶ． |
| アルコール・たばこ | アルコールを摂取すると血圧は急激に上昇する．たばこのニコチンは自律神経に作用し，一過性に血圧上昇がみられる． | | 食事 | 一般にNaClは腎臓における水分の再吸収を促進するため上昇する．K欠乏は血圧を上昇させるためカリウムを補給する．Ca，Mgの摂取不足や飽和脂肪酸の多量摂取は血圧を上昇させる．食後は一過性に上昇する． |
| 運動 | 運動レベルに応じて血圧は上昇するが，個人差が大きい．健常者では拡張期血圧の上昇は少ないが高血圧の人は上昇する．規則的な有酸素運動は末梢血管抵抗を低下させ血圧が低下する． | | 体位 | 体位変換すると変動するが1分くらいでもとに戻る． |
| 精神的ストレス | 不安や恐怖，痛みなどは交感神経の緊張をもたらす． | | 入浴 | 血圧自体は20mmHg以下と変動は少ない．適温での入浴は直後は上昇するが，その後末梢血管拡張作用によって血圧は低下する．脱衣所の温度差には注意が必要である． |

図12　血圧を変動させる生活因子・環境因子

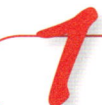

第1章 血圧
臨床のバイタルサイン

# 臨床実践における血圧測定
## 臨床現場の考え方と対応方法

## 1 臨床現場での血圧測定では何が重要？

### 1 血圧値の評価の考え方

下の2つのパターンの血圧の変化をみた場合，皆さんはどちらの血圧変化がより危険な状態と感じるでしょうか？

◆ パターン①とパターン②，どちらが危険……？

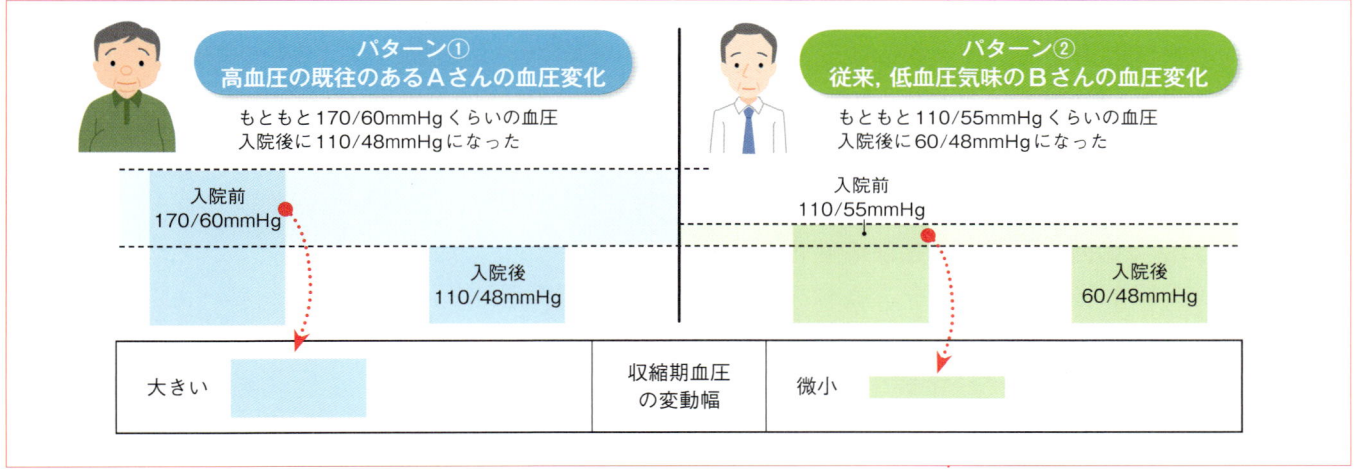

　変化後の収縮期血圧の数値（Aさん110mmHgとBさん60mmHg）を比較してみると，60mmHgのほうが低いわけですから，Bさんの数値の変化にどことなく不安を感じるのではないかと思います．

　では，Bさんの110mmHgから変化した血圧に60mmHg，80mmHg，100mmHgの3つのパターンがあったとしたらどうでしょうか．おそらく，60mmHgよりも80mmHg，80mmHgよりも100mmHgのほうが安心，と感じるでしょう．このように感じるのは，ごくごく自然な反応です．

　しかし，このような血圧値だけをみた主観的な評価のみで判断してよいのでしょうか？

　人間の直感のほうが正しいことがあるのも事実ですが，やはり私たちは専門的な視点も加えて評価をしていく必要があります．血圧の計算式で考えれば，構成要素

基礎と臨床がつながるバイタルサイン　21

は心拍出量（1回心拍出量，心拍数）と末梢血管抵抗となるわけですから，血圧に変化があるということは，このいずれかに変化があったということになります．

あるいは，それ以外の要因も関与している場合が考えられます．いずれも，一言でいうと「血圧の変化」ですが，数値でみているものすべては"結果"であることに気づかなければなりません．

最近は，基礎疾患を有する患者さんも多くいることから，血圧の変化を比べる際，既往歴も加味してみる必要があります．たとえば，高血圧症を考えてみればわかりやすいのですが，血圧にとくに問題がない患者さんと高血圧症で降圧薬を内服している患者さん，高血圧症でも未治療な患者さんの血圧の変化をみる際には，評価が大きく異なってきます．

以上のことから，まず血圧の変化をみる際には主観的な評価のみならず，「血圧の変化の原因は何か」ということを客観的にアセスメントすることが重要です．

また，患者さんの年齢や基礎疾患，治療状況など個々の状況も加味していく必要もあります．これは，血圧の評価をする際の基盤となります．もし，この部分が適切でないと，その後の対処方法も異なります．患者さんの予後を揺るがしかねない点ですので，注意しましょう．

では，次にこれがどのようなことなのか，あるいは，どのくらい重要なことなのかを具体例をあげて詳しく説明していきましょう．

## 2 血圧値の変化のアセスメントの仕方
### ●患者さんの個々の臨床状況から血圧の変化をとらえる

手術後の2人の患者さん（症例①：Cさん，症例②：Dさん）の状態を下図に示します．

Cさん，Dさんともに手術後の血圧は上昇しています．

◆ 術後のCさんとDさんの状態

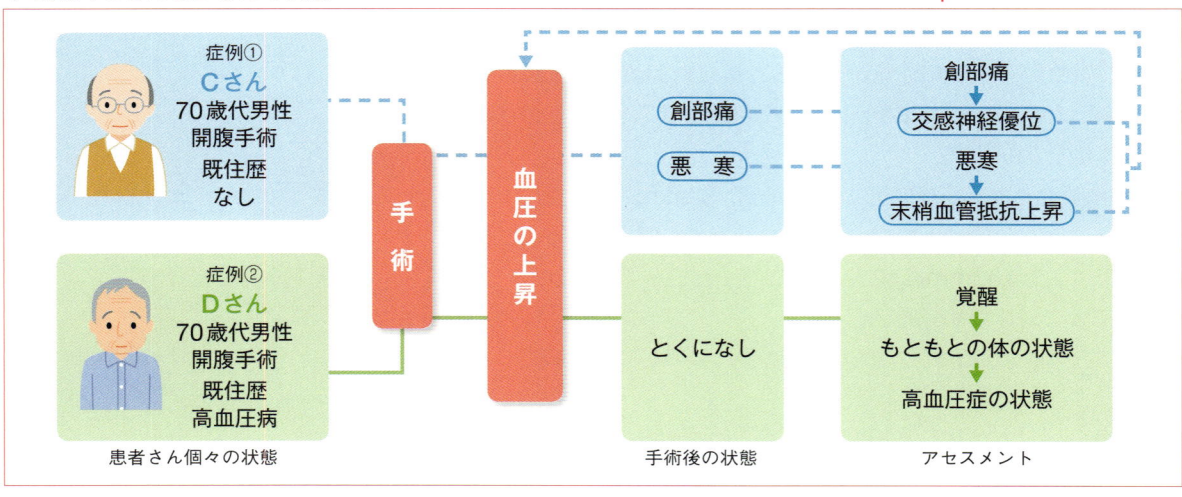

Cさんの状況は，創部痛と悪寒による血圧上昇で，Dさんの状況は，とくに問題なく通常覚醒での血圧上昇です．いずれも医師に報告は必要な状況ではありますが，「血圧が高い＝降圧をすべき」という安易な考え方は避けましょう．

　ここでは，手術後の全身麻酔からの覚醒とともに「血圧の上昇」という状況が生じていますが，血圧の変化には必ず原因があって，その原因を取り除く，あるいは対処することが重要となります．

　この原因となる部分をみてみると，Cさんは，覚醒による創部痛と悪寒が出現，つまり創部痛によって交感神経が優位になったこと，さらに，悪寒によって末梢が収縮したことにより末梢血管抵抗が高くなり，結果として血圧が高くなったことが理解できます．

　一方，Dさんは，通常覚醒で術後疼痛などといった大きな問題がないのにもかかわらず血圧が徐々に上昇していますが，既往に高血圧症があったため，その影響によるものであると理解できます．通常，術前は降圧薬などの薬を服用していることが多いのですが，場合によっては休薬していることもあるため，薬剤を中断していた影響も考えられます．

　このように，まずは患者さんの個々の臨床状況もふまえ，血圧の変化をとらえていくことが必要となります．

### ●経時的な変化，とくに病態・合併症を加味する

　Cさん，Dさんともに適切に原因をアセスメントし，医師への報告がなされ，的確に対処されました．

◆ CさんとDさんへの対応

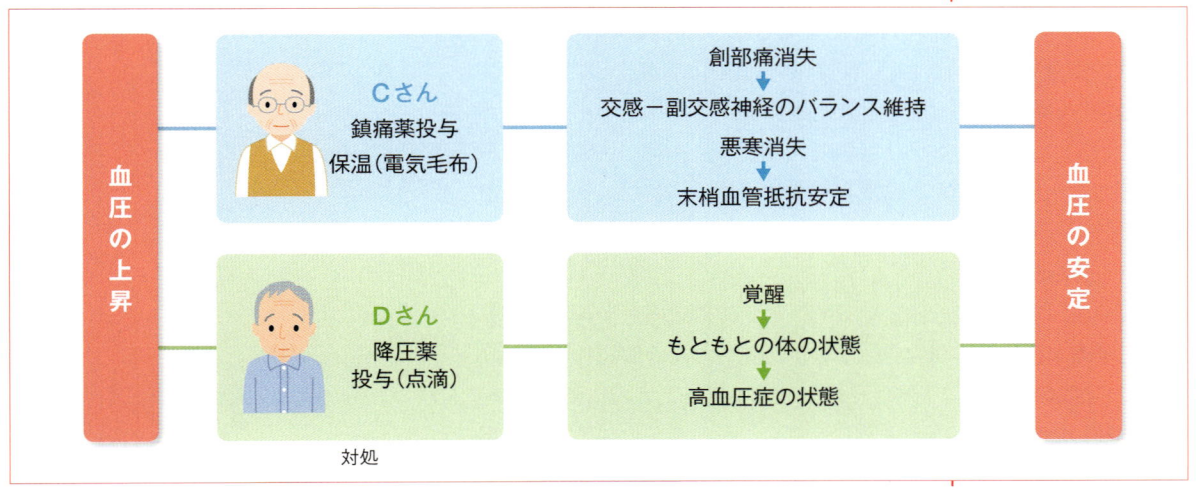

　Cさんは，鎮痛薬の点滴による投与と電気毛布の温度を上げて保温がなされ，徐々に血圧は安定してきました．

Dさんは，術後でまだ内服はできなかったので，医師の指示で持続点滴での降圧薬が投与され，徐々に血圧は安定してきました．

　このように，Cさん，Dさんともに的確な対処が行われたため，安楽も保たれ，手術で疲れたこともあり，眠ることができました．

　また，手術直後でもあったので，30分ほど経った後にもう1度バイタルサインを測定しにいこうと思い訪室した場面では，以下のような変化がありました．

◆ 対応30分後のCさん，Dさんの状態変化

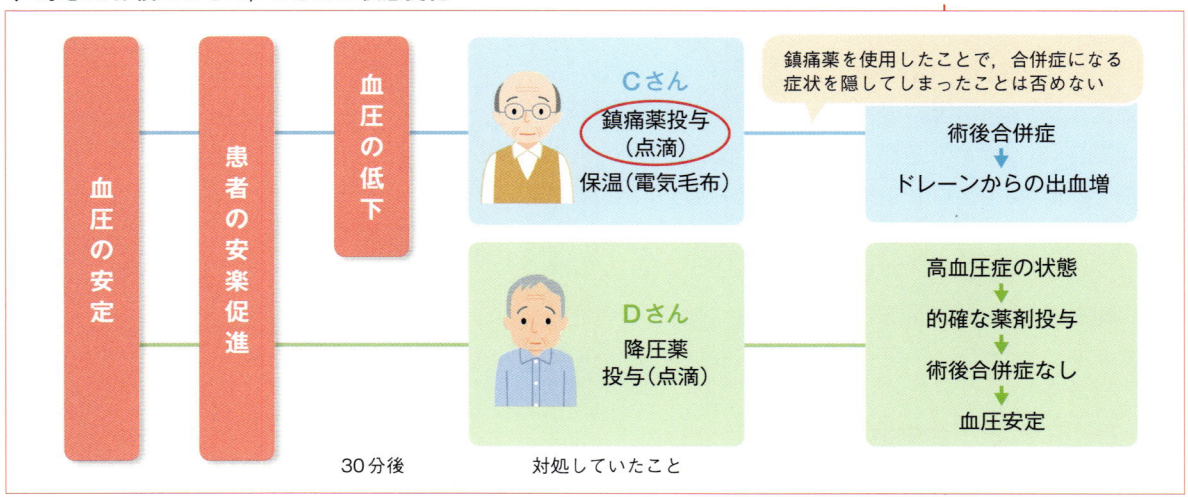

　Cさんは眠っているのにもかかわらず，血圧がさらに下がっていることに気がつきました．「痛みは取れて眠っているのに，なぜなのだろう？」と思い，先輩に相談に行き，もう一度Cさんの状態を確認してみることにしました．眼瞼結膜は白く，肌の色も少し白く，脈拍数は増えていました．これは，血圧の計算式（図1）で考えても，明らかに何かおかしい状況と感じることができます．

　そのため，さらにCさんのアセスメント，手術で入れたドレーンからの排液をみてみると，性状が血性に変化していることに気がつきました．しかも，その流出量は異常な量でした．このことで術後の合併症の1つである「出血」によって血圧が変化していることがわかりました．

　このように，原因を追求して対処できたとしても，**その後の経過も十分に追う必要があります**．とくに薬剤を使用した場合は，その反応をきちんと確認して経時的な変化をみていかなければなりません．また，その後も対処できたことに安堵せず，病態などをきちんと理解したうえで，どのような合併症が起こりそうなのかも見定めて経時的な観察をしていく必要があります．

● **血圧の評価で大切なこと**

　さて，この具体例からわかったことをふまえて，もう一度，p.21の2つの血圧

変化のパターンを考えてみましょう．パターン①と②のどちらが危険な状態かという問いに対して，皆さんはどのように考えるでしょうか．

ここでは数値の変化しか書かれていないので，実は「どちらも危ない」，あるいは，「危ない可能性がある」が正解でしょう．

ただし，パターン①と②を比較した場合，パターン②ではもともと収縮期血圧が60mmHgと低いことが明らかです．実はこの60mmHgというのが，生体にとっては非常に重要な数値ですので覚えておきましょう．

その理由はいたってシンプルですが，「血流が悪くなる＝生命が維持できなくなる」ためです．生理学的にいうと，血圧が60mmHg以下になると脳血流が維持できなくなる可能性があります（**図13**）．

患者さんの状況によりますが，まずこのような状況であれば，「間違いなく緊急性が高い」「何らかの対処が必要」，あるいは「何らかの病態の悪化や合併症が出現した」と考える必要があります．多くは医師へ報告し，医学的介入がなされます．

繰り返しになりますが，以上のことから血圧の評価で大切なことは，**なぜ血圧は変化しているのか，その血圧の変化の原因は何であるのかをアセスメントできること**です．それには，【基礎】で述べた血圧が構成される生理学的な知識や，正確に血圧が測定できる基礎看護技術，そして，どのようにアセスメントすべきかという能力を養っていくことです．

## 知っておこう！

### キャピラリーリフィリングって何？

爪床部や小指球で，その血色をみることで瞬時に血圧を把握できます．この部位を白くなるまで圧迫し，圧迫を解除した後，再び赤みを帯びるまでの時間で末梢循環不全を判断する（＞2.0秒以上で異常）ことができます[1]．通常であれば，心臓から送り出された血流は大血管から末梢の細血管までをすぐに充満する力があるはずですが，血圧が低下すると末梢はすぐには満たされなくなります．

この時間を測定することを「キャピラリーリフィリングタイム（CRT：末梢血管再充満時間）」といいます．

これも生理学的に考えれば，血圧の状態を把握できる1つの指標になります．

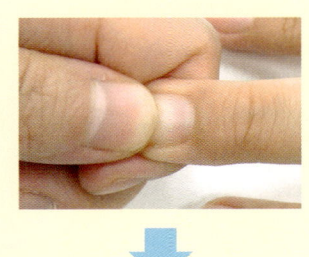

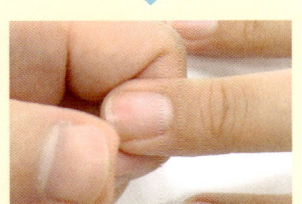

爪床部に血色が戻るまで，2秒以上かかれば循環不全が疑われます

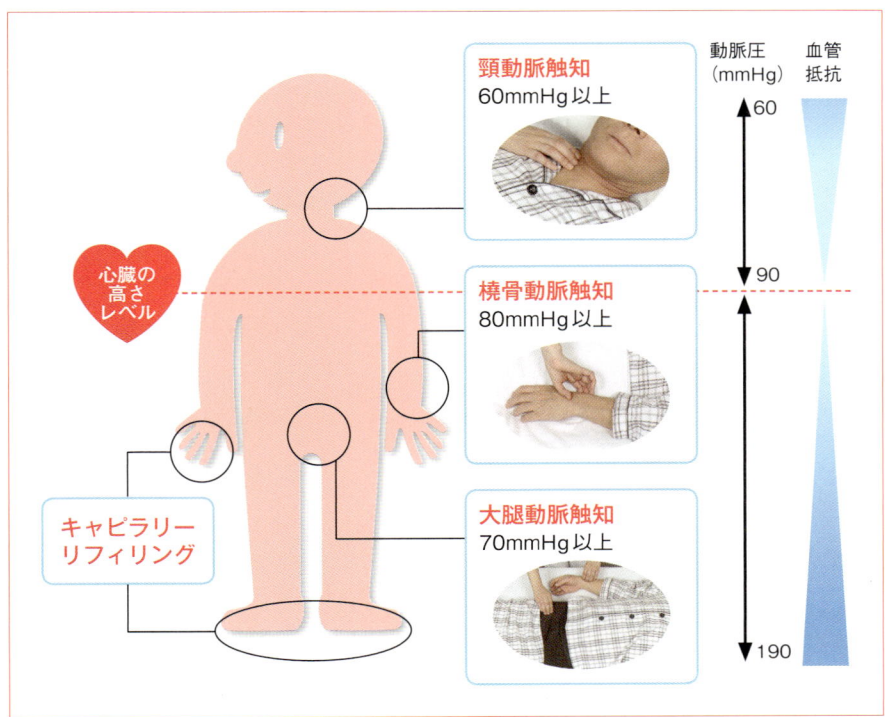

図13　各部位からわかる血圧

## 3 左右の血圧の差をどう考える？

さて，ここまでで血圧の学習の必要性や，血圧の値をどのように統合してアセスメントしていくべきかの重要性が理解できましたね．「血圧が何か変」と感じたときは，常に解剖生理に立ち返って，あるいはそれを基本として考えていくことが大切です．

たとえば，ある患者さんの両側の上腕で血圧を測ったとき，収縮期血圧の差が30mmHg程度あったと想定してみましょう．このような状況をみたときに，皆さんはどのようにアセスメントをするでしょうか．

筆者がこのような状況をみた場合，四肢での血圧差を測定し，あわせて患者さんの症状を確認しながらすぐに医師へ報告するといった方法をとります．つまり，「緊急度が高い状況であり，すぐに医師へ報告したほうがいいだろう」とアセスメントします．

このことについては，本章の【基礎】（p.10～20参照）でも触れていますが，なぜ緊急度が高く，非常に危険な状況としてとらえなくてはいけないのか，ということについて順を追って説明していきます（ここでは測定方法に関しては，正確に行われていることを前提として話を進めていきます）．

● 【解剖生理学的視点】そもそも血圧は左右で同じなのでは？

まずは，上腕動脈の血管の走行をおさらいしてみましょう（図14）．

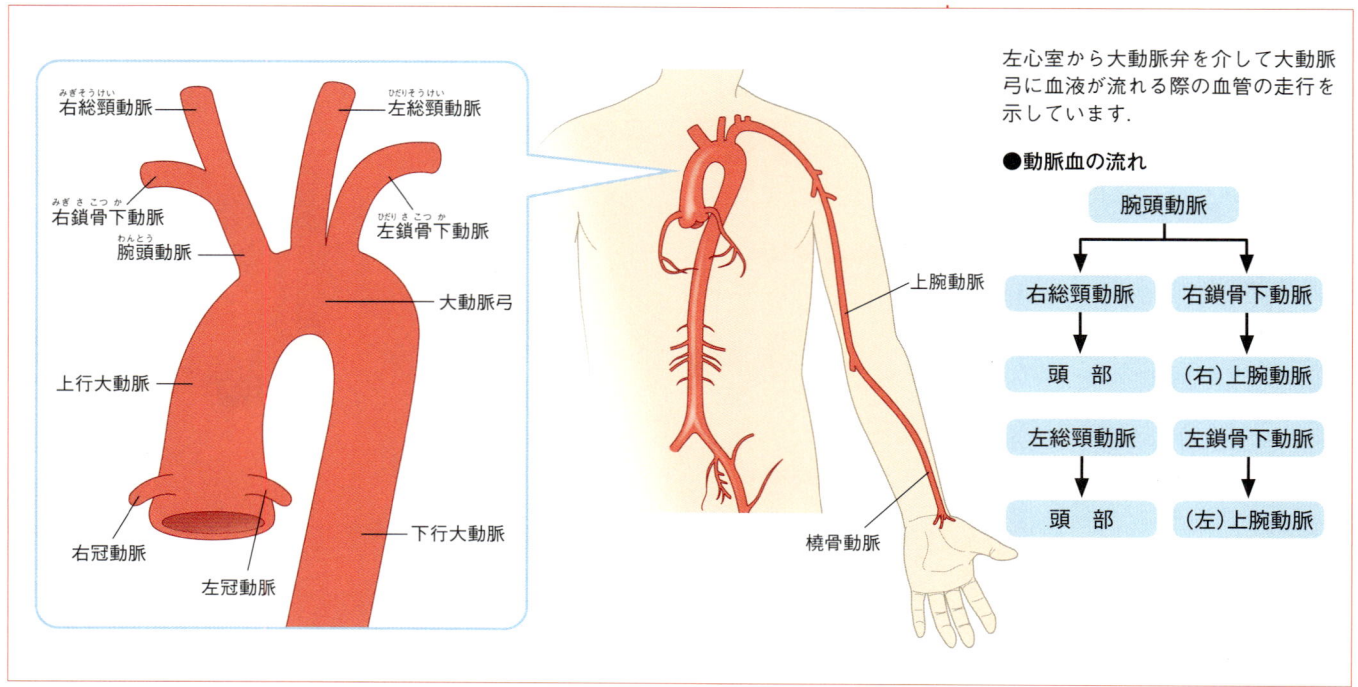

図14　上腕動脈の血管の走行

これは，左心室から大動脈弁を介して大動脈弓へ血液が流れる際の血管の走行を示したものです（図14）．大動脈弓には，3本の分岐する血管があります．右から「腕頭動脈（この動脈から右総頸動脈，右鎖骨下動脈に分岐）」「左総頸動脈」「左鎖骨下動脈」となっています．

そして，血圧を測定するときに使用した「上腕動脈」との関係性を解剖学的にみると，その大本の血管は大動脈弓から分岐している血管となっています．右側は腕頭動脈から分岐した右鎖骨下動脈で，左は左鎖骨下動脈となっています．これらは，「心臓から血液が送り出される部分に近いところから分岐した血管」とも表現できます．

このようにみると，両側の上腕動脈を用いて血圧を測定した場合，心臓からすぐに送り出されるこの3分岐する血管に大きな圧の差が起こりうるとは考えにくいといえます．

● 【病態生理学的視点】血圧が左右で違うってどういうこと？

「血圧を測定するときに左右で血圧の差がある」，つまり，これは「血液の流れ，もしくはその血管自体に問題がある状態といえる」ことは理解できていると思います．

このような状態を示す可能性のある主な病態には，大動脈弓から左右の上腕動脈までの間にある血管で生じた閉塞や損傷，あるいは，大動脈弓の分岐部分を含む大動脈解離（解離性大動脈瘤など）が考えられます．この病態はどれも緊急度の高い状態といえます（図15）．

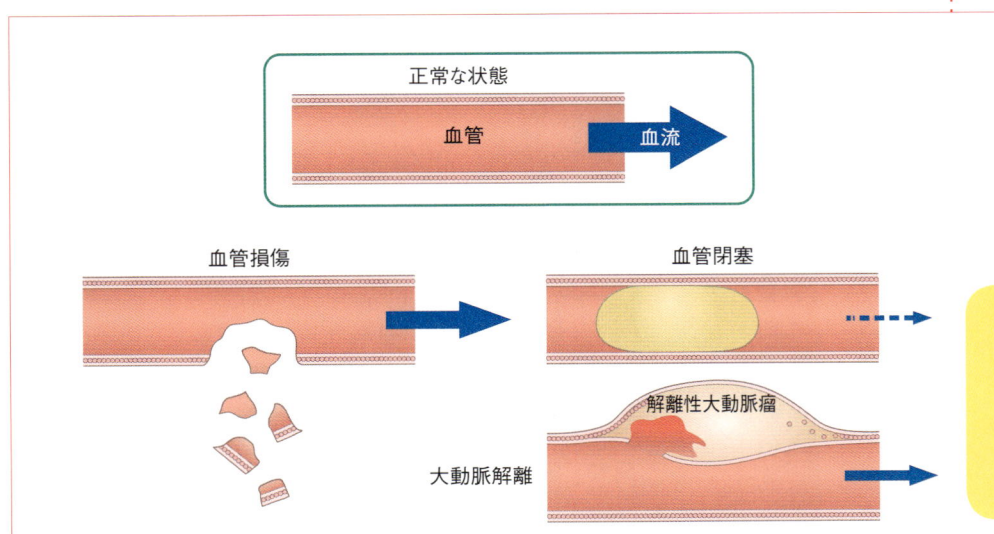

図15　血流が変化する病態

大動脈解離とは，血管の外膜・中膜・内膜の3層構造の中膜内に血液が入り込んで縦方向に裂けている病態を示します（図16）．

そして，この大動脈解離がさらに進行して，瘤のようになってしまう病態を解離性大動脈瘤といいます．この瘤の形・発生する部位はまちまちのため，臨床ではわかりやすいようにドベーキー分類(**図17**)やスタンフォード分類(**図18**)といったものを用いて表現します．

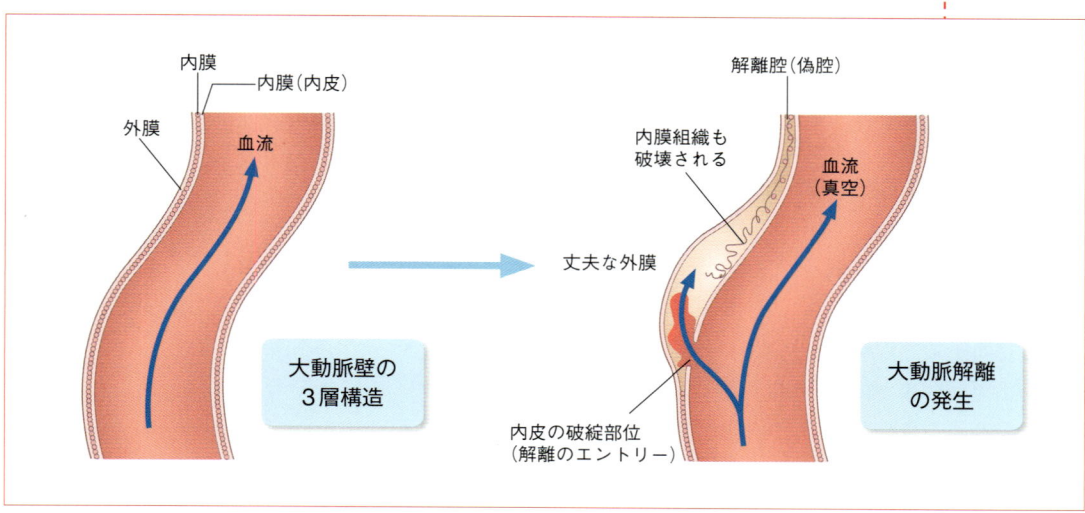

図16　大動脈解離

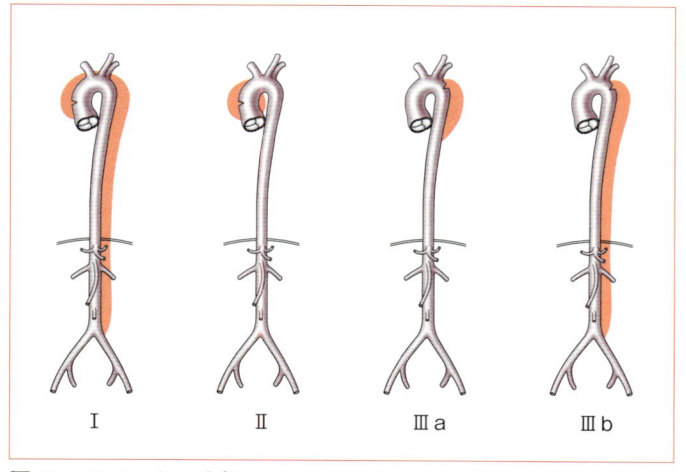

図17　ドベーキー分類

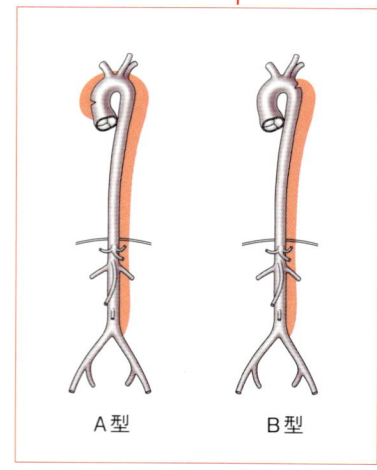

図18　スタンフォード分類

　解離性大動脈瘤は，血管が風船のようにどんどん膨らんでいってしまう状態と同じ病態になるので，血管が進展できる許容範囲を越えると破裂する可能性があります．
　さらに，大動脈は心臓から高い圧が直接血管にかかる部位のため，破裂すると大量出血をまねくおそれがあり非常に緊急度が高い病態となります．

大動脈解離が発生した部位によっても異なりますが，左右の上腕動脈で血圧の差が生じるということは，大動脈弓から分岐する腕頭動脈，あるいは左鎖骨下動脈付近に大動脈解離が存在して，血流を阻害している可能性があると考えられます．

もちろん，その血流阻害の程度は，大動脈解離によって生じた解離性大動脈瘤の大きさや部位，範囲によって変化します．

解剖学的に詳しく述べると，右の血圧が左よりも低い場合は，腕頭動脈を含む部位で大動脈の解離が進行して生じている可能性があり，反対に左の血圧が右よりも低い場合は，左鎖骨下動脈を含む部位で大動脈の解離が進行して生じているということになります．

このような病態によって，結果的に左右いずれかの上腕動脈で血流障害が生じ，それによってどちらかの血圧が低くなるということが生じてしまうわけです．

### ●【適切なアセスメント】その症状に見合う患者さんの主訴はある？

繰り返しになりますが，大動脈解離はもっとも緊急度の高い病態となります．しかし，まれにではありますが，血管の閉塞は損傷と同様な症状を呈します．では，どのようにして考えられる病態を見分ければいいのでしょうか．

まずは，大動脈解離では血管が裂けるわけですから，猛烈な痛みを主訴としてみることができます．どのような痛みかを正確に表現することは難しいのですが，発症した患者さんをみてみると，強い鎮痛薬（とくに麻薬）を投与しないと治まらないほどのもので，薬剤を投与しても治まらないこともしばしばあります．

これ以外にも，大動脈解離によって中枢の血管（大動脈からさらに分岐する血管）の血流障害が生じるため，虚血の上昇をまねく可能性もあります．たとえば，血圧が低いほうの末梢皮膚のチアノーゼや冷感，あるいは$SpO_2$低下や波形不良なども起こるかもしれません．

いずれも大動脈解離の場合には，猛烈な痛み，とくに背部痛が主症状となることがほとんどです．

> これまで解剖生理学的視点，病態生理学的視点を加えて，血圧の変化，とくに左右差のことについて述べてきました．必ず血圧の変化には原因がありますから，病態もふまえながらその理由を考え，さらに緊急度が高い状態がほとんどであることも念頭に置きながら血圧測定を行っていく必要があります．

## 2 どのような状態から「何か変？」を見抜くの？

　患者さんを経時的に五感を使いながら観察していると，「何か変？」と気づくことがよくあります．これは，ケアなどを通じて患者さんに声かけ，タッチング，傾聴などを行う看護師だからできることなのです．

　「血圧の変化」という視点からこのことを考えてみると，この五感から感じる情報は非常に重要なのです．このことをショック徴候として有名な「ショックの5P」（表1）を使って説明します．

表1　ショックの5P

| 五感情報 | 5つの「P」 | 生理学的根拠 |
|---|---|---|
| 意識状態が何か変？ | 虚脱（**p**rostration） | ・脳血流低下に伴い，意識障害を認める証拠となる<br>・脳血流は60mmHg以下になると維持が難しい |
| 意識状態が何か変？ | 脈拍触知不能（**p**ulselessness） | ・橈骨動脈で触知不良であれば，血圧は80mmHg以下にあることを示す（p.25参照） |
| 呼吸が何か変？ | 呼吸不全（**p**ulmonary insufficiency） | ・血流は酸素を運搬する役割があるが，血圧が低下することでその運搬が滞る．そのため，呼吸回数を増やしたり，呼吸困難感が出現したりする |
| 顔面血色が何か変？ | 蒼白（**p**allor） | ・血圧が低下すると，末梢の毛細血管の血流は低下し，表在性の血管が虚脱して皮膚色は白くなっていくために出現する |
| 四肢の冷たさが何か変？ | 冷汗（**p**erspiration） | ・蒼白の機序と同様．血流低下に伴い中枢に血流を送るために毛細血管の末梢血管抵抗は高くなるが，最終的には弛緩するため，冷たさと湿潤が出現する |

これらの症状は，病態的にも血行動態が破綻して，ショック状態になった場合にみられる症状です．しかし，時には深刻な病態ではない場合にもこれらの症状が出ることがあります．その例が「起立性低血圧」です（**図19**）．

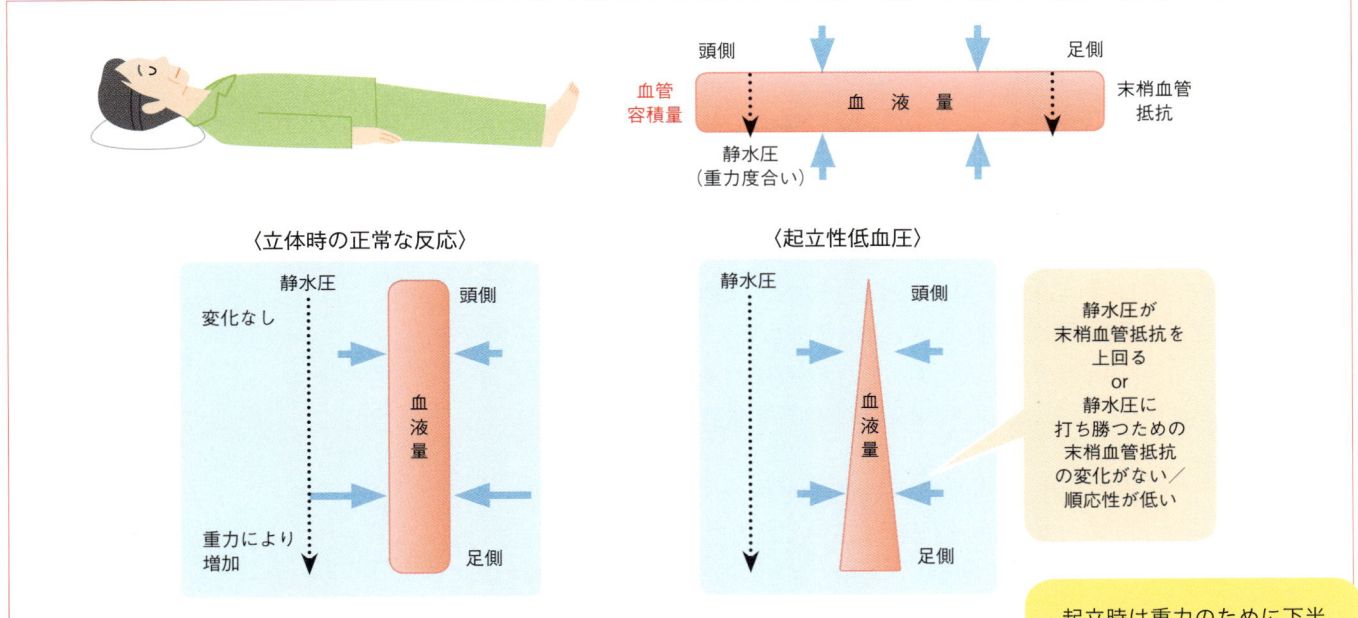

図19　起立性低血圧の機序

臥床状態から離床を進めることは看護ケア上ではよくありますが，このような血圧の変化も起こりうる可能性があることを十分に理解しておきましょう．

とくに，長期間臥床していた患者さんでは，**図19**でも説明したように，血管容積量を一定に保とうとする順応性が低下している場合もあるため，段階的な離床などの工夫が重要です．

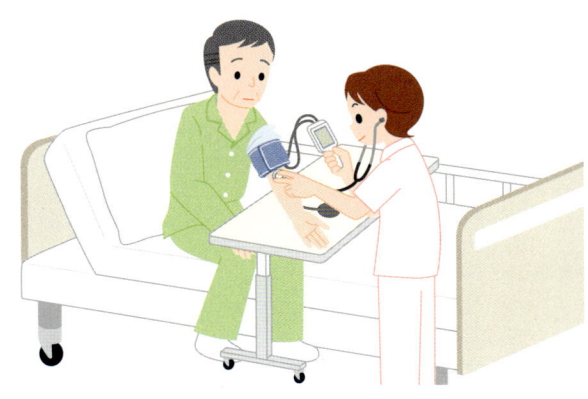

> 起立時は重力のために下半身に血液が集中して血圧が下がり，脳への血液が減りやすくなります．
> 健常者では脳循環への血流が減少すると，それを確保するために主に自律神経を介した血圧調整機構が働きます．
> しかし，長期臥床などによりこの調整機構が障害されると，起立時の血圧調整がうまく働かず，脳循環の障害を起こします．これを起立性低血圧といいます．立ちくらみ，めまい，動悸，悪心，頭痛などの症状を呈します．

# 3 触診で血圧の状態を見抜く！

　臨床現場では，「血圧の変化」は突然起こる場合が多いのが特徴です．さらに，鎮静薬を投与されていたり，意識障害によって主訴を表現できなかったりする患者さんの場合には，その予兆を察知することすら難しい場合（前述した「ショックの5P」を発症する前に気づくことができない場合）もあります．

　血圧変化が突如として起こる緊急時には，瞬時に「値がどうであるか」を知りたいところです．通常であれば間接法を用いて血圧測定をしますが，緊急時にはその時間さえ惜しい場合がほとんどです．

　このような瞬時に血圧の状態を知りたい場合に役立つのが動脈の触知を用いた方法です．医療者であれば，心肺（脳）蘇生などを行う際に，循環のサインとしてよく頸動脈の触知を行う場合がありますが，まさにその方法です．頸動脈以外にも簡単に動脈触知ができる動脈部位としては，「橈骨動脈（遠部）」「上腕動脈」「鼠径動脈」「足背動脈」があります．このように，さまざまな部位で動脈触知をすることができます．

　しかし，血圧の計算式「血圧＝心拍出量×末梢血管抵抗」から，足背動脈＞鼠径動脈＞頸動脈と心臓から遠い部位は末梢血管抵抗が高くなることに注意が必要です．このように瞬時に血圧を確認したい場合，ほとんどが患者さんの血行動態が非常に悪いことが多く，そのため心拍出量も不安定となっていることが予測されます．

　したがって，動脈触知が可能な部位によっては，その部位の血管抵抗に打ち勝つために必要な心拍出量が得られていない可能性もあります．そのため，脳血流の評価とともに，心肺（脳）蘇生場面では頸動脈触知を行っています．

　逆に，心拍出量が安定していれば，頸動脈，橈骨動脈，鼠径動脈でも触れるわけですから，どの部位で拍動が触れるかによって，おおよその血圧値を予測することができます．

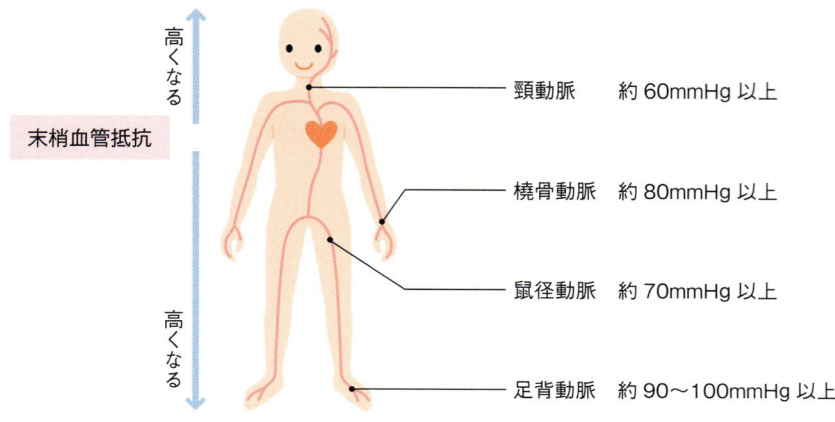

おおむね頸動脈なら60mmHg以上，鼠径動脈なら70mmHg，橈骨動脈なら80mmHg，足背動脈なら90〜100mmHg以上はあると考えられます．

このように，動脈の触知部位で大まかではありますが，血圧を把握できる指標があります．

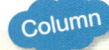

### 自動血圧計と水銀血圧計

#### ●自動血圧計

筆者が新人ナースのころ，ある先輩に「自動血圧計はどうもよくない．実測（水銀血圧計）で測らなきゃダメだよ！」と注意を受けた記憶があります．もしかしたら皆さんのなかにもそんな経験をした人もいるかもしれませんね．

実は，このような考え方は大きく間違っている可能性があります．なぜなら，両者の利点と欠点をふまえていないからです．

確かに，家庭用の自動血圧計は誤差を生じやすいことが知られています．しかし，現在そのような問題点を克服しようと機械の精度は格段によくなっています．とくに病院で使用する自動血圧計は精度の高いものを使用していますし，さらに，病院で使用しても問題はないという認証を受けています．そのため，十分に信用できるものとして扱ってもよいと思います．

もう1つ，自動血圧計が信用できる根拠があります．水銀血圧計では，聴診によってコロトコフ音を聴取して測定しますが（コロトコフ法），自動血圧計は，カフを徐々にゆるめていく過程で生じる血管壁の振動（脈波）を察知して測定します（オシロメトリック法）．そのため，コロトコフ音を聴取して行う場合に生じる聴覚の誤差を考えるとより正確であるといえます．

#### ●水銀血圧計

一方，水銀血圧計のほうがよいとされる場合もあります．それは，脈拍が速い場合や不整脈がある場合などです．自動血圧計は機械なので，臨床状況まで把握して測定することはできません．そのため，水銀血圧計など実際に測定する機械で3回程度測定してその平均値で測定値を定める方法が有用です．電気が使用できない状況では，断然，水銀血圧計のほうが優位です．

また，高血圧の患者さんでは，コロトコフ音を聞きながら不用意なカフの加圧を避けることで患者さんの痛みを軽減しながら測定できることや，ショック状態の際に触知法で収縮期血圧だけ迅速に測りたい等の場合にも優位といえます．何よりも機械ではなく医療者が測定することで安心感を与えられるという利点もあるかもしれません．

ただし，水銀血圧計の場合，測定時に注意すべき点，確認しなければならない点が多くあり，適切な方法で測っていないと"灯台下暗し"となることはいうまでもありません．

このように，絶対にこの方法が正しいと断言はできないのかもしれません．どちらの方法でも一長一短があることを十分に理解しておく必要がありますので，その点を注意しましょう．

もし，先輩が「この人は不整脈が出ているから自動血圧計ではダメだよ．実測（水銀血圧計）で数回測った平均値でみるほうが正確だよ」と言っていたとすれば，それが正確ですし納得できましたよね．

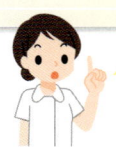

ただし，水銀血圧計は，p.14でも記しているように，撤廃がすすめられています．本コラムで言いたいのは，けっして「水銀血圧計が正確である」ということではなく，水銀血圧計は「機器として正確な場合がある」ということです．

| 事例 | 実習で受け持つかも！

# 血圧測定から危険を察知できた例

　ここでは，血圧測定のアセスメントを実際にどう行えばよいかという考え方を事例を通して説明します．実習等に出れば，さまざまな病態や病期にある患者さんを実際に受け持つわけですから，この部分は非常に重要です．臨床に出てからも同様に重要な部分です．その考え方を，事例をもとに，一緒に学んでいきましょう．

| 事　例 | Nさん，70歳代，男性
| 既往歴 | 高血圧症（降圧薬内服）
| 経　過 | Nさんは昨日，消化器手術を行い，本日実習で受け持ちをする予定でした．本日から離床を開始する指示があり，事前に離床に関する実習計画を立案してきました．初回の離床ケアだったので，まずは端坐位をとる前に血圧の測定を行ってからケアを行おうと考え，計画に基づき実施しました．患者さんのもとに行き，血圧を測定しましたが……．

　「あれ？　血圧が88の48（収縮期血圧が88mmHg，拡張期血圧が48mmHg）とちょっと低いな．もしかしたら……ショック？　でも学校で習った『ショックの5P』とよばれる症状がないし．むしろ手や足は温かいな，どうしよう！」と焦ってしまいました．

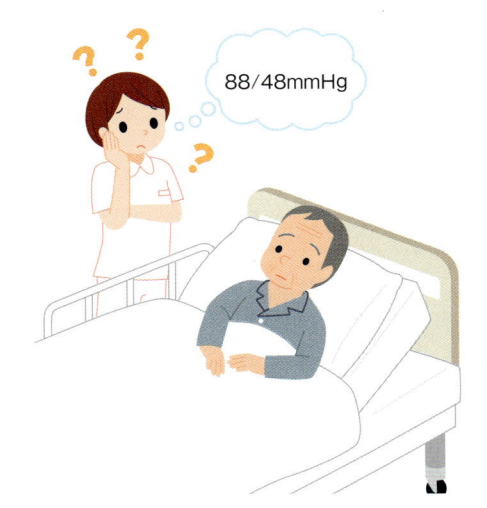

## ▌観察のポイント　まず，どう考える？

- 「なぜ今測った結果は低いのか」を考える
- 「経時的にみて，あるいは前回の測定値からみてどれくらい変化しているのか」を確認する
- 患者さんの個別性も加味しながら，その変化をとらえていく

　血圧80mmHg台……，もしこんな状況に出合ったら驚いてしまう数値です．しかし，こうした場面では冷静に判断することが大切です．「なぜ今測った結果は低いのか」をきちんと考えてみることが重要です．

　ただし，「本当におかしいな」と思ったときや，患者さんの意識レベルに変化をき

たしている場合など緊急性が高い場合は，迷わず実習担当教員や実習指導者へ報告することが重要です．

血圧測定で大切なことは，"経時的な変化がどうか"ということです．つまり，「経時的にみて，あるいは前回の測定値からみてどれくらい変化しているのか」ということが重要となります．血圧の変動幅が大きければ大きいほど，図1（p.11）で述べた血圧の構成要素の大きな変化があり，緊急性が高い状態にさらされていることを意味するからです．

### ●個別性を考えながら変化をとらえる

ここで，事例のNさんと同じ消化器手術を行ったGさん（もともと血圧が低い）との手術直後と離床前の血圧の値を比べてみましょう．

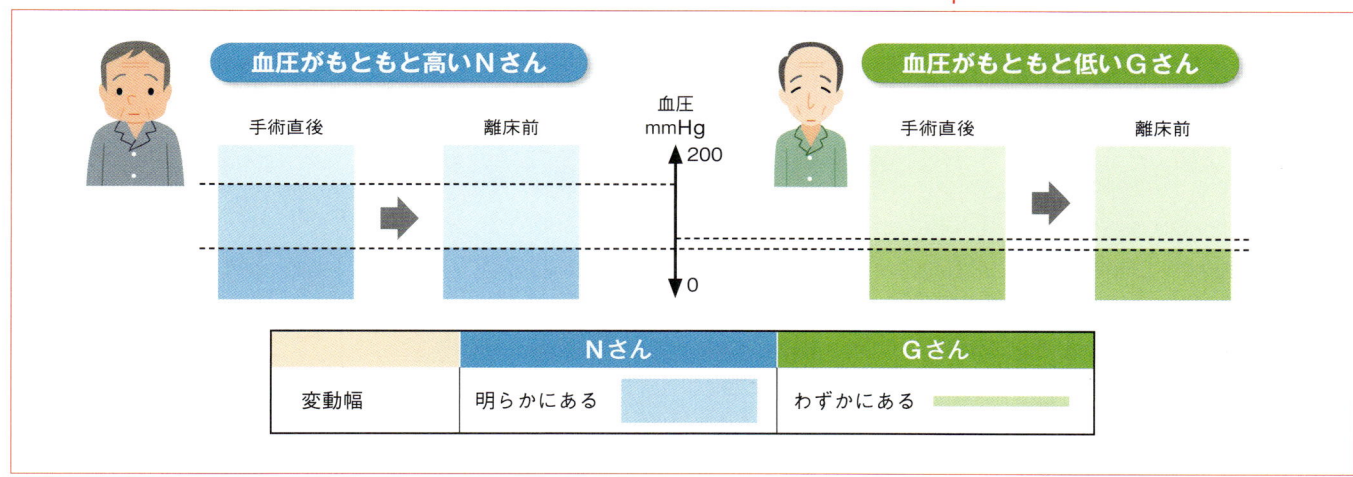

Nさんでは，まず既往歴に高血圧症があることに注意しなければなりません．

高血圧症に関する情報をもう少し収集してみると，この患者さんはここ数週間（入院前から）降圧薬の内服をしていても，調整ができず若干高い値で経過していた経緯がありました．そして，手術当日の朝まで少量の水で降圧薬を内服していましたが，それでも若干，血圧は高く経過していました．このような状況にもかかわらず，離床前の血圧が80mmHg台と低い値を示していたということは，明らかに経時的な変化が大きいということになります．緊急度は非常に高いと推察されます．

一方，Gさんは高血圧症もなく，もともと低血圧気味でしたので，経時的な変化はそれほど大きくはなくなります．血圧の低値が持続する場合は，それはそれで問題であることもありますが，Gさんのようにもとから血圧が低めであれば，緊急度が高いとは言いがたいと推測されます．この両者の違いを何となく理解できたでしょうか？

本事例に話を戻しますが，これらの経過を考えてみると，「この血圧の変化はお

かしいな」と感じるはずです．気になるところは，血圧の変化の幅が大きいこと，そして術後1日目というところです．

## アセスメントのポイント

> ● フィジカルアセスメントやフィジカルイグザミネーションを駆使する
> ● 血圧の変化は，体の代償機能が破綻している状況ととらえる
> ● これまでに得られた情報を整理して考える

　まずは，基本に戻って血圧について考えてみましょう．血圧の計算式は「心拍出量×末梢血管抵抗」ですが，逆に言うと血圧の変化については，「心拍出量と末梢血管抵抗のどちらかが変化している以外に原因はない」ということにもなります．そのため，このどちらに問題があるのかをアセスメントしていくことが重要となります．

　しかし，ここが少しむずかしい部分でもあります．フィジカルアセスメントやフィジカルイグザミネーションも駆使しながら，Nさんのアセスメントを進めていく必要があります．

　通常，ショック状態になると「ショックの5P」とよばれる症状を認めますが，事例では，これらの症状はなく，逆に「末梢は温かい」という情報が得られていました．そのことから末梢の毛細血管の血流が低下しているとは考えにくく，どちらかといえば末梢の血流は低下していないと評価することができます．

　ショックの場合には，血圧低下を代償しようとして末梢血管抵抗は著しく高くなり，そのため末梢の毛細血管の血流は低下していくわけですが，この事例ではその逆の現象が起きています．つまり，Nさんの血圧の変化の原因には，末梢血管抵抗が大きくかかわっている可能性が考えられます．

　本来は，寝ていても立っていても，微小な変化によっても心拍出量や末梢血管抵抗が変化し合って，いずれかのさじ加減（代償機能）によって血圧は安定しています．しかし，血圧の変化はそのさじ加減すら破綻している状況であり，その結果，血圧が変化してしまったことになります．

　これまでの情報を整理してみましょう．まずNさんについて，

❶ 消化器手術後の1日目
❷ 既往に高血圧症があり，内服コントロールはあまりできていなかった
❸ 離床ケアを進めるにあたって血圧を測定したところ低血圧であった
❹ 末梢は，どちらかというと「ショックの5P」でいわれる状況よりは温かったという情報がありました．

　さて，ここで何が考えられるでしょうか．いちばん気になるのは"❶消化器手術後の1日目"ということですね．

● フィジカルアセスメント

　フィジカル（physical：身体的）な情報や状態（病態）などを集約し，全体的にアセスメント（assessment：評価）していくことを示します．患者さんを全人的（ホリスティック）にみる看護では中心的なものとなります．

　専門的な知識，経験などにより，より具体的にアセスメントが可能になります．

● フィジカルイグザミネーション

　フィジカルイグザミネーション（physical examination：身体的診察）は，フィジカルアセスメントの一部であり，客観的で具体的に患者さんの状態や情報を得るための手段です．視診，聴診，打診，触診などがこれにあたります．的確な手段を選択することによって，アセスメントをより具体的にすることができます．

## 対応のポイント

- 体温や脈拍等の測定も行う
- 実習担当教員や実習指導者（あるいは医師）へ報告する
- 看護計画の変更を行う

　さて，このように血圧の基本からNさんの情報を統合して，なぜ血圧の変化が起きているのかということを考えてみると，血圧測定の奥が深いことが理解できたかと思います．

　本事例では，やはり術後1日目ということもあり，血圧変化も有意に変化していること，末梢温度も温かくなっていることなど，総合的にみると「異常」と判断することができます．とくに，末梢血管抵抗が低下したことによって血圧変化が起きていることを考えれば，何らかの体の中の炎症が悪さをしている可能性が示唆されます．

　したがって，このような場合には，体温や脈拍等の測定をして，かつ実習担当教員や実習指導者（あるいは医師）への報告は必須となります．

　結果的には，腹部X線検査，血液検査なども行って診察がなされましたが，大きな問題（合併症など）はありませんでした．

　しかし，血液検査において炎症データは手術の影響もあって非常に高い値を示しており，抗菌薬の変更が行われました．そのため，本日は無理に離床ケアを行わないかわりに腹部症状の変化などに注意しながら実習していくように計画を変更することが必要です．

> **アドバンス！**
>
> **術後の合併症の可能性**
>
> "炎症が悪さをしている可能性"，つまり"手術後1日目"であることに注目すると，実は手術部分の縫合不全などの早期に起こりやすい合併症が起こっている可能性が考えられます．本事例では，詳しい術式などは書いてはいませんが，腹腔内に何らかの問題がある場合に出現する腹部症状（圧痛や筋性防御など）の症状もあわせてアセスメントができればよいでしょう．

## まとめ

　本事例では，適切なアセスメントによってNさんは大事にいたりませんでした．「たかが血圧，されど血圧」といいましたが，このように血圧には多くの情報が秘められています．血圧の基本をもう1度見直して，実習や臨床でも役立てられるようにしていきましょう．「基礎なくして応用はない」のです．

---

**引用・参考文献**
1) 日本救急看護学会監：外傷初期看護ガイドライン．へるす出版，p.124～125，2009．
2) 岡田隆夫編：集中講義生理学：カラーイラストで学ぶ，メジカルビュー社．，2008．
3) Paul LM，稲田英一監訳：ICUブック，第3版．メディカル・サイエンス・インターナショナル，2009．

MEMO

第2章

# 脈 拍

### 基礎のバイタルサイン
## 脈拍測定って何ですか?

### 臨床のバイタルサイン
## 臨床実践における脈拍測定

### 事例
## 脈拍測定から危険を察知できた例

# 基礎のバイタルサイン

## 脈拍測定って何ですか？

### 1 脈拍とは？

　脈拍とは，心臓の拍動（心拍）によって大動脈に拍出された血液の波動が末梢動脈に伝播されたもので，心拍に伴う動脈内の圧力の変化を体表から感知したものです．心臓は心室内の血液を動脈に向かって押し出す「収縮期」と，次の拍出に備えて心室内に血液をためる「拡張期」を繰り返しており，この過程を「心周期」といいます．収縮期の最も高い血圧と拡張期の最も低い血圧の差を「脈圧」といい，これが末梢の動脈に伝達して脈拍として触知できるのです．

　動脈が体表の近くを通っている部位では，指先で動脈を触れてみることで，心拍に応じて血管が脈打つ様子を観察できます（図1）．

> 収縮期：心室内の血液を動脈に向かって押し出す
> 拡張期：次の拍出に備えて心室内に血液を貯める
> この「収縮期」と「拡張期」の繰り返しの過程を「心周期」といいます．

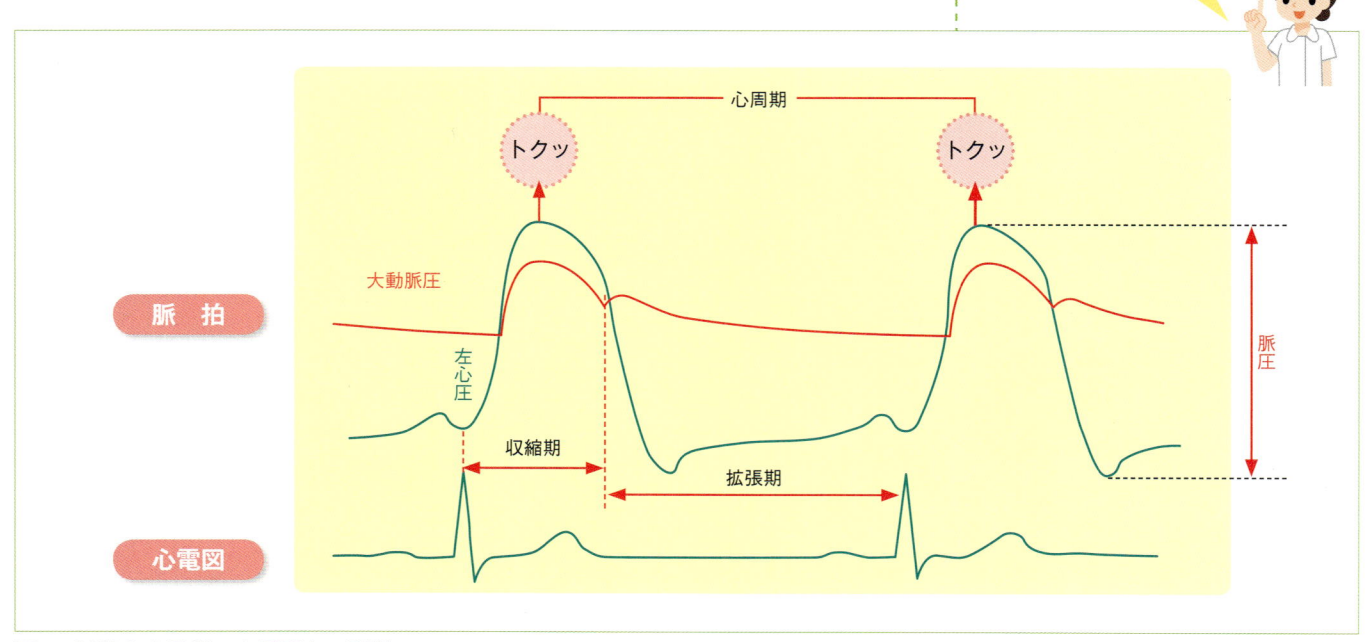

図1　脈拍と心周期・心電図との関係

# 2 脈拍測定から何がわかるの？

## 1 脈拍からわかること

### ●触知部位まで血液が届いていることが確認できる

では，脈拍と心拍は同じものでしょうか．通常は，脈拍と心拍の数・リズムは一致します．しかし，心拍によって拍出された血液の波動の一部が末梢まで伝わらず，脈拍数が心拍数より少なくなることがあります．心電図モニターに表示される心拍数は，あくまでも心臓の電気的な活動をグラフィック化してカウントしたものです．電気的活動があっても，有効な血液量を駆出していない"空打ちの心拍"では末梢までの循環は保たれません．

また，正常な心拍によって拍出された血液も，もし途中の動脈に狭窄や閉塞などの通過障害があれば，そこから末梢へは流れにくくなり，結果として，脈が触知しにくくなります．脈拍が触知できるということは，その部位までは血液が届いていることを意味します．

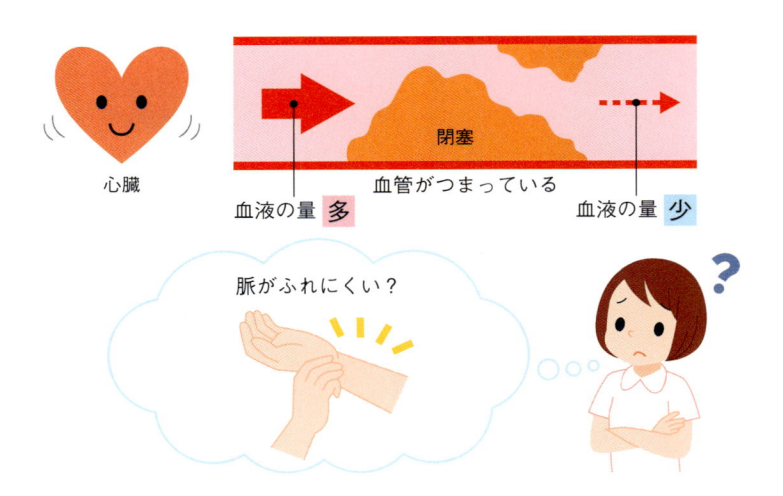

### ●体内で何が起きているのかを推測できる

このように，脈拍は，心拍の結果，心臓から拍出された循環に有効な量の血液が，動脈を通って末梢まで到達したときに触知できます．逆に考えれば，脈拍を注意深く観察すれば，心拍の様子，心拍によって有効に血液が駆出されているのか，動脈の通過障害の有無を評価することができるともいえます．

さらに，心拍数，1回拍出量がどのようなときに変化するのかといった知識，動脈の通過障害のメカニズムなどを理解していれば，脈拍測定の所見をもとに，体内で何が起きているのか推測することができるのです．

---

### ● 心電図と心拍数

心電図モニターの波形は，通常1秒間を25mmで表示します．心電図で使われる方眼紙は細線1マス（1mm）のマス目1つが0.04秒間となり，それが5マスで1つの大きな囲み（太線1マス，5mm．つまり，0.04×5マス分で大きな囲み1マス分は0.2秒間）となります．

したがって，QRS波が何mmごとに出現するか（R-R間隔が何mmか）でおおよその心拍数を数えることができます．

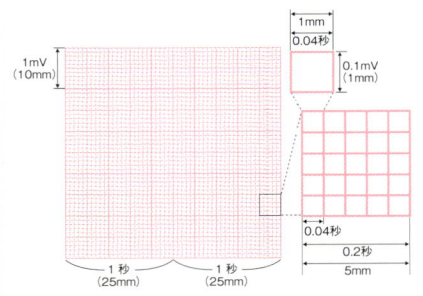

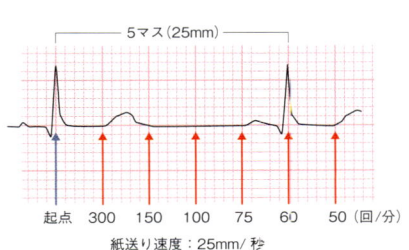

# 3 脈拍のしくみ

脈拍は「①刺激伝導系」によって心拍が形成され，「②自律神経系を中心とした調整機構」によって生体の必要に応じた心拍数や心拍出量に調節され，「③動脈」を経て拍出された血液が確実に脈拍触知部位まで運ばれた結果です．

したがって，この3要素のどこかに異変が生じると，脈拍の触知に反映されます（**図2**）．

**全身動脈**

**要素1 刺激伝導系：心拍の生成**
心刺激伝導系から発せられる電気刺激によって心拍が生成されます

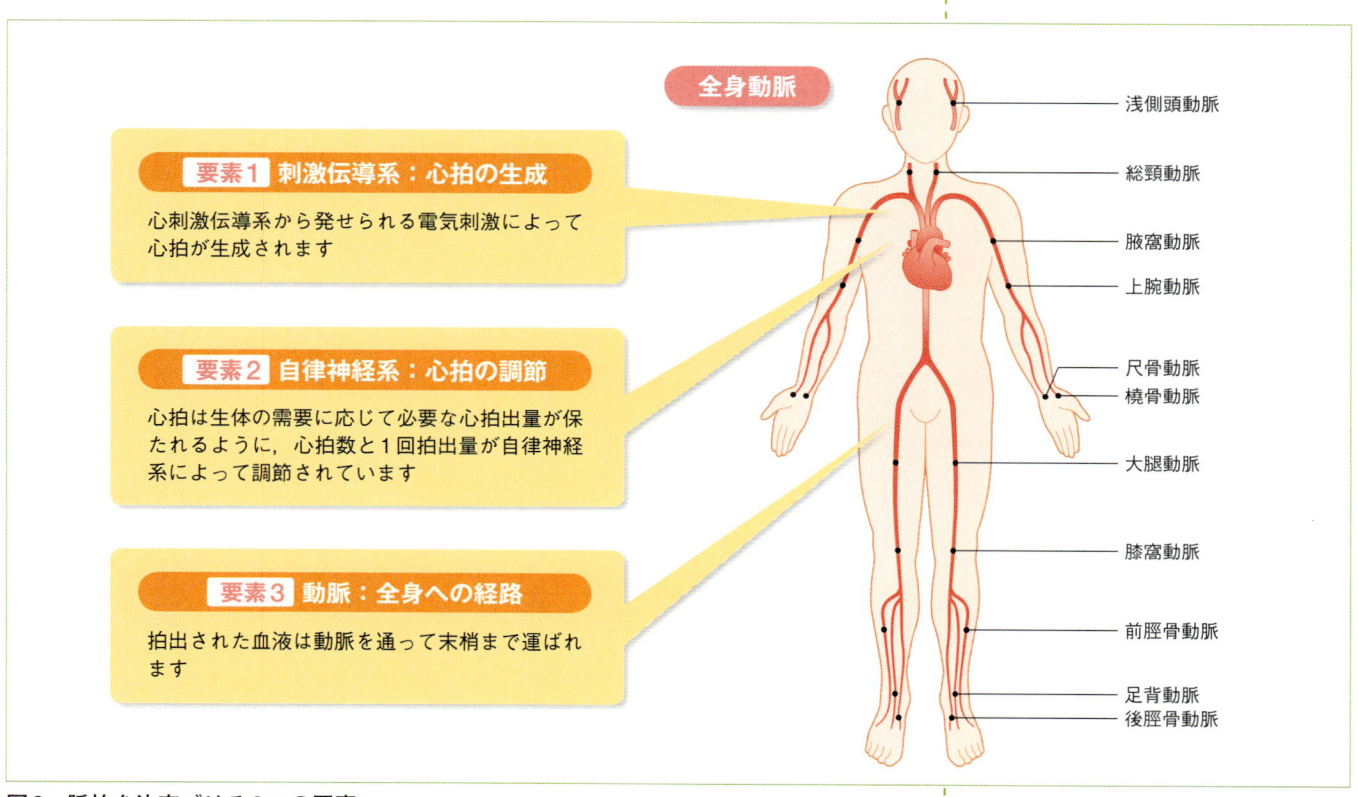

**要素2 自律神経系：心拍の調節**
心拍は生体の需要に応じて必要な心拍出量が保たれるように，心拍数と1回拍出量が自律神経系によって調節されています

**要素3 動脈：全身への経路**
拍出された血液は動脈を通って末梢まで運ばれます

- 浅側頭動脈
- 総頸動脈
- 腋窩動脈
- 上腕動脈
- 尺骨動脈
- 橈骨動脈
- 大腿動脈
- 膝窩動脈
- 前脛骨動脈
- 足背動脈
- 後脛骨動脈

図2　脈拍を決定づける3つの要素

## 1 刺激伝導系
### ●心拍の生成

心臓の拍動は，私たちが意識して止めたり調節したりすることはできません．心臓は一定のリズムを保ちながら自力で収縮することができるのです．これを心臓の「自動能（じどうのう）」といいます．心臓の筋線維（きんせんい）の一部には，特殊心筋線維とよばれる線維があり，その一部である洞結節（どうけっせつ）からは，心臓の筋肉を収縮させるための電気的な刺激が自動的に発生しています．

さらにその電気的刺激を心臓全体に伝える電線のような働きをする線維が張り巡らされていて，心臓に正確な収縮を生じさせています．このしくみを「刺激伝導系」といいます（図3）．

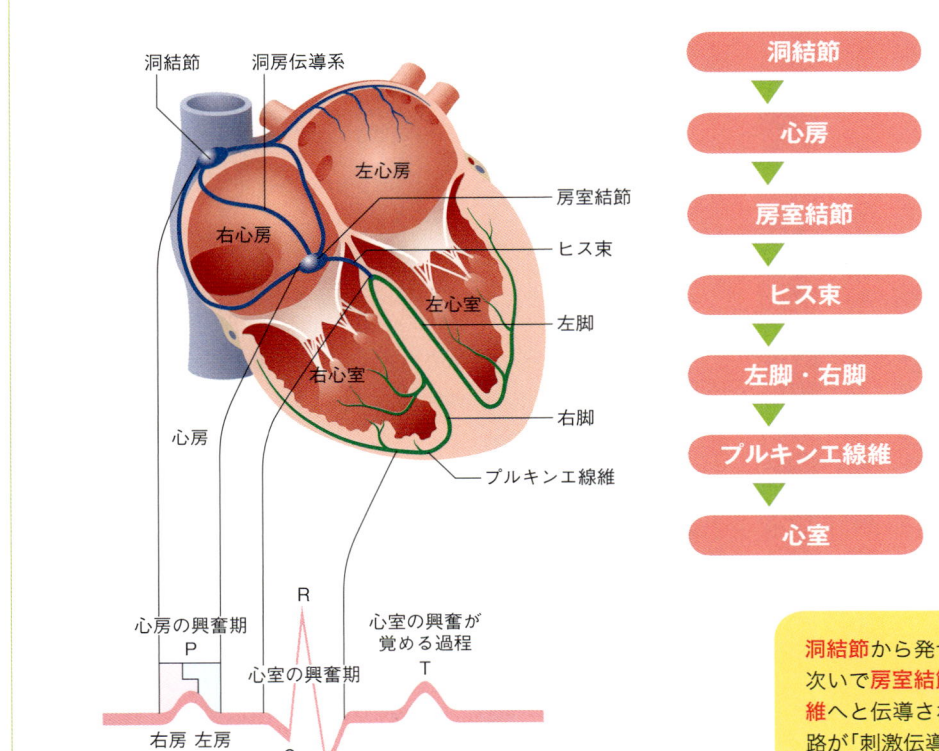

### 異所性調律

刺激伝導系の各部位には，それぞれ自動能があります．刺激頻度が最も高い洞結節が心臓全体のリズムを支配しますが，洞結節での刺激発生がうまくいかない（たとえば洞不全），電気的刺激の伝達障害（たとえば房室ブロック）などの異常が起こると，他の部位から刺激が生じます．刺激の発生頻度は下位にいくほど少なくなります．

また，洞結節以外の部位からの刺激が多発すると（たとえば上室性頻拍，心室頻拍），そちらが心臓全体のリズムを支配するようになります．

図3　刺激伝導系

洞結節から発せられた電気刺激により心房が収縮し，次いで房室結節→ヒス束→左脚・右脚→プルキンエ線維へと伝導され，心室が収縮するまでの電気刺激の経路が「刺激伝導系」です．
この経路に異常が生じたり，異所性の電気刺激が生じれば心拍数が変化したり，リズム不整が生じたりします（p.50参照）．

## 2 自律神経系
### ●心拍数と拍出量の調節

心臓は，全身のすべての組織から不要な物質と二酸化炭素を排出し，栄養と酸素を供給するために必要な血流を作るためのポンプとしての働きをしています．

このポンプの働きは，安静時には4～5L/分，代謝量が増加すれば15～20L/分もの血液を拍出できるほどの予備能力を持っています．その調節を担っているのが，自律神経系です．

心臓には交感神経・副交感神経の両方の自律神経線維が分布しており，末梢組織の酸素需要や循環血液量増減などさまざまな因子に反応して，心拍数と心拍出量を調節しています（図4）．

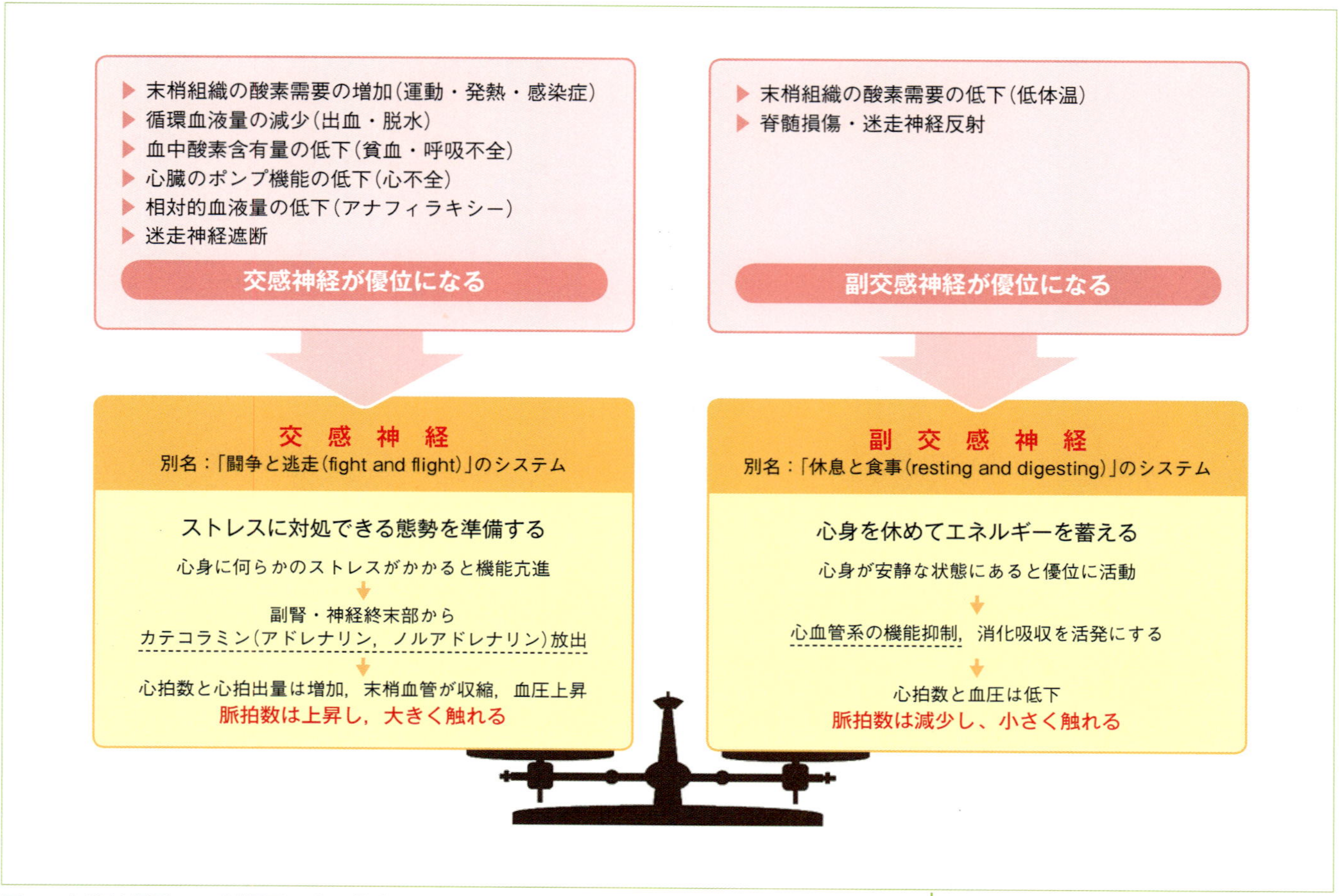

### 交感神経が優位になる
- 末梢組織の酸素需要の増加（運動・発熱・感染症）
- 循環血液量の減少（出血・脱水）
- 血中酸素含有量の低下（貧血・呼吸不全）
- 心臓のポンプ機能の低下（心不全）
- 相対的血液量の低下（アナフィラキシー）
- 迷走神経遮断

### 副交感神経が優位になる
- 末梢組織の酸素需要の低下（低体温）
- 脊髄損傷・迷走神経反射

#### 交 感 神 経
別名：「闘争と逃走（fight and flight）」のシステム

ストレスに対処できる態勢を準備する

心身に何らかのストレスがかかると機能亢進
↓
副腎・神経終末部から
カテコラミン（アドレナリン，ノルアドレナリン）放出
↓
心拍数と心拍出量は増加，末梢血管が収縮，血圧上昇
**脈拍数は上昇し，大きく触れる**

#### 副 交 感 神 経
別名：「休息と食事（resting and digesting）」のシステム

心身を休めてエネルギーを蓄える

心身が安静な状態にあると優位に活動
↓
心血管系の機能抑制，消化吸収を活発にする
↓
心拍数と血圧は低下
**脈拍数は減少し，小さく触れる**

図4　自律神経系への影響因子と心拍数・心拍出量の調節

## 3 動脈

### ●全身への経路

　心拍によって拍出された血液は，大動脈・末梢動脈を経由して毛細管まで循環します．もし動脈に何らかの病変があった場合，触知される脈拍にも影響します．

　たとえば，動脈の狭窄・閉塞などの通過障害があれば，そこから先の血流は減少または消失し，病変部位から末梢の脈は触知しにくくなったり触知できなくなったりします．この場合，左右の脈拍が触れる大きさの違いによって発見されることがしばしばあります．

　脈拍の左右差は，動脈硬化や炎症などのほか，血栓塞栓症（けっせんそくせんしょう）や外傷によっても生じます．急性に生じたもの，より中枢に近いものほど重篤（じゅうとく）で，なかでも大動脈解離は緊急性が高いため，早急な対応が必要です．

# 4 脈拍測定の基本手順

## 1 脈拍測定の基本手技

触診したい動脈に沿って，示指，中指，薬指の3指をあてて均等に力を加えて触診します（図5）．拇指による触診や，指先に力を入れすぎた触診は，検者自身の脈を誤ってとらえることがあるので注意が必要です．

脈拍数は，リズムが規則的で数が正常であれば15秒間数えた値を4倍してもよいですが，脈拍数が異常の場合やリズムが不整な場合は，60秒間数えます．

脈拍測定でもっともよく用いられるのが，「橈骨動脈」です．示指，中指，薬指の3指の指腹を用いて拍動を触知し，脈拍数，脈の大小，リズムを観察します．

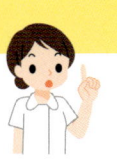

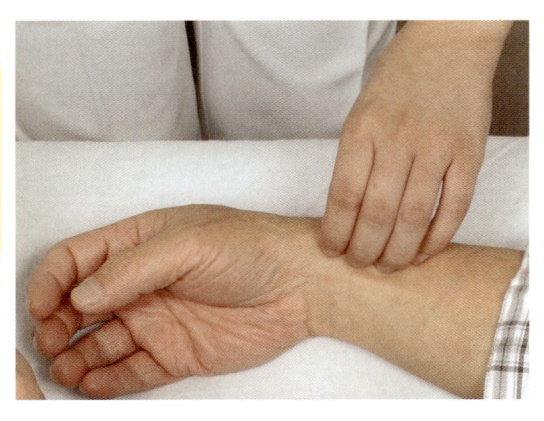

### ● 脈拍測定のポイント

- □「●●さん，脈拍を測定させてください」と声をかけ，了解を得ます．同時に，その反応のしかたや覚醒の程度の確認も行います．
- □ 示指，中指，薬指をそろえて指の腹を患者さんの橈骨動脈にあてます．
- □ 脈拍の左右差を確認します．

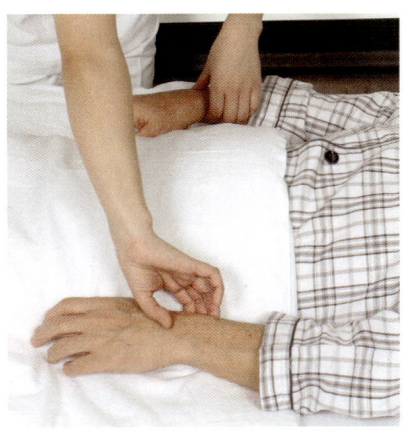

〈橈骨動脈の位置〉

橈側皮静脈／前腕正中皮静脈／尺側皮静脈／正中神経／橈骨動脈／尺骨動脈／橈骨神経／尺骨神経／橈骨動脈

初診時や動脈疾患を伴う場合は，必ず左右差の有無を確認することが必要です．

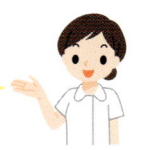

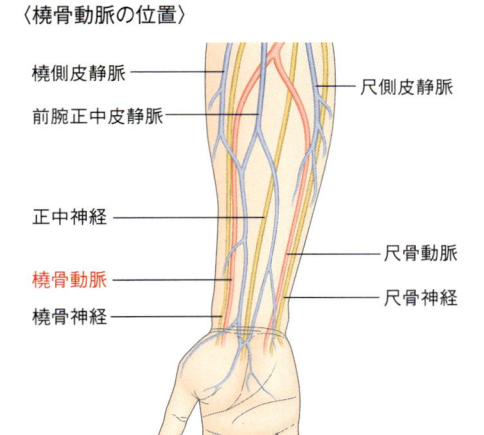

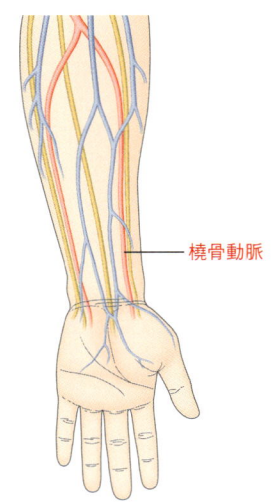

図5　橈骨動脈の触診と橈骨動脈の位置

## 2 どこで脈拍測定する？

通常は**橈骨動脈**を，局所の循環は**支配動脈**を触診します．体表面で脈拍が触知できる動脈を**図6**に示します．

日常もっともよく用いられるのは橈骨動脈ですが，それ以外にも触知が可能です．橈骨動脈で脈拍が触知できない場合は，より心臓に近い総頸動脈や大腿動脈で触診します．また，局所の循環動態を確認したい場合は，目的とする部位の支配動脈を触診し左右差を観察することが必要です．足背動脈は，末梢循環をみるために有用なので，末梢血管を収縮させる昇圧薬の使用中や糖尿病などで末梢循環障害がある場合は，触診して確認する必要があります．

### ● アレンテストとは

指先には橈骨動脈と尺骨動脈の両方から血液が送り込まれており，どちらか一方に血液が流れていれば末梢までの血流を確保できる．これらの動脈に閉塞がないことを確認するテストのことをいいます．

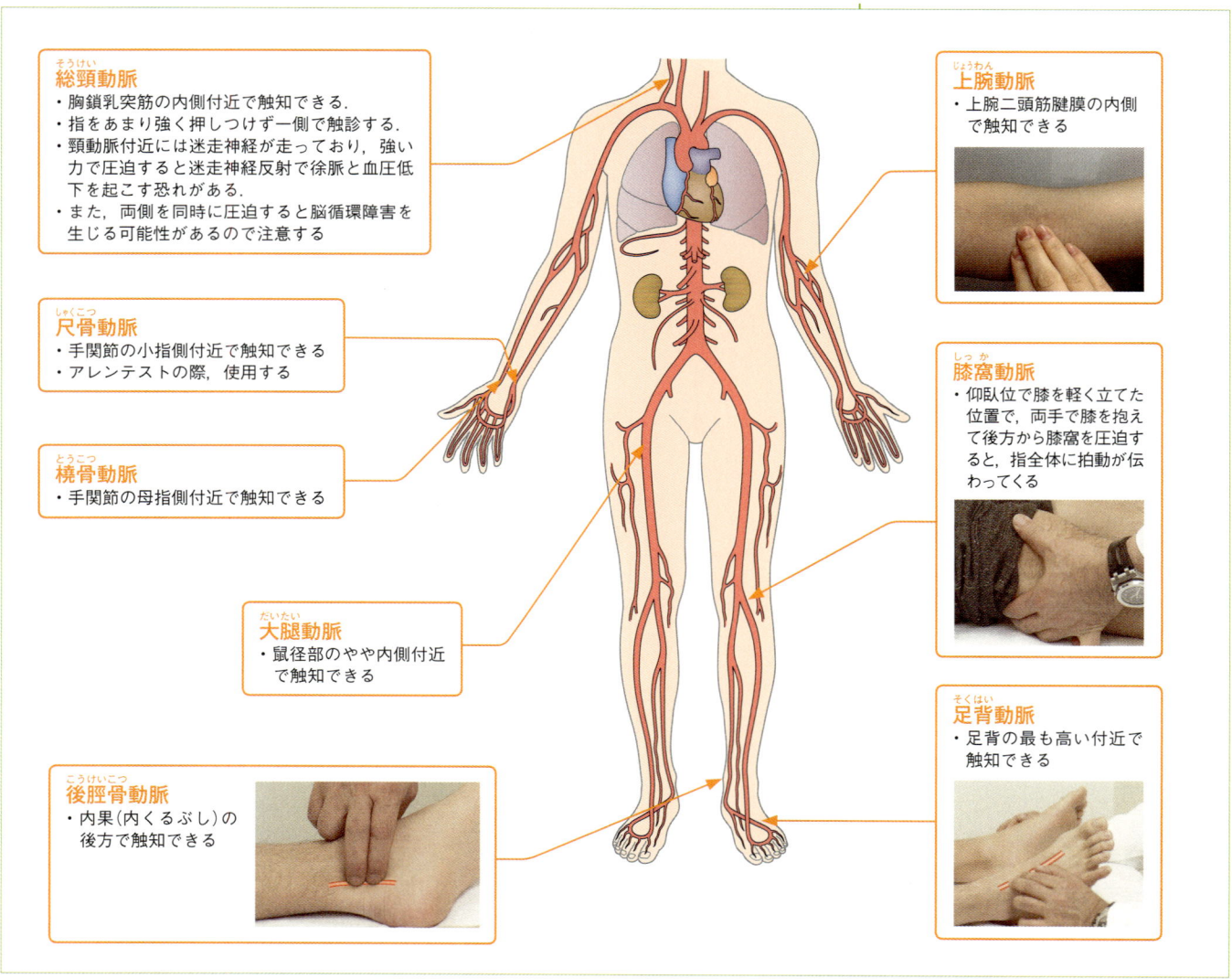

**総頸動脈**
- 胸鎖乳突筋の内側付近で触知できる．
- 指をあまり強く押しつけず一側で触診する．
- 頸動脈付近には迷走神経が走っており，強い力で圧迫すると迷走神経反射で徐脈と血圧低下を起こす恐れがある．
- また，両側を同時に圧迫すると脳循環障害を生じる可能性があるので注意する

**尺骨動脈**
- 手関節の小指側付近で触知できる
- アレンテストの際，使用する

**橈骨動脈**
- 手関節の母指側付近で触知できる

**大腿動脈**
- 鼠径部のやや内側付近で触知できる

**後脛骨動脈**
- 内果（内くるぶし）の後方で触知できる

**上腕動脈**
- 上腕二頭筋腱膜の内側で触知できる

**膝窩動脈**
- 仰臥位で膝を軽く立てた位置で，両手で膝を抱えて後方から膝窩を圧迫すると，指全体に拍動が伝わってくる

**足背動脈**
- 足背の最も高い付近で触知できる

図6 脈拍の触知できる動脈

## 3 何をみる？

脈拍では，数・リズム・大きさ（触れの強さ）と左右差をみます．脈拍をみる目的は，血液が，組織が必要とするだけの頻度で，定期的に十分な量が全身をくまなくめぐっているのかどうかを評価することです．そのために，脈拍は数だけでなく，リズム・指先を押し上げる脈拍の大きさを合わせて確認する必要があります．

さらに，複数の動脈を同時に触診して評価することで，循環動態の不均衡や背景に潜んでいる病態を推測できます．

## 4 いつみる？

脈拍は，同条件での推移をみます．人は，活動量の多い日中では交感神経が興奮し，活動量の少ない夜間は副交感神経が優位となるため，脈拍には日内変動があります．加えて，運動，食事，精神的緊張，体温などの因子によって脈拍は容易に変動します．

そのため，毎日決まった時間の安静時に観察し推移を把握しておいたうえで，必要時にそのつど脈拍測定する必要があります．

> ● アレンテストの方法
>
> 患者さんに手掌を握ってもらった状態で尺骨動脈と橈骨動脈を同時に圧迫し，血液の流れを遮断します（指先が白くなる）．
>
> 次に橈骨動脈側は圧迫したまま，尺骨動脈への圧迫を解除します．
>
> 正常であれば5秒以内に手掌部は蒼白から赤色に変化します．赤色になるまでに15秒以上かかるようであれば，異常とみなします．

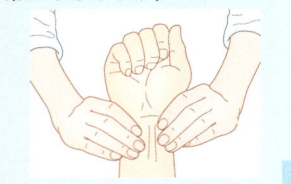

## 5 脈拍測定の正常と異常の評価

脈は数・リズム・大小に注意して観察しますが，バラバラにみるのではなく，これらを合わせて評価することが大切です．

脈拍数をみることで心拍数を，リズムをみることで刺激伝導系の異常を，触れ方の大小をみることで1回拍出量や血圧の様子を推測することができます．

### 1 脈拍数の評価

● 脈拍数の正常・異常

脈拍数は，成人で通常60〜80回/分です．100回/分以上を頻脈，60回/分以下を徐脈といいます．運動によって心拍数は増加し，最大心拍数はおよそ「220 − 年齢/分」であり，年齢が増すにつれて減少します．

● 脈拍数の変化の機序

脈拍数は，刺激伝導系によって生じた心拍の頻度を表します．ペースメーカーである洞結節からどのくらいの頻度で刺激を起こすかは，生体の必要に応じて自律神経系（交感神経・副交感神経）により調節されています．そのため，脈拍数に増減があった際には，表1に示したの3つの可能性を考えながら観察する必要があります．

> **アドバンス！**
> 
> **負荷がかかったときの脈拍数を把握する！**
>
> 脈拍数に個人差があるように，運動などの負荷がかかった際の脈拍の上昇率にも個人差があります．どの程度の活動・運動でどの程度心拍数が増加するのか把握しておくことは，過負荷を避け，適度な運動負荷を検討するうえで重要です．また脈拍が増加した際，それが運動に起因するものなのか否か判断する際に有用な情報になります．

表1 脈拍数を変化させる因子

①刺激伝導系の異常
②心拍数を変化させなければならない何かが生体に生じている
③自律神経の異常

### ①刺激伝導系の異常

心拍は刺激伝導系によって形成されますので，刺激伝導系のどこかに異常をきたせば脈拍にも反映されます（p.43参照）．

### ②心拍数を変化させなければならない何かが生体に生じている

心拍数は，生体の状態に応じて自律神経によって調節されています．組織の酸素需要が増えたり，1回拍出量が減少するような状態であれば，交感神経が刺激されて心拍数を上昇させようと働くので，脈拍数は増加します（図7）．

心拍出量(mL/分) ＝ 1回拍出量(mL/回) × 心拍数(回/分)

●組織の需要に応じた代償

心拍出量(mL/分) ↑増加 ＝ 1回拍出量(mL/回) ↑増加 × 心拍数(回/分) ↑増加

- 細胞組織での酸素消費が増加する運動時や発熱時など，心拍出量の増加をうながすような何かが生じた場合，1回拍出量(mL/回)と心拍数(回/分)が増加し，生体の需要に応じた心拍出量(mL/分)を確保する
- 甲状腺疾患では代謝が亢進したり低下したりするので，それに伴って脈拍数も増減する

●1回拍出量の低下に応じた代償

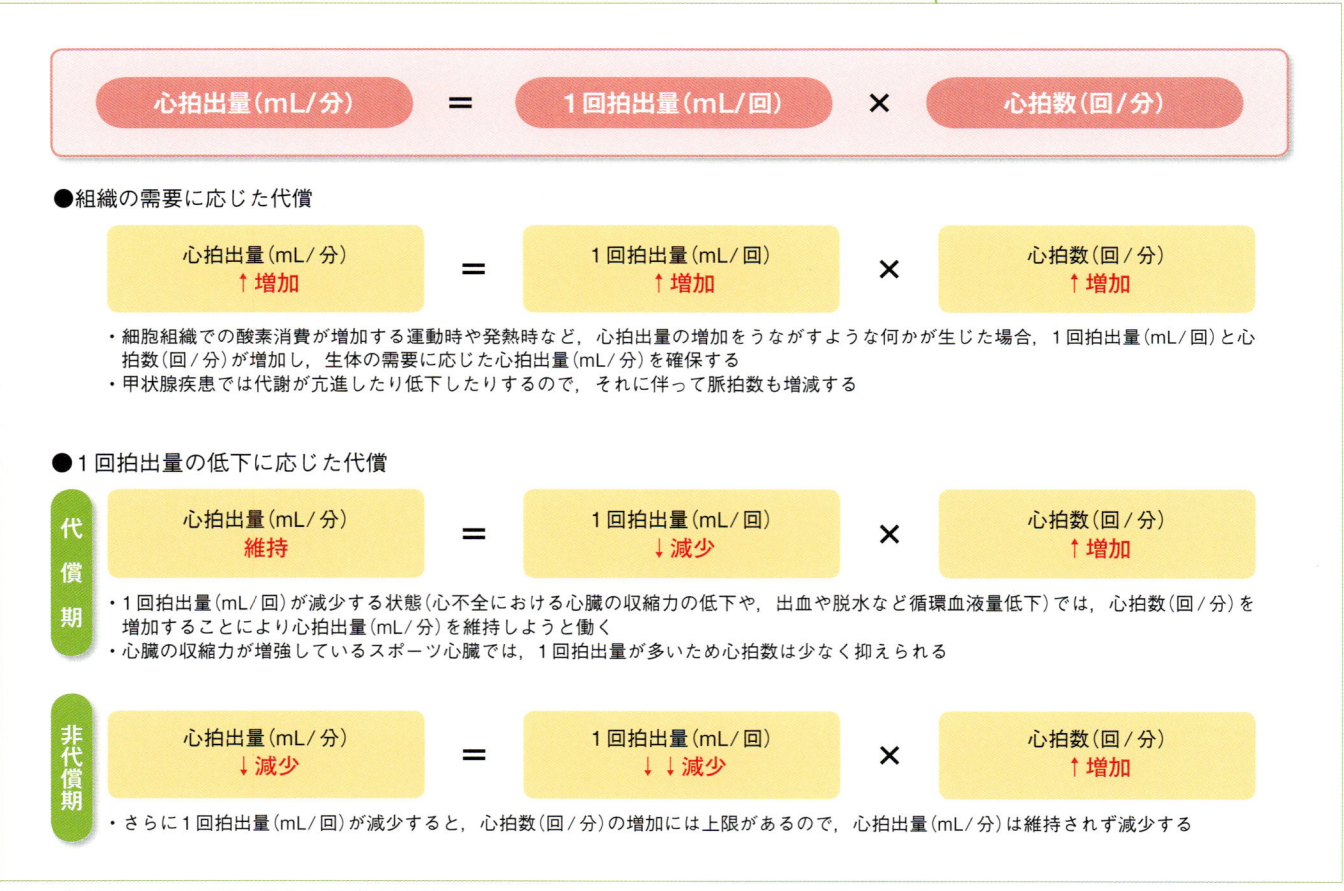

**代償期**

心拍出量(mL/分) 維持 ＝ 1回拍出量(mL/回) ↓減少 × 心拍数(回/分) ↑増加

- 1回拍出量(mL/回)が減少する状態（心不全における心臓の収縮力の低下や，出血や脱水など循環血液量低下）では，心拍数(回/分)を増加することにより心拍出量(mL/分)を維持しようと働く
- 心臓の収縮力が増強しているスポーツ心臓では，1回拍出量が多いため心拍数は少なく抑えられる

**非代償期**

心拍出量(mL/分) ↓減少 ＝ 1回拍出量(mL/回) ↓↓減少 × 心拍数(回/分) ↑増加

- さらに1回拍出量(mL/回)が減少すると，心拍数(回/分)の増加には上限があるので，心拍出量(mL/分)は維持されず減少する

図7 心拍出量と1回拍出量と心拍数の関係

### ③自律神経の異常

心臓に分布する交感神経は脊髄神経を経て，副交感神経は脳神経である迷走神経を経て作用します．そのため，脊髄損傷で交感神経線維が損傷したり，迷走神経が過剰反応をきたす迷走神経反射などでは副交感神経が優位となり，心拍数は著明に減少します．

## ●脈拍数の異常が生体にもたらす影響

### ①頻脈はなぜいけない？

頻脈は，**心筋虚血や全身組織の虚血**を引き起こす可能性があります．頻脈では，頻繁に収縮を繰り返すため心筋の酸素消費は増加しています．

一方，心筋に酸素を供給する冠血流は，収縮期では血管が圧迫されて減少し，拡張期に大動脈からの逆流が大動脈弁に遮られ増加するという特徴を持つため，拡張期の短縮は冠血流の減少をもたらします．

この酸素需給の不均衡は心筋虚血をもたらし，とくに虚血性心疾患を持つ患者さんでは注意が必要です．

また，拡張期の短縮は心室が血液で充満される前に収縮期になるため1回拍出量が減少し，全身組織の虚血を引き起こす可能性があります（**図8**）．

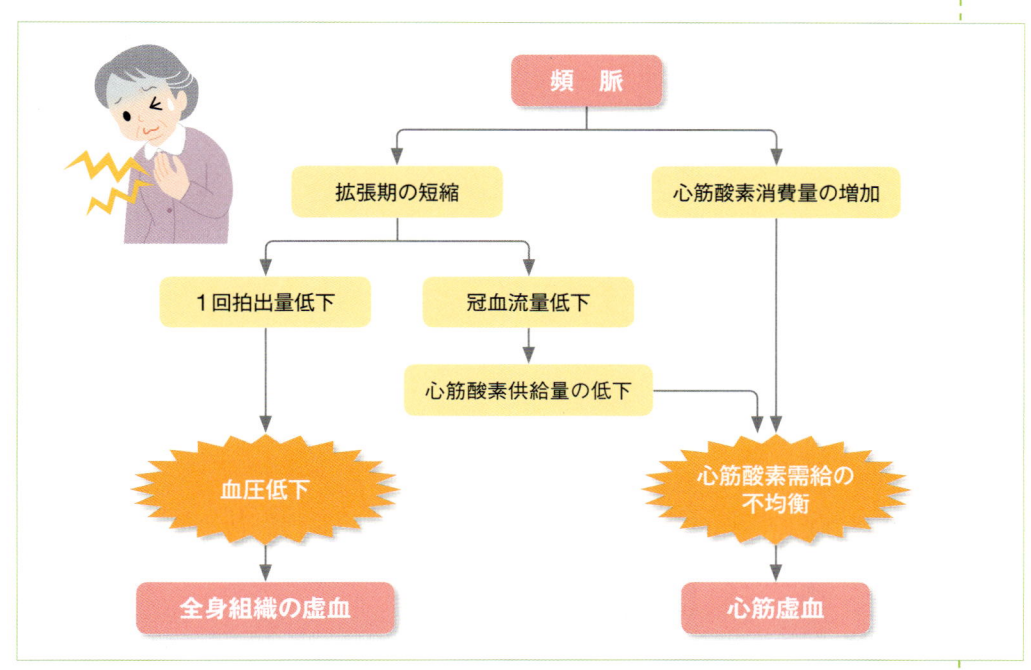

**図8　頻脈がもたらす不利益**

### ②徐脈はなぜいけない？

徐脈は，**組織の虚血症状，心負荷から心不全への移行**をもたらす可能性がありま

す．徐脈では，拡張期が延長し心室は十分に血液で充満され，また，心筋の酸素消費を減少させるので心筋にとっては有利です．しかし，高度になると1拍の間が延長し全身組織への循環は減少し，さまざまな虚血症状がみられます．

脳虚血症状としてのめまいや失神（アダムス・ストークス症候群）以外にも，倦怠感や易疲労などの症状が現れます．

また，徐脈も持続すると心臓への負荷となり，心不全を併発しやすくなります．

## 2 脈拍のリズムの評価

### ●リズムの正常・異常

脈拍のリズムは「整脈（脈と脈の間隔がほぼ等しい）」と「不整脈（脈と脈の間隔が等しくない）」とに分けられます（図9）．

不整脈の中でもリズムに規則性のあるものは「規則性不整脈」といい，期外収縮が主な原因で二段脈や三段脈などがあります．

まったく規則性がないものは「絶対性不整脈」といい，ほとんどの場合は心房細動です．

> ● アダムス・ストークス症候群
>
> 心臓の刺激伝達障害により心拍の著しい変化をきたして脳虚血を生じ，一時的に痙攣や意識消失などの症状の発現（アダムス・ストークス発作）をみるもの．完全房室ブロックをはじめ，心室細動，洞房ブロック，心室頻拍，洞機能不全症候群などが原因にあげられます．

> ● 二段脈・三段脈
>
> 心臓のある部位に形成された異常刺激により，心臓の正常な収縮と異常な収縮（期外収縮）が交互に起こり，それが規則的に反復するもの．連続した2つの収縮後にやや長い休止期が入ります．正常拍1つに2つの期外収縮や，2つの正常拍に1つの期外収縮が規則的に反復する場合は三段脈といいます．

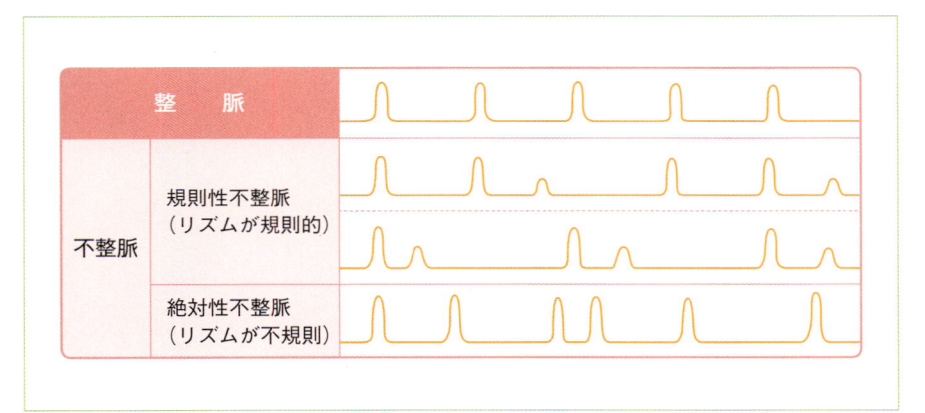

図9　脈拍のリズム

### ●リズム不整の機序

洞結節からの刺激は規則的なリズムで発しているので，脈拍のリズムが不整ということは，すなわち，洞結節以外からの刺激による心拍があるということです．

心臓は刺激伝導系からの正規の刺激で活動しているところに洞結節以外からの刺激を受けると，本来の周期より早期に収縮します．これを「期外収縮」といい，脈拍が小さく触れたり脈拍が欠損したりします（図10）．

さらに心房細動では，洞結節以外の心房内で300〜500回/分の頻度で刺激が発生し，房室結節で適当に間引かれて心室に伝わります．そのため，不規則なリズムで1回拍出量もバラバラに収縮しています．その結果，脈拍はまったく規則性を持たずに触知されます（図11）．

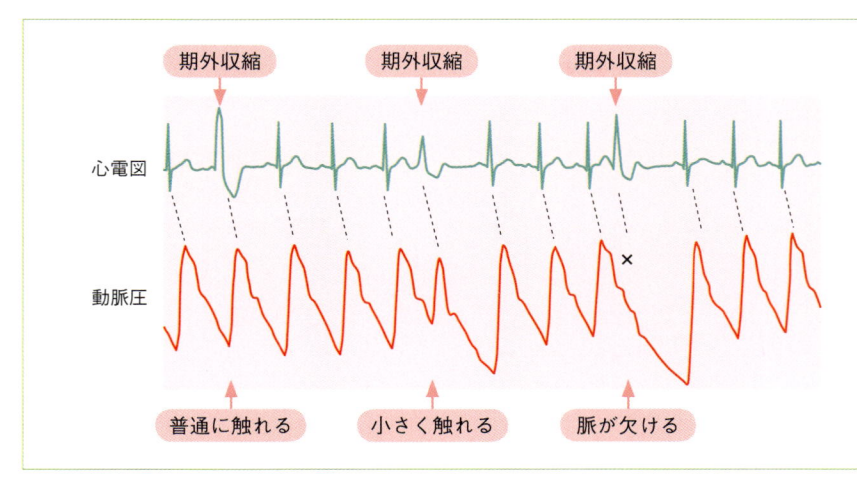

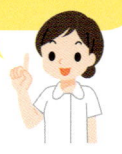

図10　期外収縮による脈拍欠損

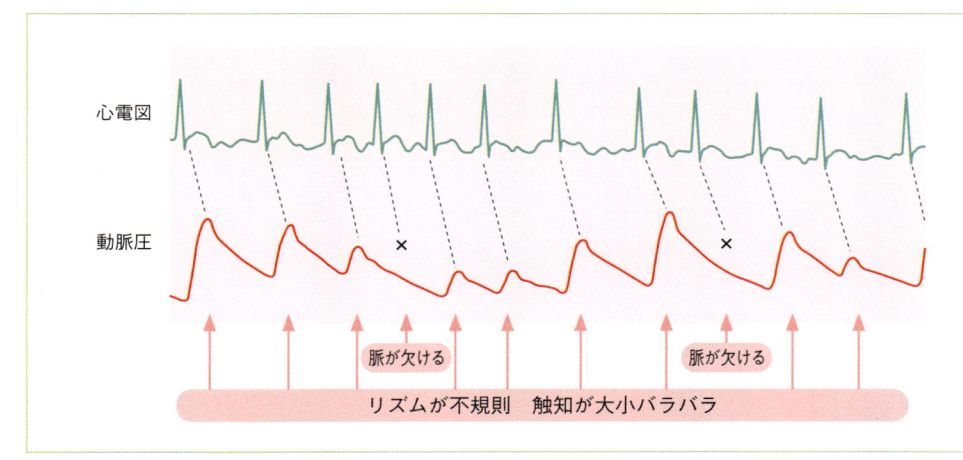

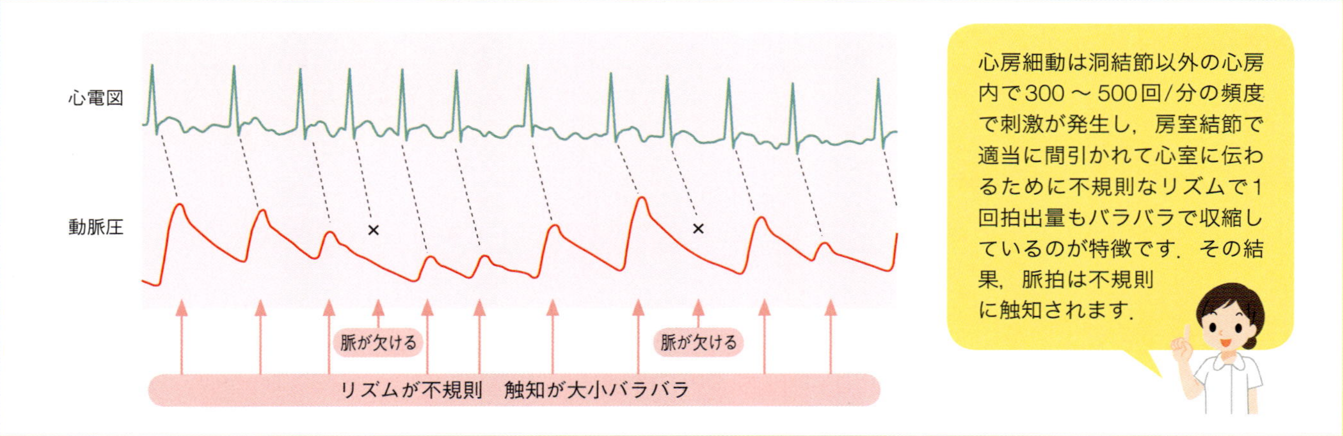

期外収縮は正常の心拍より早期に生じ，十分な心拍出量を伴わないのが特徴です．
期外収縮が早期であればあるほど脈拍が弱くなり，早過ぎれば脈が欠けます．

図11　心房細動による絶対性不整脈

心房細動は洞結節以外の心房内で300〜500回/分の頻度で刺激が発生し，房室結節で適当に間引かれて心室に伝わるために不規則なリズムで1回拍出量もバラバラで収縮しているのが特徴です．その結果，脈拍は不規則に触知されます．

● **リズム不整が生体にもたらす影響**

　リズム不整，つまり不整脈があっても，単発の脈拍の欠損などは積極的な治療を必要としません．
　しかし，循環が保たれない，もしくは致死性不整脈へ発展するような不整脈の場合，緊急に治療が必要になります．

①循環が保たれない不整脈

　期外収縮では，心臓に血液が十分充満される前に拍出されてしまいます．そのため，十分な1回拍出量が保たれていないことが多く，期外収縮が多発すると，心拍出量が低下する可能性があります．

②危険な不整脈

　さらに，心室性期外収縮の連発や心室の興奮が消退する過程における期外収縮（R on T）では，心室細動など致死性不整脈に発展する可能性があり，早急な治療が必

● **心室性期外収縮**

　心室内にある自動中枢より発生する異所性刺激により，心室が正常収縮とは別に収縮するものです．心電図上では，幅の広いQRS波が特徴的で，それに続くST波，T波はQRS波の主軸と反対方向を示す特異な波形をとります．

要です.

また，心房細動は血圧が保たれていれば経過観察の場合もありますが，規則的な心房収縮が失われ左心室内で血流が停滞するため，形成された血栓により脳梗塞などの血栓症を起こす可能性があります.

〈参考〉Lown分類

| 分類 Grade | 0 | 心室性期外収縮なし　0拍/日 |
|---|---|---|
| | Ⅰ | まれな心室性期外収縮　＜30拍/時 |
| | Ⅱ | 頻発する心室性期外収縮　≧30拍/時 |
| | Ⅲ | 多発性の心室性期外収縮（multiform） |
| | Ⅳ | 連発する心室性期外収縮<br>　a：2連発（pair）<br>　b：3連発（triplets）以上 |
| | Ⅴ | R on T型心室性期外収縮（連結期が短い） |

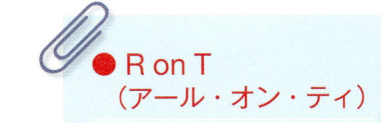

● R on T（アール・オン・ティ）

心室性期外収縮が先行収縮のT波の頂点の近くに重なるような形で出現する場合をいいます.

心室性期外収縮は，その原因疾患や助長する要素も多岐に渡ります．心室性期外収縮の重症度判定には，Lown分類が用いられており，等級が高いほど重症となります．

## 3 脈拍の性状の評価

脈拍の性状では，まず脈拍の大小を評価します.

### ●脈拍の大きさの正常・異常

数，リズムのほかに脈拍を触れると，指先を押し上げる脈の大きさを感じることができます．大きく触れるものを「大脈」，小さく触れるものを「小脈」といいます.

### ●脈拍の大きさの機序

脈拍の大きさは，収縮期血圧と拡張期血圧の差（脈圧）が指先に感じられたものであり，これは1回拍出量を反映します.

大脈では，背景に1回拍出量が多くなる病態，たとえば大動脈弁閉鎖不全などがある可能性があります．大動脈弁閉鎖不全では，拡張期に大動脈から左心室へ逆流した血液も含めて拍出されるので大脈になります.

小脈では1回拍出量が減少する病態，たとえば循環血液量減少（出血，脱水など），心機能低下（心不全，心筋梗塞，心筋症など），末梢血管虚脱（敗血症など）や大動脈弁狭窄症などがある可能性があります.

### ●大脈・小脈はなぜいけない？

一過性の交感神経の緊張（運動や精神的な緊張）による大脈ではなく，何らかの病変があって大脈が持続すると，心臓は多くの血液を拍出しなければならないという負荷が常にかかり，心不全を併発する可能性があります．小脈では1回拍出量が低下しているので，さまざまな組織の虚血を引き起こします.

アドバンス！

**脈拍の立ち上がり速度から心臓の収縮力を評価する**

頸動脈の触診に精通すると，脈拍の立ち上がり速度がわかります．これは心臓の収縮力を反映し，収縮力が強い場合は脈がきびきびとすばやく触れます．これを「速脈」といい，大動脈弁閉鎖不全や慢性貧血でみられます.

反対にゆっくりとピークに達する脈は「遅脈」といい，僧帽弁狭窄症や甲状腺機能低下症などでみられます.

# 臨床のバイタルサイン

## 臨床実践における脈拍測定
### 臨床現場の考え方と対応方法

## 1 臨床現場での脈拍測定では何が重要？

　脈拍測定の目的は，循環動態の評価と異常の早期発見・早期対処にほかなりません．患者さんが示す症状を見落とさず，適切な治療・ケアにつなぐための脈拍測定では，以下の1～3が重要です．

### 1 異常を察知して脈拍測定の必要性を判断する

　まず重要なことは，さまざまな症状から循環動態の異常の可能性を考えて脈拍測定ができるかどうかです．なぜなら，循環動態の異常は，動悸やめまいだけでなく，倦怠感，易疲労，元気がないなど，見過ごされやすい症状をきっかけに発見されることがよくあるからです．とくに，脈拍測定が重要となるのは，心電図や血圧をモニタリングしていない患者さんです．

### 2 異常と緊急性を判断する

　脈拍測定の結果から，異常と緊急性の判断ができるかどうかが次のポイントです．組織に必要なだけの循環が保たれているのかどうか，すなわち，脈拍が必要な回数だけ，しっかりと触知できるのかを確認することです．
　脈拍測定で重要なことは緊急性の判断です．なぜなら，組織への血流が減少，もしくは停止した場合，時間経過とともに組織は障害され，とくに脳への血流が途絶えた場合，3～5分以内に循環が再開されないと不可逆性の脳障害を生じるからです．
　必要時には原因が何かにかかわらず，緊急で循環確保の処置をしなければなりません．

### 3 原因検索と対処方法の選択を行う

　循環確保と同時進行でしなければならないのが，原因検索と対処方法の選択です．脈拍測定の結果を手掛かりにして，追加情報を収集し原因を特定していくことが重要です．なぜならば，脈拍異常の背景にはさまざまな原因があり，その原因によって必要とされる対処方法がまったく違うからです．

● 不可逆性

もともとまったく同じ状態に戻すことができないこと．

たとえば，頻脈の原因が出血や脱水などの循環血液量の低下である場合と心臓のポンプ機能が低下している心不全である場合では，正反対の対応が必要となるのです．

BLS：basic life support，一次救急処置

**患者さんが示す多様な症状**

**①異常の察知と脈拍測定の必要性の判断**
- 「何か変？」と感じたら，声をかけながら脈拍を測定する
- ※反応がなく，橈骨動脈でも脈が触れない場合は，一次救命処置(BLS)が必要です

今すぐ脈拍測定！

**②異常と緊急性の判断**
- 全身の循環が保たれているか確認する
- 緊急に循環を改善する必要性がないか判断する

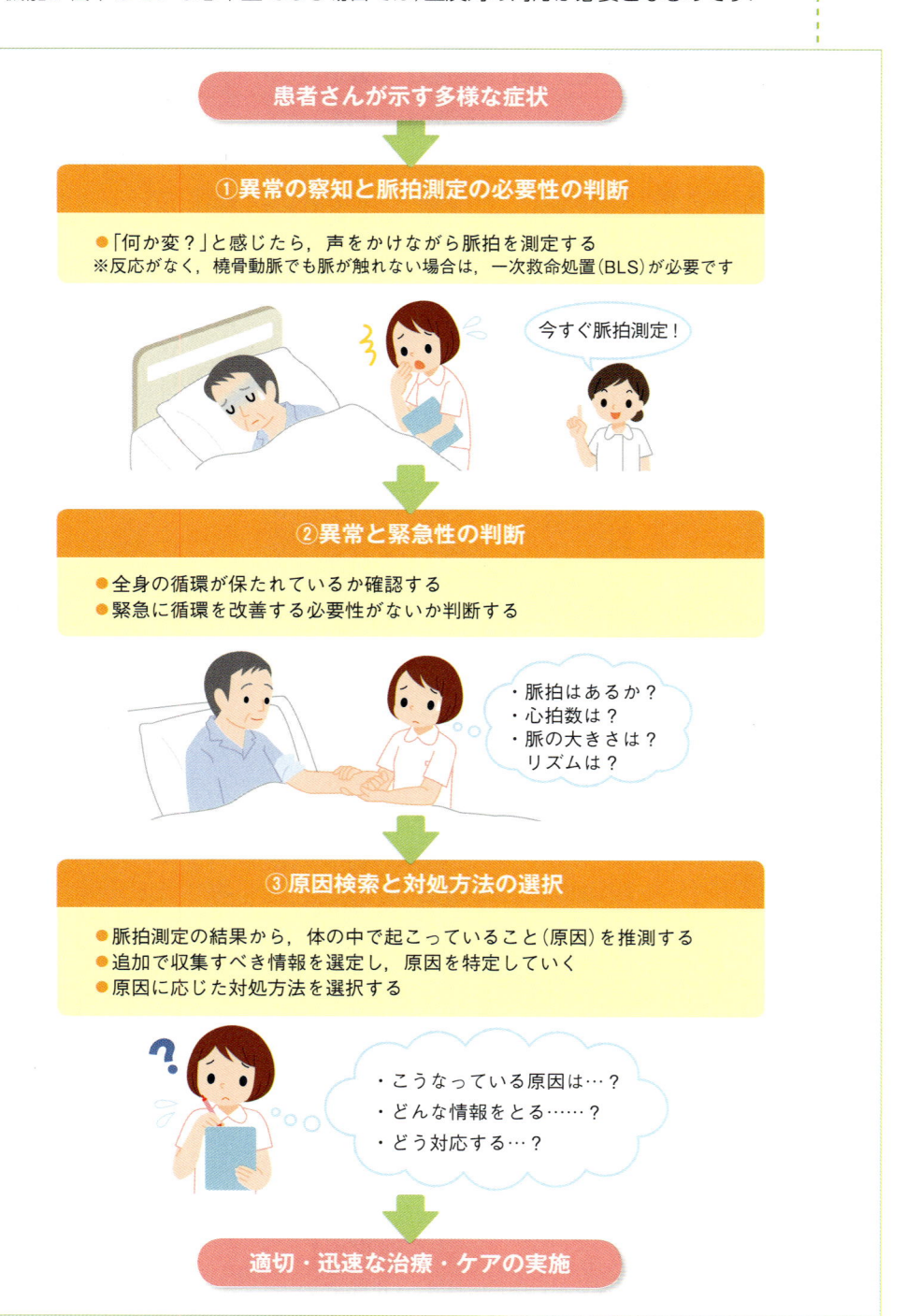

・脈拍はあるか？
・心拍数は？
・脈の大きさは？
・リズムは？

**③原因検索と対処方法の選択**
- 脈拍測定の結果から，体の中で起こっていること(原因)を推測する
- 追加で収集すべき情報を選定し，原因を特定していく
- 原因に応じた対処方法を選択する

・こうなっている原因は…？
・どんな情報をとる……？
・どう対応する…？

**適切・迅速な治療・ケアの実施**

図12　臨床実践における脈拍測定に重要な3要素

## 2 測定結果から背景因子と緊急性を読み解く

　脈拍測定の結果は，循環動態を示す単なる1つの情報にすぎません．臨床では，既存の基礎知識に照らし合わせて，この情報が示している意味をとらえる必要があります．脈拍測定の結果を手掛かりにして，追加情報を選択的に収集し，どのような循環動態になっているのか，緊急性はあるのか，原因は何なのか，さらに，どのように対応すればよいのかを評価していく必要があります．

　脈拍数・脈の大きさ・脈のリズムから読み取れる背景因子と緊急性（図13，14）について確認した後，脈拍の異常に遭遇したらどのように対応したらよいのか考えていきましょう．

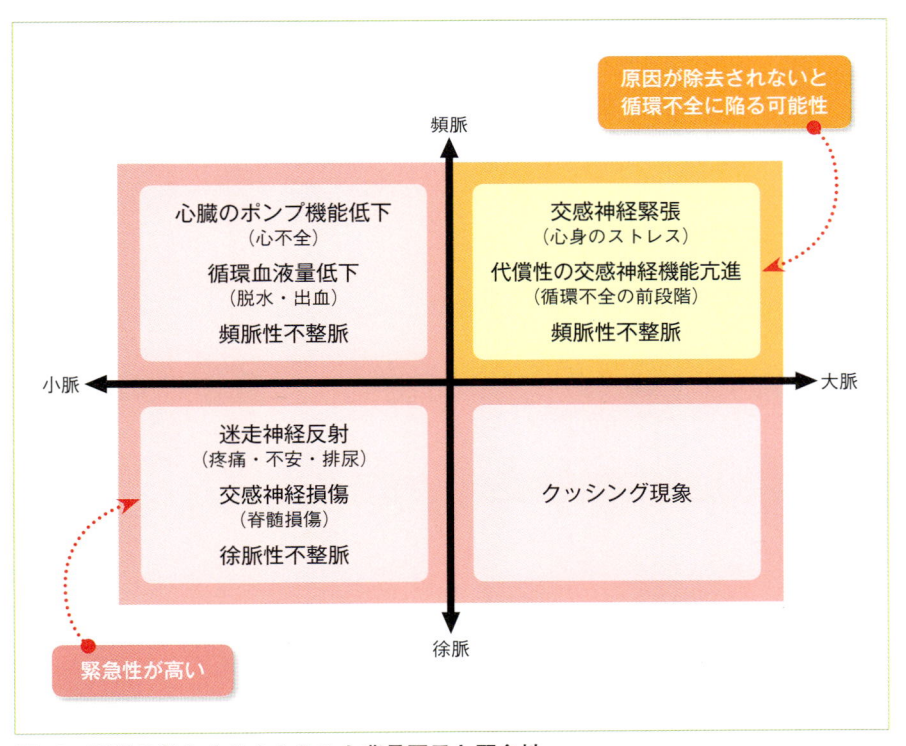

図13　脈拍の数と大きさからみた背景因子と緊急性

● クッシング現象

　急速に頭蓋内圧亢進状態におちいると脳血流量が急速に低下し，生体は防御反応として交感神経が興奮し，脳血流を確保しようとして血圧が上昇します．すると大動脈弓にある圧受容体がこの血圧上昇を感知し血圧を安定させようと反応し，今度は副交感神経（迷走神経）が興奮して徐脈が起こります．このため，クッシング現象では「血圧上昇，脈圧大，徐脈」がみられます．

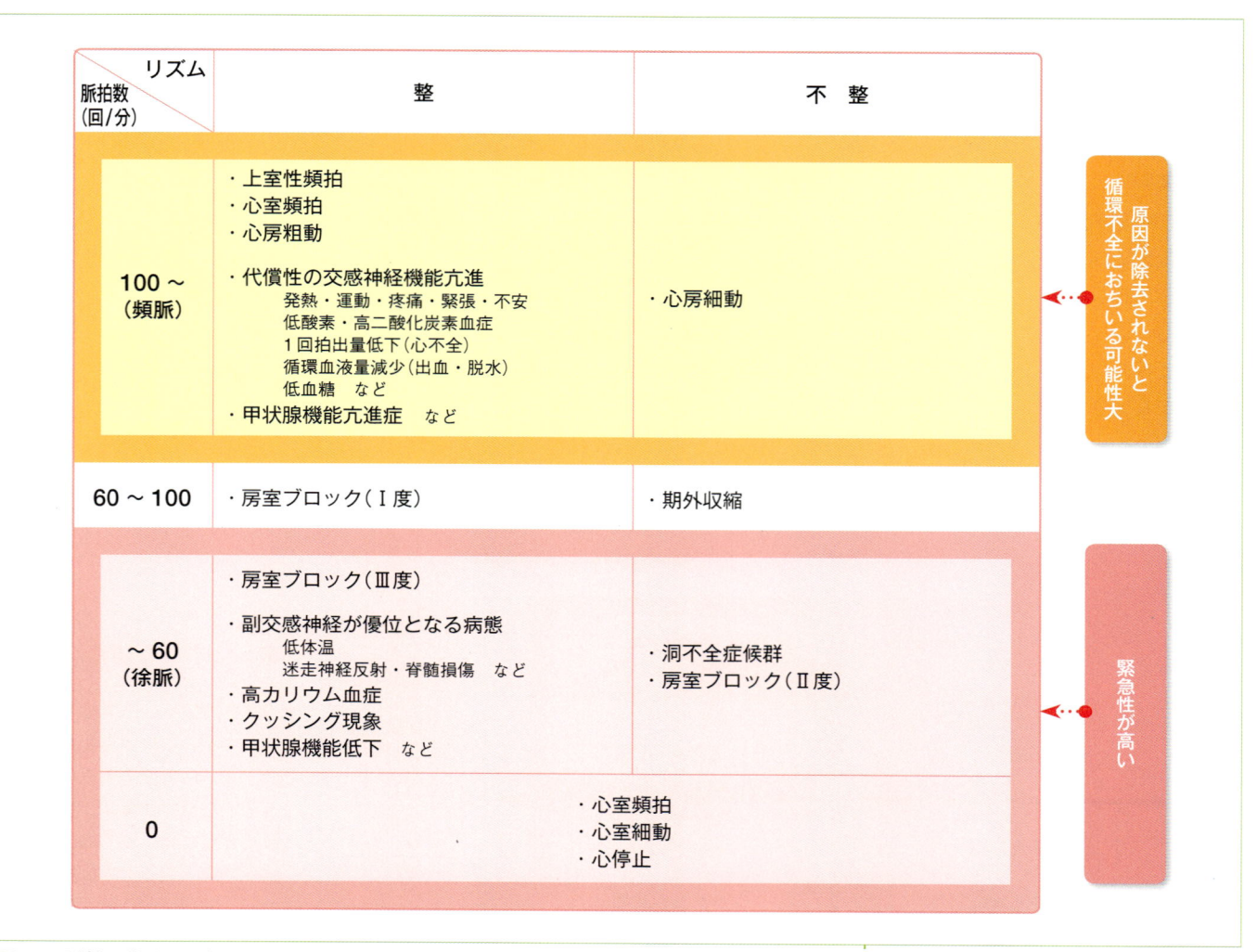

| 脈拍数(回/分) \ リズム | 整 | 不整 |
|---|---|---|
| 100〜(頻脈) | ・上室性頻拍<br>・心室頻拍<br>・心房粗動<br>・代償性の交感神経機能亢進<br>　発熱・運動・疼痛・緊張・不安<br>　低酸素・高二酸化炭素血症<br>　1回拍出量低下（心不全）<br>　循環血液量減少（出血・脱水）<br>　低血糖　など<br>・甲状腺機能亢進症　など | ・心房細動 |
| 60〜100 | ・房室ブロック（Ⅰ度） | ・期外収縮 |
| 〜60(徐脈) | ・房室ブロック（Ⅲ度）<br>・副交感神経が優位となる病態<br>　低体温<br>　迷走神経反射・脊髄損傷　など<br>・高カリウム血症<br>・クッシング現象<br>・甲状腺機能低下　など | ・洞不全症候群<br>・房室ブロック（Ⅱ度） |
| 0 | | ・心室頻拍<br>・心室細動<br>・心停止 |

（100〜頻脈の行）→ 原因が除去されないと循環不全におちいる可能性大

（〜60徐脈・0の行）→ 緊急性が高い

図14　脈拍の数とリズムからみた背景因子と緊急性

# 3 脈拍の異常？ こんなときどうする？

　看護学生であれば，脈拍の異常を発見したらまず実習指導者に報告することです．
　しかし，臨床実践では異常の発見だけでなく，適切な対処をすることが求められます．代表的な脈拍の異常ごとに，どのように考え，何をみて，どう対処すればよいのか考えていきましょう．
　ポイントは，異常と緊急性の判断の視点と原因検索の視点の2つの視点でみていくことです．

> 「異常と緊急性の判断の視点」「原因検索の視点」でみることが大切です．

## 1 頻脈

頻脈では，拡張期の短縮に伴い1回拍出量が低下している可能性があります．また，逆に1回拍出量が減る何かが生じているために，代償的に心拍数が増加している可能性があります．

まず，<u>脈の大小と循環不全の徴候を確認して循環が確保されているのか評価</u>し，小脈や血圧低下，組織の虚血症状があればすみやかに循環改善の治療が必要です．

同時になぜ頻脈になっているのかを検索します．刺激伝導系の異常による頻脈と，循環血液量低下に伴う交感神経の機能亢進による頻脈とでは，まったく対処が異なるので，鑑別する必要があります．ポイントは<u>リズム不整がないか注意深く脈拍を観察</u>することと，<u>すみやかに心電図検査</u>をすることです．リズム不整があれば，心刺激伝導系の異常と推察できますが，頻脈の場合はリズム不整を観察しにくく，またリズム不整を生じない刺激伝導系の異常もあるので，心電図で確認することが必要です．洞性頻脈であるならば，心拍数が増加する背景要因がないか全身を観察します．

### ●頻脈への対応

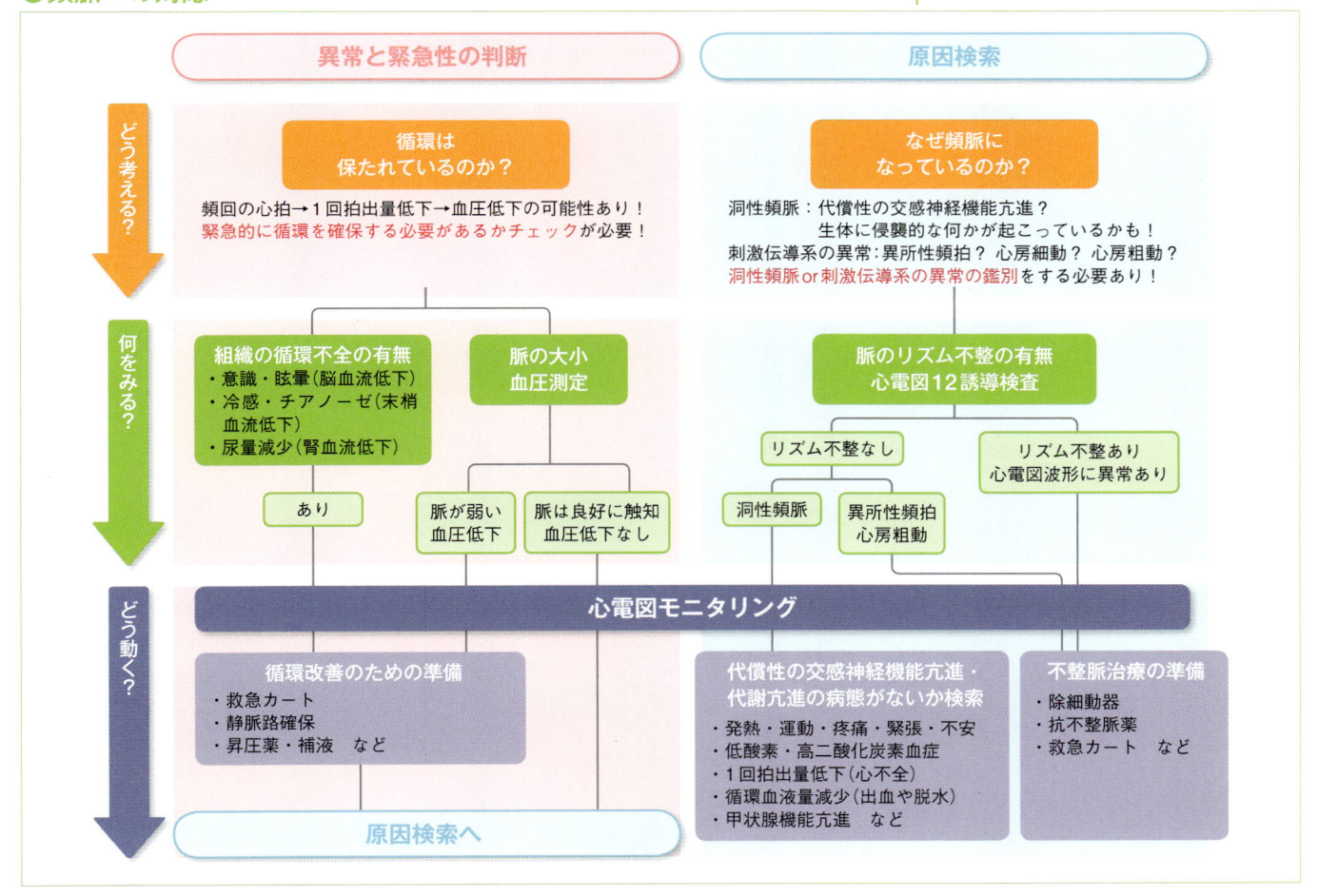

**異常と緊急性の判断**

- どう考える？
  - **循環は保たれているのか？**
    - 頻回の心拍→1回拍出量低下→血圧低下の可能性あり！
    - 緊急的に循環を確保する必要があるかチェックが必要！

- 何をみる？
  - **組織の循環不全の有無**
    - ・意識・眩暈（脳血流低下）
    - ・冷感・チアノーゼ（末梢血流低下）
    - ・尿量減少（腎血流低下）
  - **脈の大小 血圧測定**
    - あり
    - 脈が弱い 血圧低下
    - 脈は良好に触知 血圧低下なし

- どう動く？
  - **循環改善のための準備**
    - ・救急カート
    - ・静脈路確保
    - ・昇圧薬・補液　など
  - → **原因検索へ**

**原因検索**

- **なぜ頻脈になっているのか？**
  - 洞性頻脈：代償性の交感神経機能亢進？
    - 生体に侵襲的な何かが起こっているかも！
  - 刺激伝導系の異常：異所性頻拍？ 心房細動？ 心房粗動？
  - <u>洞性頻脈or刺激伝導系の異常の鑑別</u>をする必要あり！

- **脈のリズム不整の有無 心電図12誘導検査**
  - リズム不整なし
    - 洞性頻脈
    - 異所性頻拍 心房粗動
  - リズム不整あり 心電図波形に異常あり

**心電図モニタリング**

- **代償性の交感神経機能亢進・代謝亢進の病態がないか検索**
  - ・発熱・運動・疼痛・緊張・不安
  - ・低酸素・高二酸化炭素血症
  - ・1回拍出量低下（心不全）
  - ・循環血液量減少（出血や脱水）
  - ・甲状腺機能亢進　など
- **不整脈治療の準備**
  - ・除細動器
  - ・抗不整脈薬
  - ・救急カート　など

## 2 徐脈

徐脈では，心拍数が減少しています．1回拍出量は通常60〜130mLなので，高度な心拍数の減少では組織の需要に応じた心拍出量（mL/分）が保たれず，組織の虚血をきたす可能性が高いといえます．まずは，**脳虚血症状である立ちくらみや失神，意識障害，組織の酸素欠乏の症状である息切れやチアノーゼなどの症状の有無を確認**します．意識の低下があればすぐに心拍を増加させる治療であるペースメーカー，硫酸アトロピン（副交感神経を遮断し心拍数を上げる）などが必要になるので救急カートとともに準備しましょう．

同時に徐脈の原因検索をします．徐脈は，副交感神経の機能が優位となる病態，または洞機能不全症候群や房室ブロックなど心刺激伝導系の異常，また脳外科領域ではクッシング現象としてみられます．**心電図検査**をしつつ，**疼痛や緊張などの迷走神経を刺激する誘因がないかを確認**します．

### ●徐脈への対応

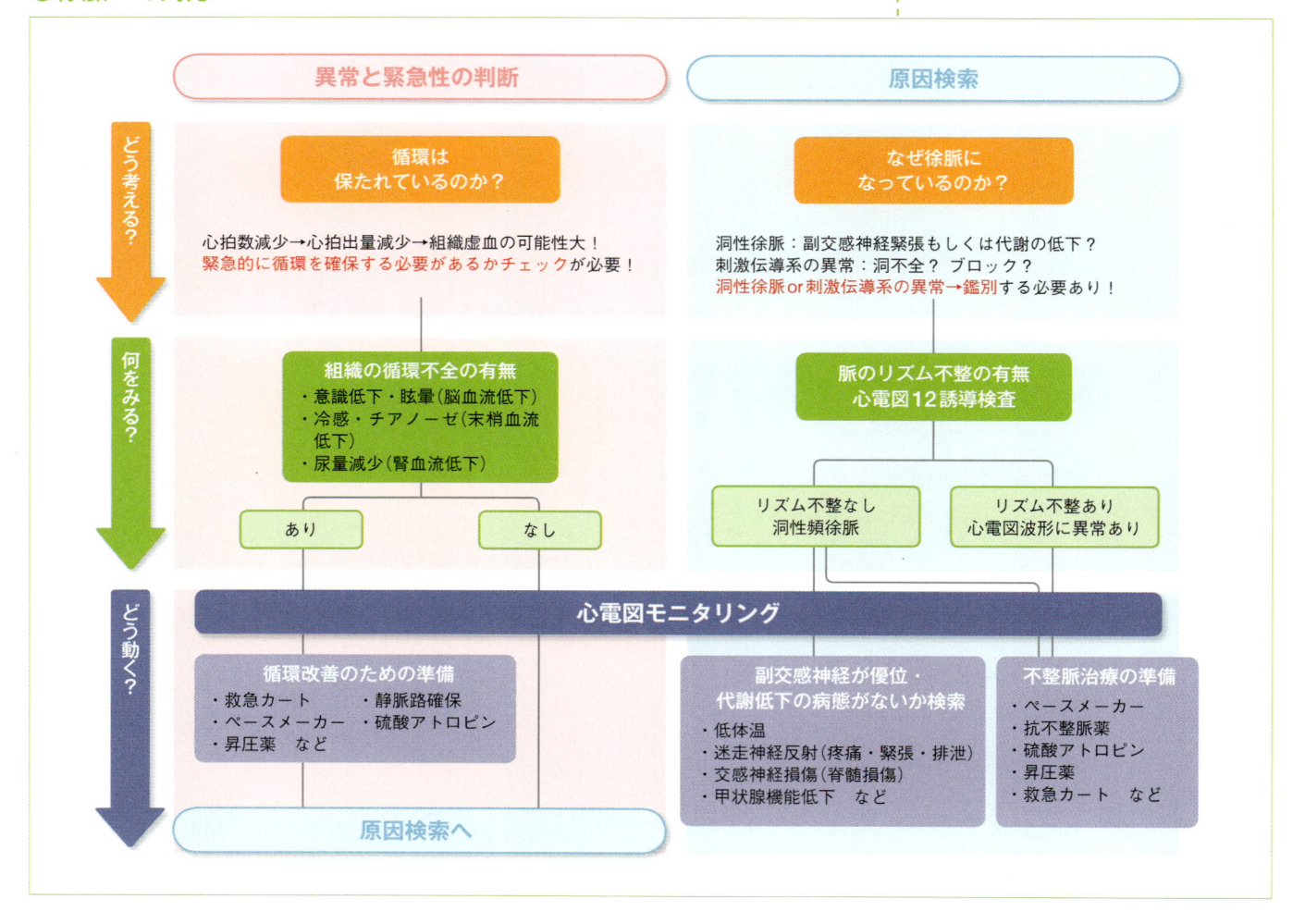

**異常と緊急性の判断**

**どう考える？**
循環は保たれているのか？
心拍数減少→心拍出量減少→組織虚血の可能性大！
緊急的に循環を確保する必要があるかチェックが必要！

**何をみる？**
組織の循環不全の有無
・意識低下・眩暈（脳血流低下）
・冷感・チアノーゼ（末梢血流低下）
・尿量減少（腎血流低下）

あり／なし

**心電図モニタリング**

**どう動く？**
循環改善のための準備
・救急カート　・静脈路確保
・ペースメーカー　・硫酸アトロピン
・昇圧薬　など

原因検索へ

**原因検索**

なぜ徐脈になっているのか？
洞性徐脈：副交感神経緊張もしくは代謝の低下？
刺激伝導系の異常：洞不全？ブロック？
洞性徐脈or刺激伝導系の異常→鑑別する必要あり！

脈のリズム不整の有無
心電図12誘導検査

リズム不整なし　洞性頻徐脈　／　リズム不整あり　心電図波形に異常あり

副交感神経が優位・代謝低下の病態がないか検索
・低体温
・迷走神経反射（疼痛・緊張・排泄）
・交感神経損傷（脊髄損傷）
・甲状腺機能低下　など

不整脈治療の準備
・ペースメーカー
・抗不整脈薬
・硫酸アトロピン
・昇圧薬
・救急カート　など

## 3 橈骨動脈で脈が触れない

　橈骨動脈で脈が触れないということは，末梢までの循環が保たれていないということなので緊急の対応が必要になります．橈骨動脈が触知できない原因は大きく分けて2つあります．

　1つは心臓の問題で，心拍がないかもしくは1回拍出量が少な過ぎて脈拍として触知できないためで，もう1つは，動脈の問題で，心拍はあるが動脈疾患のために部分的な循環不全が生じているためであると考えられます．まずは，意識やチアノーゼなど虚血症状を確認しながら，頸動脈が触知できるかどうかを確認します．

　触知できない場合は全身性の循環不全をきたしているので，すみやかに心肺蘇生を開始します．頸動脈で脈が触れるのであれば，心拍はあり，収縮期血圧も60mmHg以上あると考えられます．頸動脈が良好に触知でき意識も清明であれば，反対側の橈骨動脈やほかの複数の動脈が触知できるか確認します．

　左右差がある場合は，動脈の狭窄や閉塞など通過障害があると考えられます．急性に生じたものでは，大動脈解離や血栓塞栓症などの可能性があるので緊急に原因に即した治療の準備を進めつつ，血圧の左右差や局所の虚血症状の増大に注意して観察を続けます．

> ここは，第1章「血圧」を参照しよう！

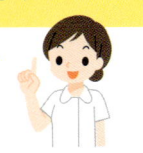

### ●橈骨動脈で脈が触れない場合の対応

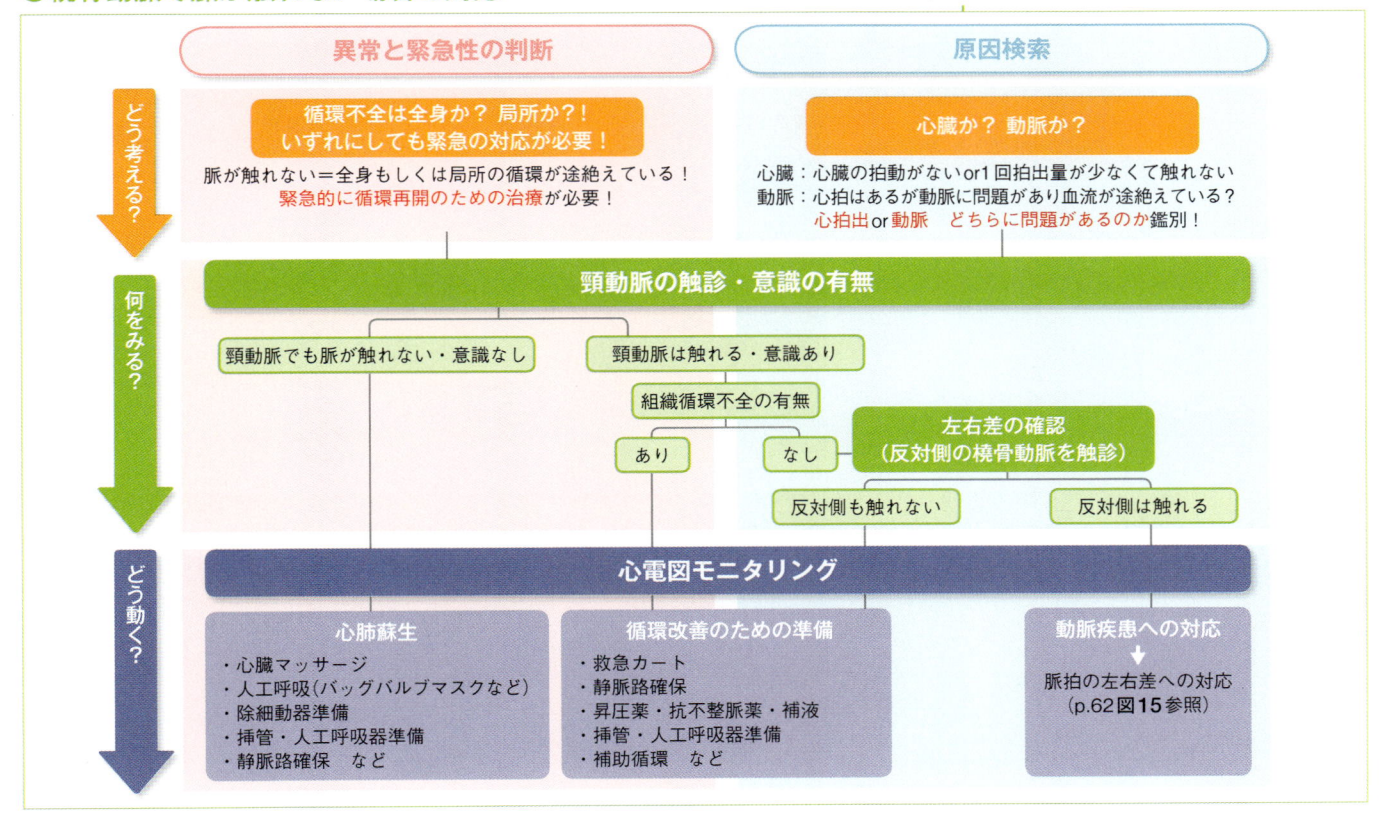

| | 異常と緊急性の判断 | 原因検索 |
|---|---|---|
| どう考える？ | 循環不全は全身か？ 局所か？！<br>いずれにしても緊急の対応が必要！<br>脈が触れない＝全身もしくは局所の循環が途絶えている！<br>緊急的に循環再開のための治療が必要！ | 心臓か？ 動脈か？<br>心臓：心臓の拍動がないor1回拍出量が少なくて触れない<br>動脈：心拍はあるが動脈に問題があり血流が途絶えている？<br>心拍出or動脈　どちらに問題があるのか鑑別！ |
| 何をみる？ | 頸動脈の触診・意識の有無<br>・頸動脈でも脈が触れない・意識なし<br>・頸動脈は触れる・意識あり<br>　組織循環不全の有無（あり／なし）<br>　左右差の確認（反対側の橈骨動脈を触診）<br>　反対側も触れない／反対側は触れる | |
| どう動く？ | 心電図モニタリング<br>**心肺蘇生**<br>・心臓マッサージ<br>・人工呼吸（バッグバルブマスクなど）<br>・除細動器準備<br>・挿管・人工呼吸器準備<br>・静脈路確保　など | **循環改善のための準備**<br>・救急カート<br>・静脈路確保<br>・昇圧薬・抗不整脈薬・補液<br>・挿管・人工呼吸器準備<br>・補助循環　など | **動脈疾患への対応**<br>↓<br>脈拍の左右差への対応<br>（p.62図15参照） |

## 4 リズム不整・脈拍欠損

　一定のリズムで脈が触れるということは，心臓の収縮と拡張が規則正しく行われており1回拍出量の変動がないということです．リズムが乱れている状態では1回拍出量が変動している可能性があります．少ない1回拍出量の心拍では，脈が小さく触れたり欠損したり，頻発すれば循環が保たれなくなります．またリズム不整の中には，心室細動などの致死性不整脈に発展する不整脈があります．

　そのため，リズム不整に遭遇したら，血圧，脈の大小のばらつきの有無と欠損の頻度から循環が保たれているか確認しつつ，すみやかに心電図検査を行い不整脈の鑑別が必要です．

　リズムが不整になるものには，洞不全症候群や刺激伝道障害（ブロック），期外収縮，心房細動などがあります．脈拍欠損がある場合，心電図モニターで示される心拍数と測定した脈拍数に違いが出ることが多くみられます．脈拍欠損の1分間あたりの数を記録し，また，心房細動では心拍数と脈拍数を両方記録して観察すると，両者の差の推移が治療の効果を反映します．

> ● 洞不全症候群
>
> 　洞結節の機能異常により，徐脈や頻脈をきたす不整脈です．心拍数を決定する洞結節やその周囲に機能不全が起こることでP波が障害され，心拍数が低下します．
>
> 　心拍出量が低下するために，めまいや失神などの症状が出現することもあり，ペースメーカーの適応となります．

### ●リズム不整・脈拍欠損への対応

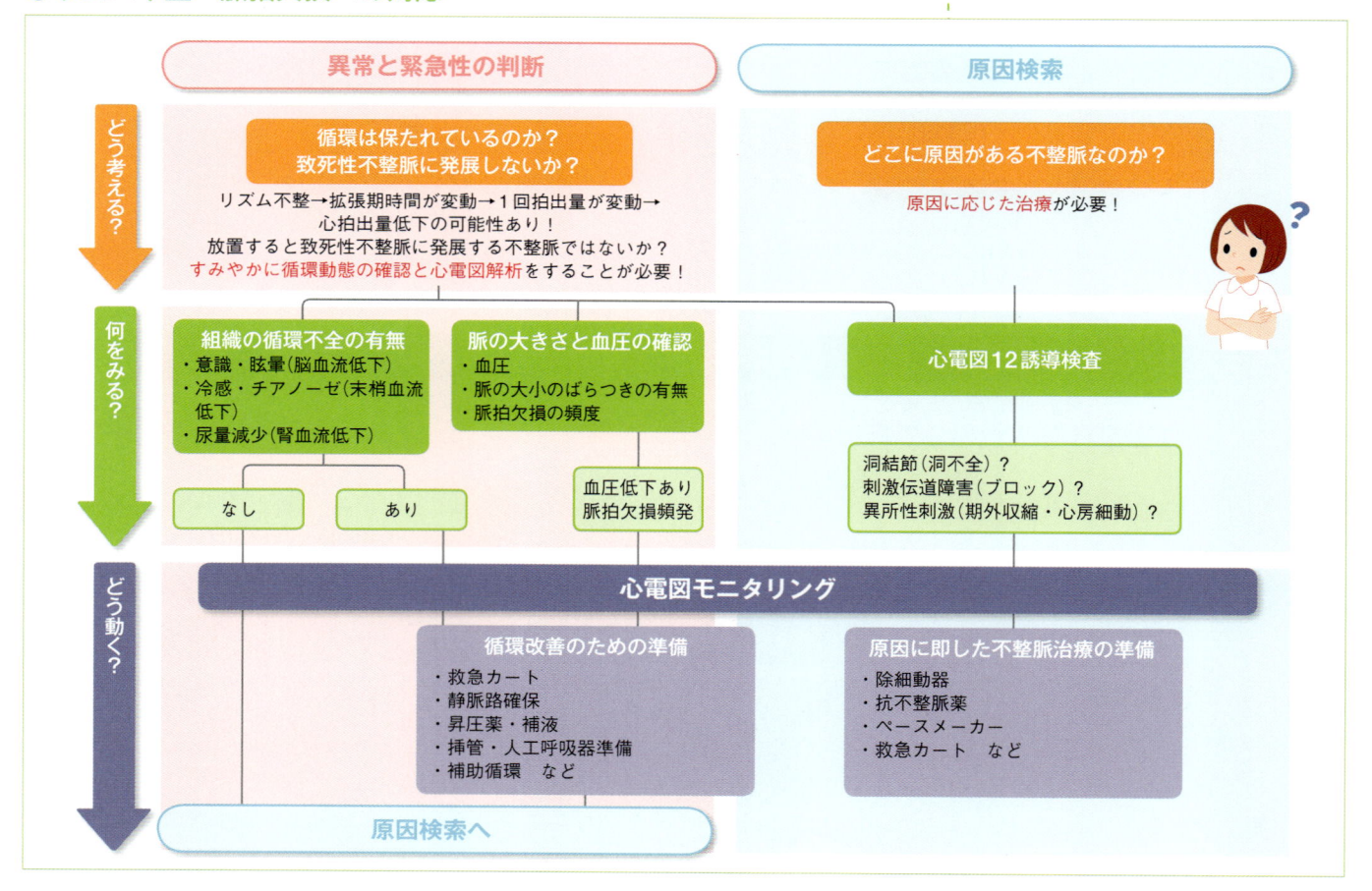

**異常と緊急性の判断**

どう考える？
- 循環は保たれているのか？
- 致死性不整脈に発展しないか？

リズム不整→拡張期時間が変動→1回拍出量が変動→心拍出量低下の可能性あり！
放置すると致死性不整脈に発展する不整脈ではないか？
すみやかに循環動態の確認と心電図解析をすることが必要！

何をみる？
- 組織の循環不全の有無
  ・意識・眩暈（脳血流低下）
  ・冷感・チアノーゼ（末梢血流低下）
  ・尿量減少（腎血流低下）
  → なし／あり
- 脈の大きさと血圧の確認
  ・血圧
  ・脈の大小のばらつきの有無
  ・脈拍欠損の頻度
  → 血圧低下あり脈拍欠損頻発

**原因検索**

- どこに原因がある不整脈なのか？
  原因に応じた治療が必要！
- 心電図12誘導検査
  - 洞結節（洞不全）？
  - 刺激伝道障害（ブロック）？
  - 異所性刺激（期外収縮・心房細動）？

**心電図モニタリング**

どう動く？
- 循環改善のための準備
  ・救急カート
  ・静脈路確保
  ・昇圧薬・補液
  ・挿管・人工呼吸器準備
  ・補助循環　など
- 原因に即した不整脈治療の準備
  ・除細動器
  ・抗不整脈薬
  ・ペースメーカー
  ・救急カート　など

→ 原因検索へ

## 5 脈拍の左右差

脈拍は通常，左右対称に観察すれば同じ数，同じ大きさで触知されます．左右差があるということは，触知部位より中枢側の動脈に狭窄や閉塞など**通過障害を伴う病態がある**ことが疑われます．

通過障害の原因は，塞栓症や血管炎などさまざまですが，とくに急性に生じたものでは，背景に生命の危険を脅かす動脈の病変が潜んでいたり，急激な組織の虚血により組織障害を起こしたりする可能性があるため，すみやかな対応が必要になります．

脈拍に左右差があった場合，第一に疑わなくてはならないのは**大動脈解離**です（p.26参照）．大動脈解離は，発症から48時間以内の死亡率が高く，緊急性が高いため早急な対応が必要です．まず，意識障害など**随伴症状**とともに，必ず血圧の左右差を確認します．

### ●脈拍の左右差への対応

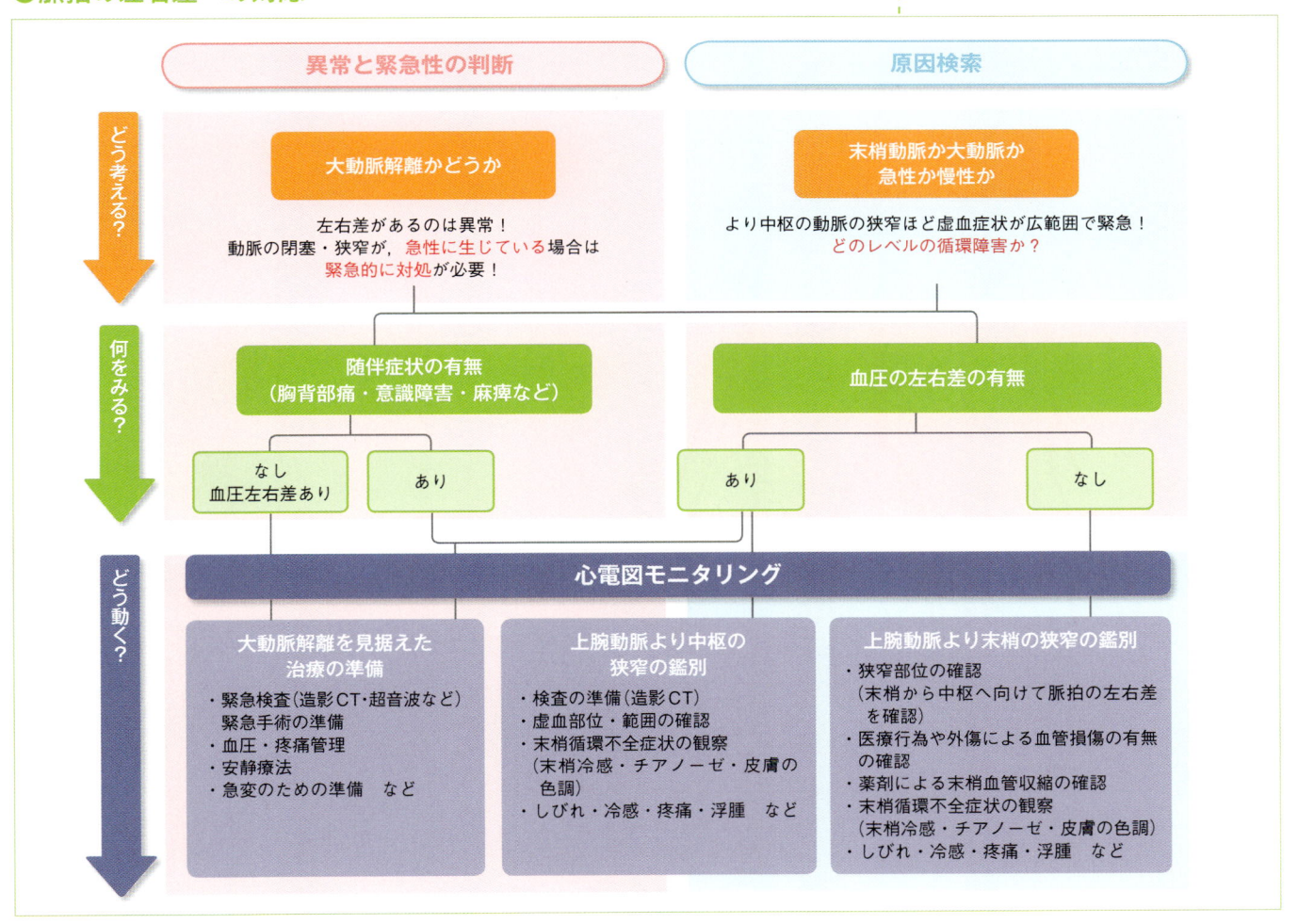

**異常と緊急性の判断**

どう考える？
- 大動脈解離かどうか
  - 左右差があるのは異常！
  - 動脈の閉塞・狭窄が，**急性に生じている**場合は**緊急的に対処**が必要！

何をみる？
- 随伴症状の有無（胸背部痛・意識障害・麻痺など）
  - なし：血圧左右差あり
  - あり

**原因検索**

- 末梢動脈か大動脈か 急性か慢性か
  - より中枢の動脈の狭窄ほど虚血症状が広範囲で緊急！
  - どのレベルの循環障害か？

- 血圧の左右差の有無
  - あり
  - なし

**心電図モニタリング**

どう動く？

大動脈解離を見据えた治療の準備
- 緊急検査（造影CT・超音波など）緊急手術の準備
- 血圧・疼痛管理
- 安静療法
- 急変のための準備 など

上腕動脈より中枢の狭窄の鑑別
- 検査の準備（造影CT）
- 虚血部位・範囲の確認
- 末梢循環不全症状の観察（末梢冷感・チアノーゼ・皮膚の色調）
- しびれ・冷感・疼痛・浮腫 など

上腕動脈より末梢の狭窄の鑑別
- 狭窄部位の確認（末梢から中枢へ向けて脈拍の左右差を確認）
- 医療行為や外傷による血管損傷の有無の確認
- 薬剤による末梢血管収縮の確認
- 末梢循環不全症状の観察（末梢冷感・チアノーゼ・皮膚の色調）
- しびれ・冷感・疼痛・浮腫 など

大動脈解離では胸背部の激痛があることが多いのですが，無症候性の大動脈解離もあるため注意が必要です．末梢動脈については，血管カテーテル検査などの医療行為後や，循環作動薬の使用中に生じることもあるので，そのような患者さんではとくに注意します．

　四肢に左右差を発見したら，末梢から中枢にかけて左右差を確認していき，脈拍が減弱または消失しているポイントがあれば確認しておきます．病変部位から末梢の組織は血流が減少するために，チアノーゼや冷感，浮腫などの血流障害の症状が生じるだけでなく，進行すると組織の壊死にいたることもあるので注意深く観察します．血圧の左右差が開大したり，虚血症状が増強する場合は，狭窄が進行していると考えられます（表2，図15，16）．緊急性が高いため早急な対応が必要です．

表2　動脈狭窄・閉塞の原因

| | |
|---|---|
| 急性 | 動脈塞栓症<br>大動脈解離・大動脈瘤<br>外傷（骨折・挫創など）<br>医療行為　など |
| 慢性 | 閉塞性動脈硬化症<br>閉塞性血栓血管炎<br>大動脈炎症症候群　など |

図15　動脈狭窄疾患とそれぞれの症状

- 鎖骨下動脈狭窄症　subclavian artery stenosis
  脳虚血症状（めまい），腕のだるさ，脳梗塞
- 頸動脈狭窄症　carotid artery stenosis：CAS
  脳虚血症状，脳梗塞
- 心タンポナーデ
  脳梗塞，脊髄梗塞，腎梗塞
- 大動脈解離　aortic dissection：AD
- 閉塞性動脈硬化　arteriosclerosis obliterans：ASO
  跛行（足のだるさ，痛み，冷感），難治性潰瘍，足壊疽
- 腎動脈狭窄症　renal artery stenosis：ARAS
  高血圧，腎機能低下

〈動脈の構造〉

内膜／中膜／外膜

大動脈壁の内膜の亀裂から血液が大動脈壁内部に流入し，血管が真腔と偽腔（解離腔）の2層構造になった状態．偽腔が真腔を圧迫し血流障害が生じる

〈大動脈解離〉

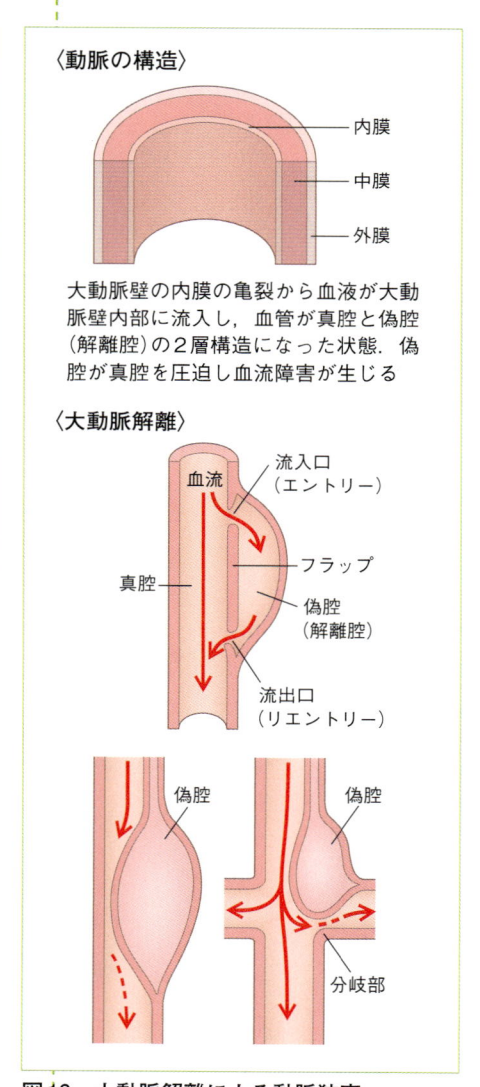

血流／流入口（エントリー）／真腔／フラップ／偽腔（解離腔）／流出口（リエントリー）／偽腔／分岐部

図16　大動脈解離による動脈狭窄

第2章 脈拍
事例

事例 実習で受け持つかも！

# 脈拍測定から危険を察知できた例

　ここまで学んできた知識をもとに，臨床でよく遭遇する場面において，どのようにとらえ，どのように対応していったらよいのかを考えていきましょう．

| 事例 | Bさん，72歳，女性 |
| 診断名 | 胃がん |
| 既往歴 | 高血圧症（内服あり） |
| 経過 | Bさんは胃がんで胃全摘術後10日目です．既往に高血圧症がありますが，内服薬でコントロールができています．術後は食欲がなく，食後，腹部の張りと冷汗が生じることが多く，食事は毎回7割程度の摂取です．Bさんは独居で，食事への不安が強く，実習では退院指導を中心に行っています．術後初めてのシャワー浴後，更衣を終えたときに「退院後のことを考えていたら，ドキドキしてきた」という訴えがありました．シャワー浴前は，脈拍68回/分，血圧136/72mmHgで普段と変わりありませんでした． |

ドキドキしてきました…

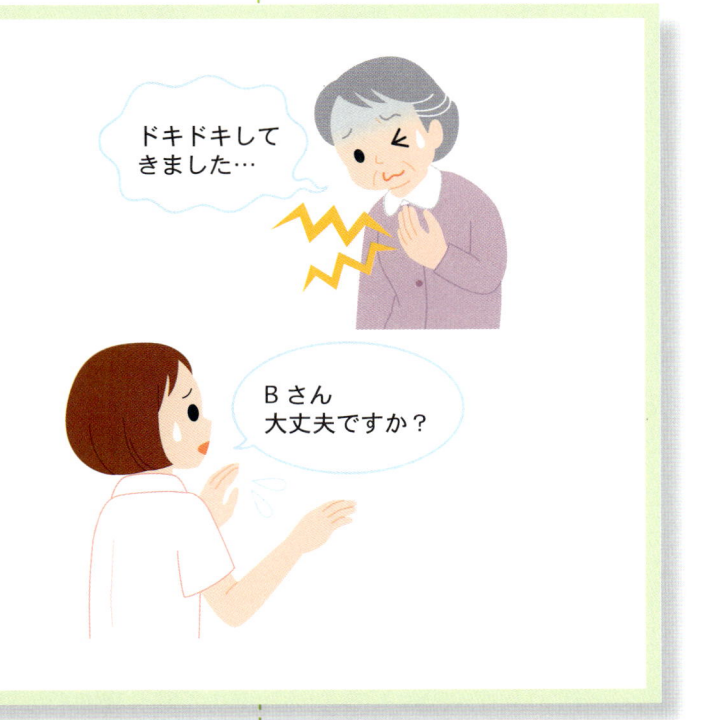

Bさん 大丈夫ですか？

　図17に「治療の遅れと病状の悪化につながるパターン」と「すみやかな治療・ケアの開始につながるパターン」の2つを示しました．
　この2つのパターンでは何が違うのでしょうか．

基礎と臨床がつながるバイタルサイン

## 異常の察知と脈拍測定の必要性の判断

**左パターン：**
「不安が強いためにドキドキしている」ととらえ、病室に戻りもう一度パンフレットを用いて退院指導をする
→病室に戻る途中に座り込んでしまう

**右パターン：**
「動悸」ととらえ、脈拍が気になり橈骨動脈を触知する
→触れづらく、明らかに脈が速い

## 異常と緊急性の判断

**左パターン：**
「シャワー浴の負荷のための心拍数の上昇」ととらえ、浴室の椅子でしばらく休ませる
→しばらく経ってもドキドキ感は変わらない

**右パターン：**
「普段、歩行中でも脈拍は70回/分なのにおかしい」ととらえ、注意深く脈拍を観察する
→脈拍数は138回/分、リズムが不整で脈の大きさもバラバラで触知が弱い

## 原因検索と対処方法の選択

**左パターン：**
不整脈を発症したので、心電図をとる必要があると判断し、Aさんと一緒に慌てて病室まで戻る
→途中でAさんは座り込んでしまう

**右パターン：**
不整脈を発症し、頻脈で血圧も下がっている可能性も考えられるため、歩行は危険と判断し、車椅子で病室に戻り、経過を看護師に報告するとともに、バイタルサインを測定する
→心電図にて心房細動の診断がつき、治療が開始される

**治療の遅れと病状の悪化** ／ **すみやかな治療・ケアの開始**

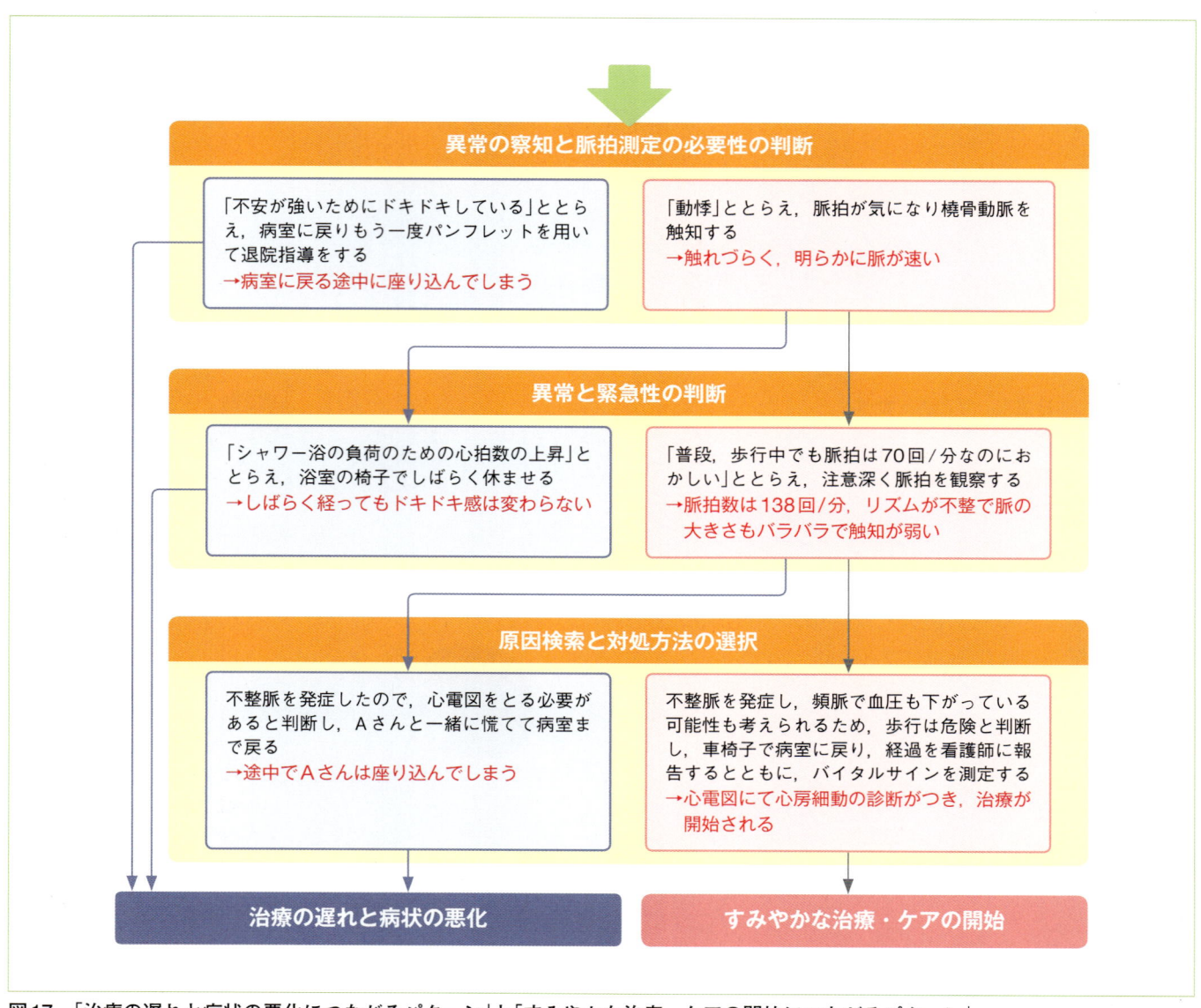

図17 「治療の遅れと症状の悪化につながるパターン」と「すみやかな治療・ケアの開始につながるパターン」

### ■観察のポイント　まず、どう考える？

- 先入観や既存の情報だけから結論づけない
- 身体状況を詳細に観察し、評価する
- 測定結果に加え、さらに追加で必要な情報は何かを考える

　2つのパターンを比較すると、第一に「異常の察知」と「脈拍測定の必要性」の判断での違いがあります．

まず，患者さんの【「退院後のことを考えていたら，ドキドキしてきた」】という主観的情報の評価に違いがみられます．すでに自分の中に持っていた【Bさんは不安が強い】という情報，【患者さん自身が「ドキドキ」の原因について「退院のこと」ととらえている】という情報から【不安による精神的なドキドキ】と結論づけてしまっているために，身体状況は詳細に評価されることなく，治療の遅れと病状の悪化につながっています．

一方，【シャワーの負荷のための頻脈の可能性】まで考慮できた場合，脈拍測定の実施につながっています．情報からは【食事摂取量の減少による脱水の可能性】【食後のダンピング症状による循環動態の変化の可能性】も読み取れ，【水分摂取状況】や【シャワー浴は食後何時間たってからだったのか】という情報が追加で必要と考えることができます．

先入観や既存の情報にとらわれずに，あらゆる可能性も考えるようにしましょう．

## アセスメントのポイント

- その患者さんの普段の脈拍の推移と比較する
- その患者さんにとっての脈拍所見の意味を考える

次に，異常と緊急性の判断に違いがあります．その患者さんにとっての脈拍所見の意味を考慮しましょう．せっかく脈拍を観察し【橈骨動脈が触れにくく，明らかに脈が速い】ことを確認しましたが，【シャワー浴の負荷がかかったから妥当】と考えた時点で治療の遅れと病状の悪化につながっています．

一方，脈拍の評価をする際，Bさんの普段の脈拍の推移と比較して，シャワー浴後のBさんの脈拍の速さが【シャワー浴の負荷にしては脈拍が上昇し過ぎ，おかしい】と異常をとらえられた場合，注意深く脈拍を測定する行動につながっています．これによって，適切な治療につながる【脈拍は138回/分，リズムが不整で，脈の大きさもバラバラ】という重要な情報を得ています．

## 対応のポイント

- 脈拍所見が示す循環動態のリスクを理解する
- 循環動態のリスクを悪化させず，運動負荷の少ない対応を行う

最後に，原因検索と対処法の選択おける違いをみてみましょう．頻脈性の不整脈であることをとらえて【心電図をとる必要がある】というと判断しているところまではよいのですが，【Bさんとともに慌てて病室まで歩いて帰る】という対応がいけません．

このような対応は【脈拍は138回/分，リズムが不整で，脈の大きさもバラバラ】

### ● ダンピング症状

早期ダンピング症候群は，食事中ないし食後30分以内に動悸，冷汗，顔面紅潮，腹痛，下痢などが出現するもので，胃切除による胃容積の減少と幽門機能の喪失のため，食物が胃内に停滞せず，一気に小腸へ流れ込むために起こります．

一方，晩期ダンピング症候群（食後低血糖症）では，食後2時間以降に冷汗，脱力感，めまい，心悸亢進などの低血糖発作に類似した症状が出現し，重症例では痙攣や意識障害を呈します．これは食後に糖質が急速に吸収され，一過性の高血糖となり，これに反応してインスリンが過剰に分泌され，急激に血糖値が低下するために起こります．

であるという脈拍所見が，どのような循環動態を示していて，さらに，このような循環動態が生体になぜいけないのかを理解できていないために生じます．

　普段，歩行中で脈拍70回/分の人が【脈拍138回/分】ということはかなりの上昇であり，血圧が低下している可能性が考えられます．さらに，心筋酸素需給の不均衡から心筋虚血や心不全を起こしやすい状況といえます．

　これ以上の運動負荷を加えないように車椅子で病室に帰る行動が，すみやかな治療ケアの開始を導く対処といえます．脈拍所見が示す循環動態のリスクを考慮しましょう．

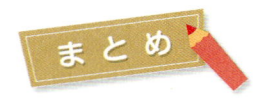

## まとめ

　情報のとらえかた，対処のしかたによって患者さんの転帰を変えてしまう可能性がある事例を紹介しました．脈拍測定で得た情報から隠れたリスクを推測し，追加情報を収集していけるかどうかが重要です．

　目の前の情報から異常を察知すること，追加すべき情報は何なのか判断することは，脈拍のメカニズム等の基礎知識を基盤にして可能になります．今一度確認しておきましょう．

引用・参考文献
1) Bicley LS，福井次矢ほか監：ベイツ診察法，第9版．メディカル・サイエンス・インターナショナル，2008．
2) 宮城征四郎監：病態を見抜き，診断できる！バイタルサインからの臨床診断−豊富な症例演習で実践力が身につく．p.19〜32，羊土社，2011．
3) 宮城征四郎：生命徴候の臨床的意義．呼吸，28(10)：1051〜1053，2009．
4) 日野原重明編：フィジカルアセスメント−ナースに必要な診断の知識と技術 第4版．医学書院，2010．
5) 日野原重明：刷新してほしいナースのバイタルサイン技法．p.28〜43，日本看護協会出版会，2002．

第3章

# 体　温

- 基礎 のバイタルサイン
  ## 体温測定って何ですか？

- 臨床 のバイタルサイン
  ## 臨床実践における体温測定

- 事例
  ## 体温測定から危険を察知できた例

# 基礎のバイタルサイン

## 体温測定って何ですか？

### 1 体温とは？

　体温とは，**身体内部の温度**のことです．心臓や脳などの身体の深部の温度をさし，生理学的には，心臓から出てすぐの大動脈の血液の温度を意味します．

　しかし実際には，身体内部の温度を測ることはむずかしいため，より身体内部に近い温度が得られ，測定しやすい**腋窩，口腔，直腸，鼓膜**などの部位の温度を測定し，身体内部の温度として用いられます（**図1**）．

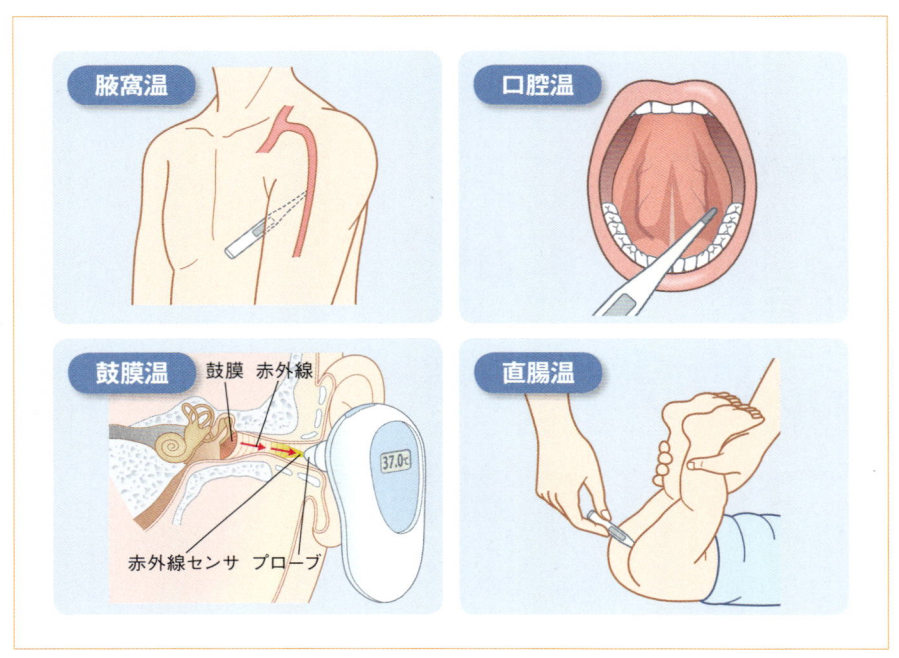

図1　体温を測定しやすい部位

## 2 体温測定から何がわかるの？

看護師は日々，患者さんの体温を測定し，アセスメントをしていきます．
体温を測定することによって，発熱の有無や病気の経過，治療効果を知ることができます．

### ●異常の早期発見，早期治療・ケア

普段の検温から，患者さんの平常の体温を把握することで，体温の変動がすぐにわかるため，早期に異常を発見できます．たとえば，発熱していたり，逆に低体温といった体温異常を早期に発見することで，ただちに治療やケアができます．

### ●病態の把握

体温の変動は，呼吸や脈拍などほかのバイタルサインにも大きく影響します．体温の異常とあわせてこれらを観察することで，いま患者さんに何が起こっているのかを把握できるのはもちろん，急変を防ぐこともできます．

### ●薬剤の評価

発熱に対して処方された解熱薬や抗生物質などがきちんと効果がでているかを確認するためにも体温測定は重要です．
また，服用している薬剤の副作用による薬剤熱の有無についても確認できます．

### ●熱型の把握と経時的変化に合わせた体温管理

発熱の経過は，疾患によって特徴的なパターンを示すことがあります．こうした熱型のパターンから疾患を読み取ることができる場合もあります．
また，発熱の経過と状態を把握することで，その状態にあわせた体温管理を行うことができます．

# 3 体温調節のしくみ

熱の産生は，摂取した栄養素の代謝によって行われます．栄養素が体内で燃焼され，熱量を産生します．骨格筋の産生量も多く，運動によって大量の熱が産生されます．

体温は，この産生された熱を体外に放散することで，一定の温度に維持されています．この物理的な熱放散は，「輻射」「蒸発」があります．

輻射とは，「熱が赤外線として放散される」現象のことをいいます．つまり「違う場所にある物体が異なる温度であった場合，高い温度から低い温度へと熱が移動する」ということです．

また，水1gが蒸発するときには，約0.58Kcalの気化熱が奪われます．身体から気化熱を奪い，熱放散を行うしくみには，「不感蒸泄」と「発汗」があります（図2）．

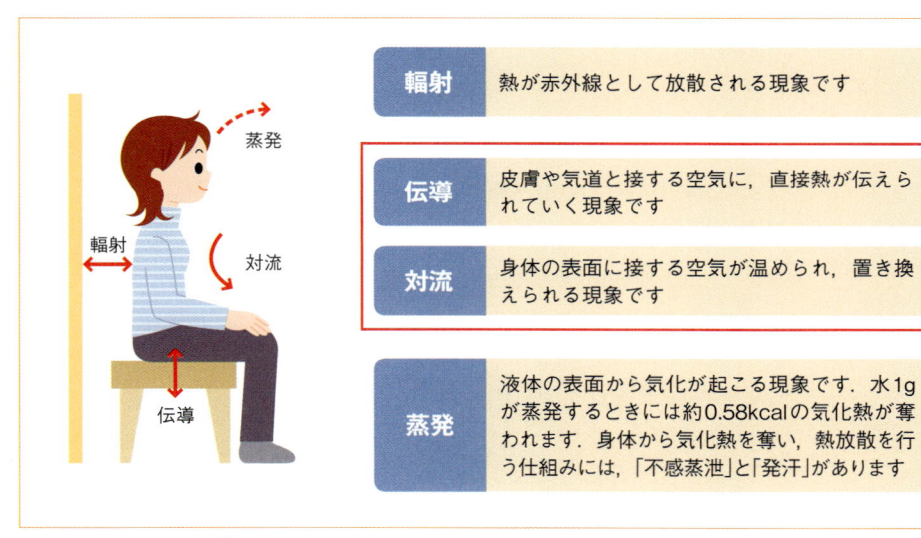

| | |
|---|---|
| 輻射 | 熱が赤外線として放散される現象です |
| 伝導 | 皮膚や気道と接する空気に，直接熱が伝えられていく現象です |
| 対流 | 身体の表面に接する空気が温められ，置き換えられる現象です |
| 蒸発 | 液体の表面から気化が起こる現象です．水1gが蒸発するときには約0.58kcalの気化熱が奪われます．身体から気化熱を奪い，熱放散を行う仕組みには，「不感蒸泄」と「発汗」があります |

図2 物理的な熱放散

「伝導」と「対流」は関連しており，①椅子や冷・温罨法などの物体への伝導，②空気への伝導があります．
①は，熱放散全体の3％程度なのに対して，②は15％程度あります．

不感蒸泄とは，広義には皮膚表面および呼吸気道からの，狭義には皮膚表面のみからの水分の拡散をいいます．いずれの場合も発汗による水分の損失は含みません．
発散されることが自分では感知できないため，不感蒸泄とよばれます．

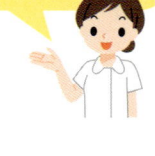

一般的に不感蒸泄は，15×体重（kg）＋200×（体温－36.8℃）で求められます．

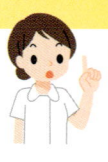

第3章 体温
基礎のバイタルサイン

## 1 発熱のしくみ，熱産生と熱放散のバランス

このような熱産生と熱放散のバランスを調整は，視床下部にある体温調節中枢が，自律神経系・内分泌系・体性心系を介して行っています（図3）.

> セットポイントは，通常，37℃にセットされています．

**発熱のしくみ**

- 機械的刺激
  ・脳腫瘍 など
- 化学的刺激
  ・毒素 など
  ↓
  白血球増加
  ↓
  内因性発熱物質産生
  ↓
  プロスタグランジンE産生
  ↓
  解熱薬
  （アスピリン，NSAIDs）

体温調節中枢（視床下部）→ 発熱

**熱産生と熱放散のバランス**

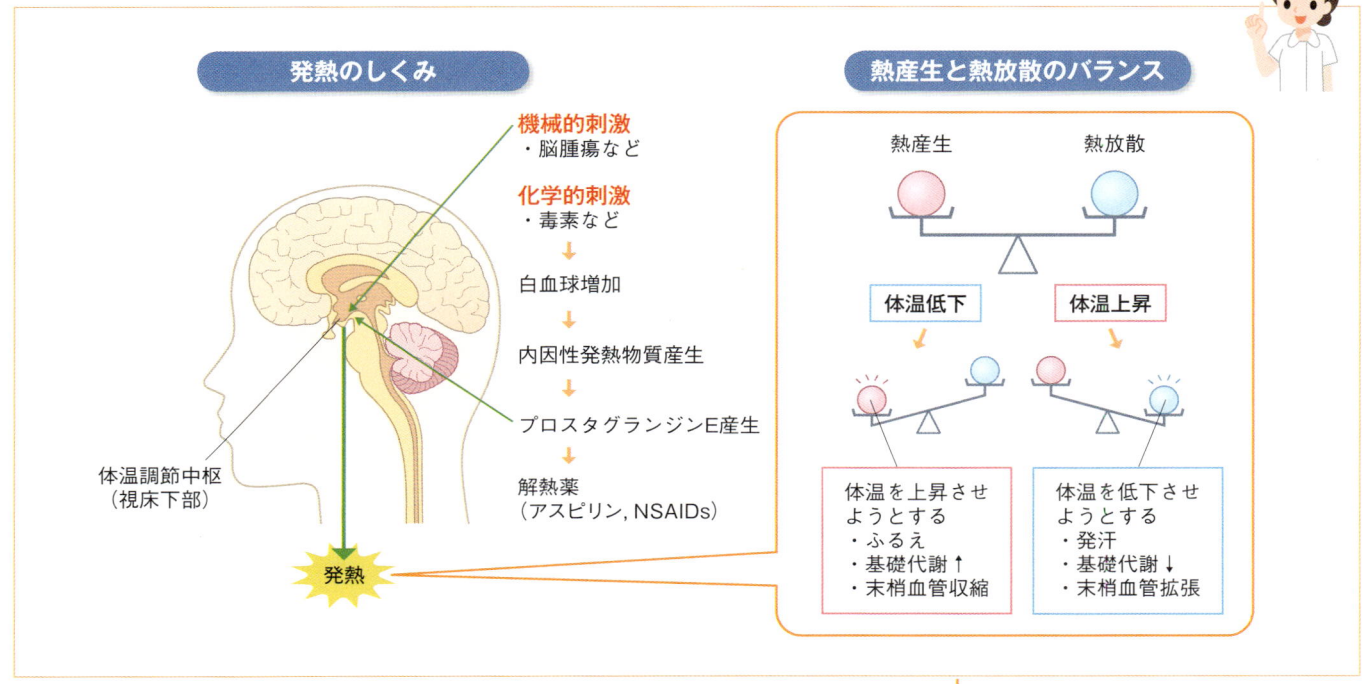

熱産生　熱放散

体温低下　体温上昇

体温を上昇させようとする
・ふるえ
・基礎代謝↑
・末梢血管収縮

体温を低下させようとする
・発汗
・基礎代謝↓
・末梢血管拡張

図3　発熱のしくみと熱産生と熱放散のバランス

体温調節中枢の神経には，一定の基準値（セットポイントといい，通常は37℃にセットされている）が設定されていて，この温度と生体内外の温度差を検出し，定められた値に戻すような働きをしています．

発熱とは，発熱物質により正常以上の体温に上昇することをいいます．細菌の破壊による毒素や脳腫瘍など生体組織の破壊によって生じる発熱物質を「外因性発熱物質」といい，外因性発熱物質が，マクロファージや好中球に働くと「内因性発熱物質（サイトカイン）」が産生されます．

この発熱物質はプロスタグランジンEを産生し，視床下部にある体温調節中枢に作用し，セットポイントの上昇を起こします．

体温調節中枢のセットポイントが突然高く設定されると，そのレベルにまで体温を上げるために，筋肉の震え，皮膚血管の収縮などの「熱産生のシステム」を働かせて，熱放散を防ぎます．

セットポイントが正常に戻る際は，そのレベルまでに体温を下げるため，発汗，皮膚血管の拡張など，「熱放散のシステム」を働かせるのです．

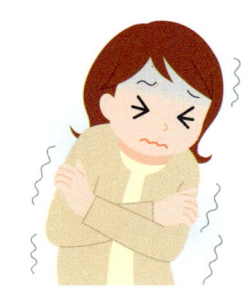

**熱産性**
筋肉のふるえ，皮膚血管の収縮など

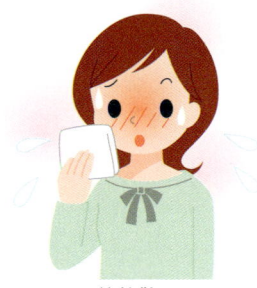

**熱放散**
発汗，皮膚血管の拡張など

# 4 体温測定の基本手順

## 1 体温分布

体温は身体の部位ごとに異なります．体温は，身体内部の温度「**核心温（中枢温）**」と外気にさらされた身体表面の温度「**外殻温（表面温）**」に区別されます（**図4**）．

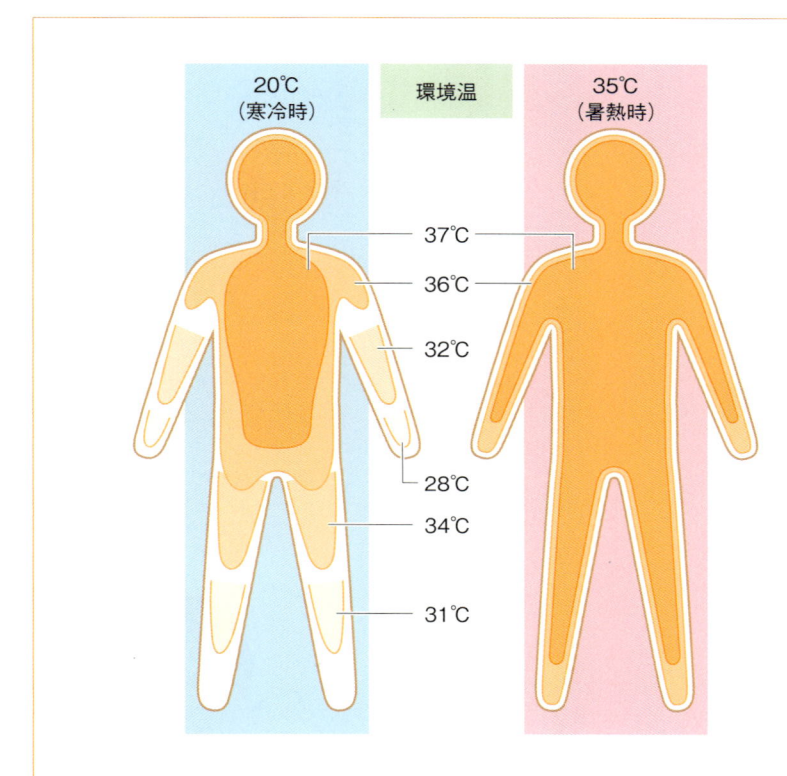

**核心温**
- 体幹部の深部体温
- 環境に左右されず，約37℃に保たれるように調節されている
- 一般に，鼓膜温，肺動脈温，直腸温，膀胱温が核心温の代用として測定される

**外殻温**
- 体の外側の温度
- 核心温を維持するため，周囲の温度変化に左右される
- 体温は核心温が37℃前後に保たれていることが重要

図4 核心温と外殻温

> 体温は核心温が37℃前後に保たれていることが重要です．

核心温とは，体幹部の深部体温のことで，環境に左右されず，約37℃に保たれるように調節されています．一般に，鼓膜温，肺動脈温，直腸温，膀胱温が核心温の代用として測定されます．

外殻温とは，体の外側の温度のことで，核心温を維持するため，周囲の温度変化に左右されます．

## 2 体温測定，まずはこれをマスター！

体温は，腋窩，口腔，鼓膜で測定することができます．しかし，外気に接する皮膚表面は，季節や環境などの外気温の影響を受けます．したがって，体温を測定する場合は，**外気の影響を受けにくい場所や方法を考慮**する必要があります．

## 第3章 体温
基礎のバイタルサイン

また，安静時，同時刻，同一部位での測定が望ましく，測定部位は，**患者さんの年齢や疾患なども考慮**して選択します．一般的には，苦痛が少なく，最も測定しやすい部位である腋窩で体温測定を行います．（**図1，表1**）．

### 表1 体温の測定部位とその特徴・注意事項

| 測定部位・測定方法・測定時間 | | 特徴 | 注意事項 | 適応外 |
|---|---|---|---|---|
| 腋窩 | ●上腕二頭筋，上腕三頭筋，広背筋，大胸筋に囲まれた部分<br>●腋窩動脈にあたるように下から上へ，体軸より約45°の角度で体温計を挿入する<br>●測定中は，脇をしっかり閉じる<br>●実測式：5分間<br>●予測式：1～2分間<br>●水銀体温計：10分間 | ●苦痛が少なく，一般的に測定される | ●発汗している場合は乾いたタオルで拭く<br>●あらかじめ腋窩を閉じたままにしておく<br>　! 発汗があると気化熱が発生し，体温低下につながるためです！ | ●炎症や疼痛，麻痺側，乳房切除術直後の患側<br>　! 麻痺側は血液循環が悪く，正確な測定ができないためです！ |
| 口腔 | ●舌と口腔底で形成される粘膜腔の温度<br>●舌小帯を避け，舌下中央部付近に体温計を挿入する<br>●3～5分間 | ●主に，基礎体温測定に使用する<br>●口を閉じることができ，痩せている人が適している | ●測定10分前に冷たい物や熱い物を摂取しない<br>●測定中に体温計をかまないように指導する<br>　! 口腔内は，食事の影響を受けやすいためです！ | ●精神障害がある場合<br>●乳幼児<br>●鼻腔疾患，口腔疾患がある場合<br>●激しい咳嗽，呼吸困難がある，口を閉じることができない場合 |
| 鼓膜 | ●鼓膜のうしろに位置する内頚動脈の温度を反映<br>●耳を後方の斜め上に引っ張り，外耳道をまっすぐにして測定する<br>●1秒間<br>　! 外耳道は，S状に少し曲がっているため，角度や密着度で温度差が出てしまうためです！ | ●外部環境の影響を受けにくく，測定が簡便<br>●耳から放出される赤外線の量をもとに体温を測定 | ●測定前に，耳垢を除去しておく<br>●挿入の位置や深さによって測定値が変わることがある | ●耳炎など耳に疾患がある場合 |
| 直腸 | ●直腸内の温度（もっとも体腔温度に近い）<br>●潤滑油を体温計につけて，ゆっくり肛門に挿入する<br>●体温計を挿入する長さは，肛門から5～6cm（成人），1～2cm（乳幼児）<br>●3分間以上 | ●新生児や乳児に使用<br>●羞恥心や不快感を伴う | ●便や排ガスはあらかじめ排出してもらう<br>●プライバシーを保護する環境を整える<br>●粘膜損傷に注意し，体温計を深く挿入しない | ●消化器疾患や肛門周囲疾患がある場合<br>●下痢時<br>●浣腸後15分以内の場合 |

温度 低 ――――――――――――――――――――――――――― 温度 高

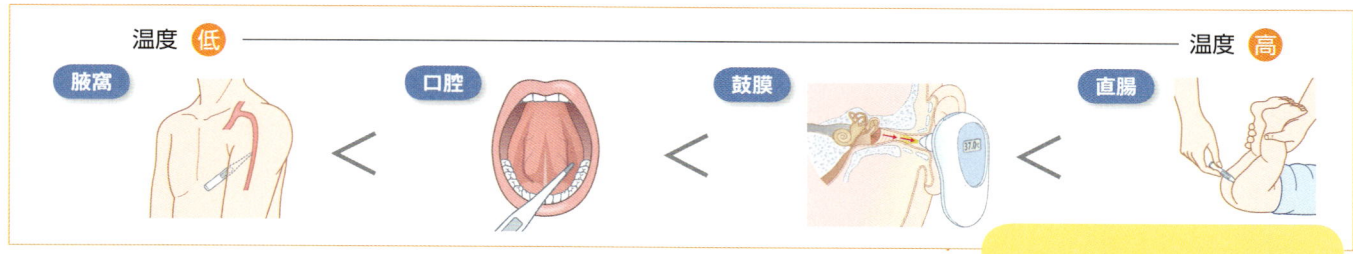

腋窩 < 口腔 < 鼓膜 < 直腸

> それぞれの温度は，腋窩＜口腔＜鼓膜＜直腸の順に高くなります

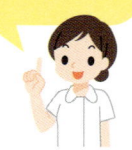

## 3 特殊な体温測定法（図5）

### ●皮膚温

皮膚赤外線体温計を使うことで人体表面の皮膚に接触することなく，外殻温（皮膚温）を測定できます．3秒で測定でき，直接検温部に触れることがなく感染対策としても有用で，救急などで使用します．

### ●膀胱温

温度センサー付フォーリーカテーテルは，体温測定以外の目的を兼ね備え，膀胱温は血液温を反映し，尿量が保たれていれば中枢温としての信頼性が高く，直腸温と同様に救急や手術室，集中治療室での体温管理に使用します．

### ●核心温

肺動脈温は，核心温を知るうえで最適な部位であり，心臓外科手術の際に心臓の血液温度測定のために使用します．集中治療室では，体温管理以外に循環管理や心機能の評価として肺動脈カテーテルを用います．

〈皮膚赤外線体温計〉　〈温計センサー付フォーリーカテーテル〉　〈肺動脈カテーテル〉

図5　特殊な体温測定のためのデバイス

# 5 体温測定の評価

## 1 体温の生理的変動を知ろう！

まず知っておかなくてはいけないのは，**体温は，外部環境や食事・入浴，年齢差，個人差，性差，日内差，行動差など個人の状態によっても変動し，35〜37℃台までの開きがある**ということです（**表2**）.

> 患者さんの日々の体温や症状，影響要因などを十分アセスメントします．

**表2　体温の生理的変動**

| 年齢差 | 個人差 | 性差 | 日内差 | 行動差 |
|---|---|---|---|---|
| ●成人ではそれほど差はない<br>●高齢者は皮膚組織の循環の低下，腋窩のくぼみにより腋窩温が低い<br>●新生児の体温は外気温に影響されやすく，体温は37℃以上<br>●10歳ごろまでは体温調節機能が未熟 | ●自律神経の働きの乱れによる体温の変動<br>●内分泌機能の変動による体温の変動 | ●基礎代謝の差による変動　筋肉量の多い男性のほうが一般的に体温が高い<br>●女性は排卵周期に伴って変動　排卵前：低温期　排卵後：高温期（0.33℃の差） | ●早朝の体温がもっとも低い<br>●夕方にかけて高温になる<br>●日内差1℃未満 | ●運動後：体温上昇<br>●食　後：体温上昇<br>●入浴後：体温下降<br>●睡　眠：体温下降 |

したがって，体温測定の前に，患者さんの平常温（平熱），前回の体温測定の結果や経時的変化，随伴症状などを調べておく必要があります．

測定結果を正常と判断するには，患者さんの平常温や環境条件など測定値への影響要因の関与をふまえたうえで，測定した値が患者さんの平常温と同じような値（差が1℃未満）が得られ，ほかの全身状態が安定しているか，などをあわせて観察することが重要です．

**平常温より1℃以上高かった場合を発熱**といいます．一般に発熱は，**微熱（37〜38℃未満），中等熱（38〜39℃未満），高熱（39℃以上）**に分けられます．平常温より少し低い35℃前後を低体温といい，重症度により，軽度低体温：32〜35℃，中等度低体温：28〜32℃，高度低体温：28℃未満に分類されます．

高齢者では，新陳代謝の低下により平常温が36℃以下の人もおり，37℃台の発熱は中等熱に相当します．このように個々の患者さんの平常温と比較し，その人にとって異常であるかどうかを判断することが必要となります．

体温測定の結果から治療の効果を評価することができます．**体温の経過（熱型）をみることは，治療の診断にも有用**です．治療後は，数日以内に平常温に戻り，平常

> 体温に異常がみられた場合は，測定値への影響要因がないことを確認する必要があります．

温の持続は，治療の重要な効果判定となります．
　学生でも，受け持ち患者さんの発熱が軽快し，随伴症状が消失，バイタルサインの安定から，治療の効果を評価することができます．

## 6 体温の異常とは？

　体温の異常が生理的変動でないとすると，何らかの原因で体温調節のバランスが崩れていると考えられます（**表3**）．

　体温調節のバランスが崩れると，高体温（発熱・うつ熱）や低体温といった異常が出現します（**図6**）．

**表3　発熱の原因**

| 感染症 | 細菌，ウイルス，真菌など |
|---|---|
| 非感染性疾患 | 悪性腫瘍 |
| | 自己免疫疾患，アレルギー疾患<br>　全身性エリテマトーデス，成人スティル病など |
| | 副作用<br>　薬剤や輸血など |
| | 中枢性<br>　頭蓋内圧亢進（脳腫瘍，頭蓋内出血など） |

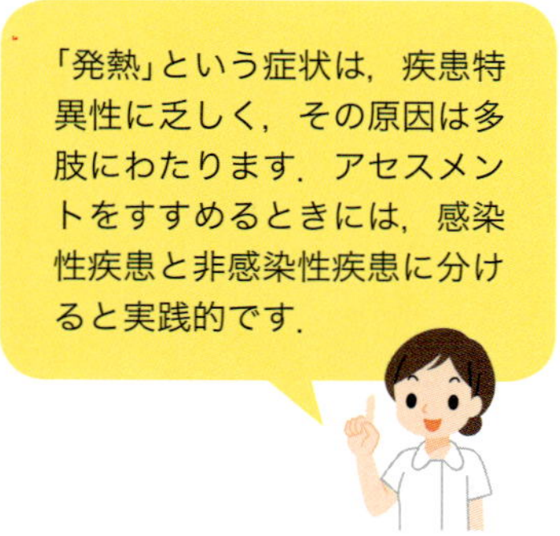

「発熱」という症状は，疾患特異性に乏しく，その原因は多肢にわたります．アセスメントをすすめるときには，感染性疾患と非感染性疾患に分けると実践的です．

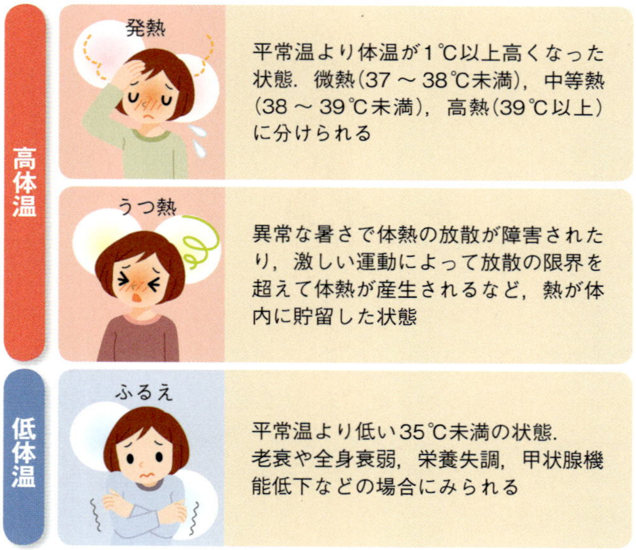

| | | |
|---|---|---|
| 高体温 | 発熱 | 平常温より体温が1℃以上高くなった状態．微熱（37〜38℃未満），中等熱（38〜39℃未満），高熱（39℃以上）に分けられる |
| | うつ熱 | 異常な暑さで体熱の放散が障害されたり，激しい運動によって放散の限界を超えて体熱が産生されるなど，熱が体内に貯留した状態 |
| 低体温 | ふるえ | 平常温より低い35℃未満の状態．老衰や全身衰弱，栄養失調，甲状腺機能低下などの場合にみられる |

図6　高体温と低体温

## 1 高体温とは？

発熱は，体温調節中枢のセットポイントが何らかの原因により高く設定された場合に起こります（**表4**）．

細菌の毒素やウイルスなどの外因性発熱物質が内因性発熱物質を産生し，そしてプロスタグランジンEの産生を促すことで，発熱を起こします．

うつ熱とは，異常な暑さで体熱の放散が障害されたり，激しい運動によって放散の限界を超えて体熱が産生されるなど，熱が体内に貯留した状態をいいます．

高体温により代謝亢進し，アドレナリンが分泌され，呼吸数・心拍数の増加，発汗に伴う脱水や循環血液量の低下が起こり，循環動態への影響が生じます（**図7**）．

### ● プロスタグランジン

ヒトおよび動物の各臓器に分布し，さまざまな生理活性を示す脂溶性・酸性の物質．ヒトではとくに精液，子宮内膜，甲状腺，副腎皮質などに多く分布します．

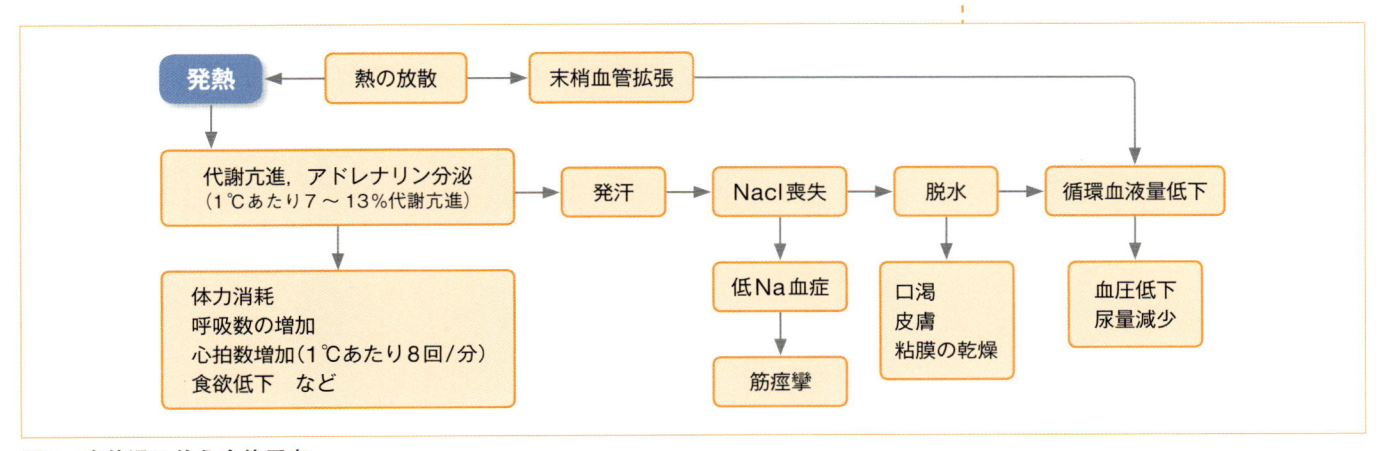

**表4 高体温の原因**

| | | |
|---|---|---|
| 感染症 | 全身性：敗血症，感染性心内膜炎 | |
| | 呼吸器系：気管支炎，肺炎，咽頭炎，扁桃炎 | |
| | 尿路感染：尿路感染症 | |
| | 消化器系：急性胃腸炎，胆管炎，食中毒 | |
| | 中枢性：細菌性髄膜炎 | |
| | 生殖器系：腟炎 | |
| | 発疹：突発性発疹，麻疹，風疹，川崎病 | |
| 非感染症 | 悪性腫瘍：がん，白血病 | |
| | 膠原病・自己免疫疾患：全身性エリテマトーデス，リウマチ熱 | |
| | アレルギー：薬剤アレルギー | |
| | 内分泌疾患：甲状腺機能亢進症，褐色細胞腫 | |
| | 中枢性神経疾患：脳梗塞，脳出血 | |
| | 副作用：薬物 | |
| | 心因性：ストレス，神経症，ヒステリー | |
| うつ熱 | 熱中症 | |

**図7 高体温に伴う生体反応**

発熱 ← 熱の放散 ← 末梢血管拡張

発熱 → 代謝亢進，アドレナリン分泌（1℃あたり7〜13％代謝亢進）→ 発汗 → NaCl喪失 → 脱水 → 循環血液量低下

代謝亢進，アドレナリン分泌 → 体力消耗，呼吸数の増加，心拍数増加（1℃あたり8回/分），食欲低下　など

NaCl喪失 → 低Na血症 → 筋痙攣

脱水 → 口渇，皮膚粘膜の乾燥

循環血液量低下 → 血圧低下，尿量減少

山勢博彰編著：腎・代謝機能にかかわるクリティカルケア看護．クリティカルケア看護のQ&A，p.130，医学書院，2006，より引用

## 2 低体温とは？

低体温は，平常温より低い35℃未満の場合をいいます．老衰や全身衰弱，栄養失調，甲状腺機能低下などの場合にみられます（表5）．

低体温により呼吸・心拍数の低下，さらに循環血液量の低下，末梢循環不全におちいり，各重要臓器にさまざまな影響を与えます（図8）．

**表5　低体温の原因**

| 低体温 | 栄養状態の悪化，甲状腺機能低下症，副腎機能低下症 |
|---|---|
| | 寒冷環境曝露：溺水，雪山遭難 |
| | 外傷：頭部外傷，脊髄損傷 |
| | 低血糖症，糖尿病性昏睡 |
| | 脳血管障害 |

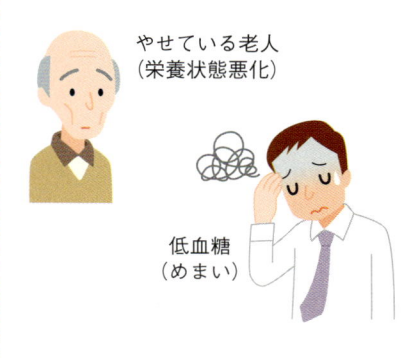

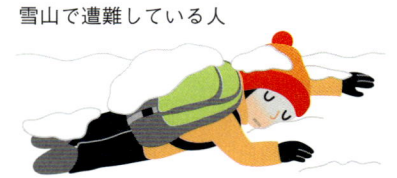

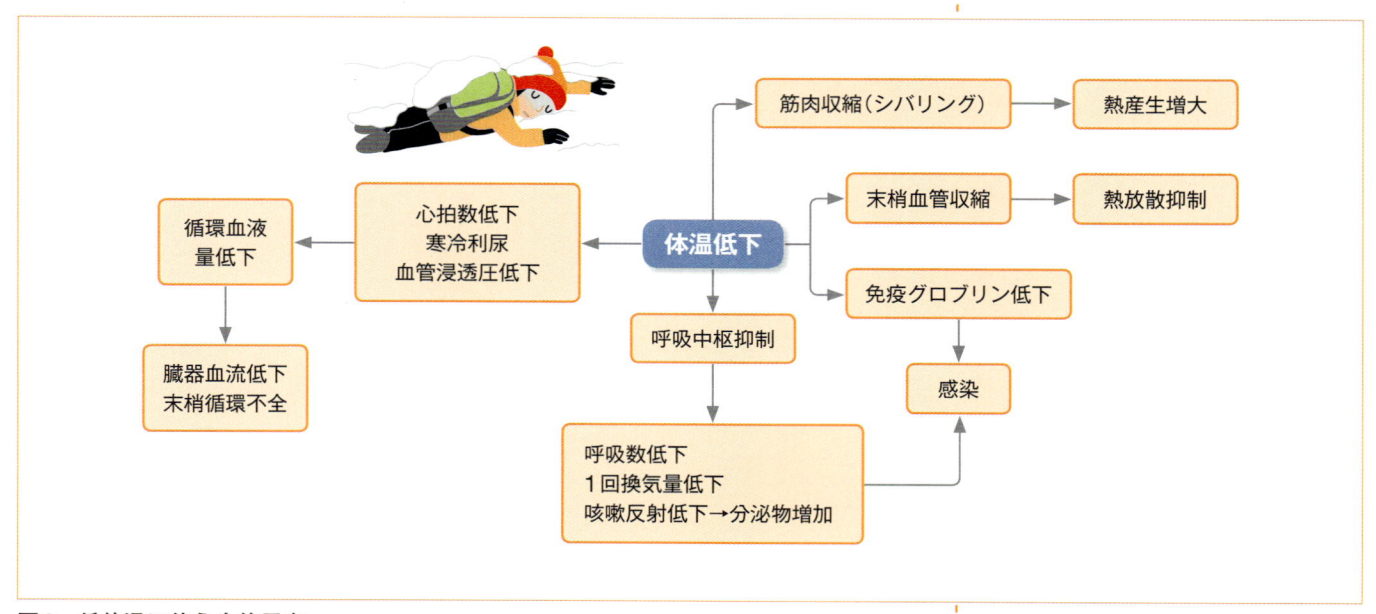

**図8　低体温に伴う生体反応**
山勢博彰編著：腎・代謝機能にかかわるクリティカルケア看護．クリティカルケア看護のQ&A．p.131，医学書院，2006．より引用

# 臨床のバイタルサイン

第3章 体温
臨床のバイタルサイン

## 臨床実践における体温測定
### 臨床現場の考え方と対応方法

## 1 臨床現場での体温測定では何が重要？

　体温は，呼吸や循環，中枢神経系にも影響を与えるため，ほかのバイタルサインの変化を統合して，緊急度や対処の判定を行う必要があります．

　発熱を主訴として，髄膜炎や脳炎，敗血症，熱中症など短時間で生命に危険を及ぼす場合があるので，ほかのバイタルサインや随伴症状の観察が必要です．

　また，発熱から全身性炎症性反応症候群（SIRS）や敗血症の可能性があるか考えることも重要です．なぜなら敗血症は，診断や治療が遅れ，病状が悪化すると敗血症性ショックを引き起こす可能性あるからです．

　SIRSは，非特異的な全身生体反応を起こす症候群であり，感染が原因のSIRSであれば敗血症となります．

　**表6**に示したSIRSの診断基準4項目中で2項目が陽性の場合，SIRSと診断されます．

SIRS：systemic inflammatory response syndrome，全身性炎症性反応症候群

#### 表6　SIRSの診断基準

- 体温＜36℃　or　＞38℃
- 脈拍＞90回/分
- 呼吸数＞20/分　or　$PaO_2$＜32Torr
- 白血球数＞12,000/mm³　or　＜4,000/mm³（または10％以上の幼若球出現）

　SIRSの診断基準のうち3項目は，私たち看護師や看護学生が測定しているバイタルサインであり，測定したバイタルサインの結果とSIRSの診断基準を照らし合わせて，何らかの感染があれば，敗血症の可能性，ショックを早期発見することができます．同時に緊急度を判定し（**図9**），救命処置ABCDの確認も行います．

　さらに，随伴症状の観察・臨床データ（発熱の原因の精査や治療効果の評価の目的で実施）もあわせて確認します．

　そのほかのバイタルサインや脱水徴候，呼吸，悪寒，$SpO_2$なども観察し，判断していきます（**図10，表7**）．

● 救命処置ABCD

A：airway（気道確保）
B：breathing（呼吸）
C：circulation（循環）
D：disability（意識）

## 図9 緊急度の判定の目安

**超緊急**
- ショック，意識混濁，持続する痙攣
- 敗血症，骨髄炎・脳炎，壊死性筋膜炎など

**緊急**
- SIRSの基準を満たす，意識レベルの低下
- 感染性心内膜炎，骨髄炎など

**準緊急**
- SIRSの基準に1～2項目あてはまる
- 細菌性肺炎，尿路感染症，急性気管支炎

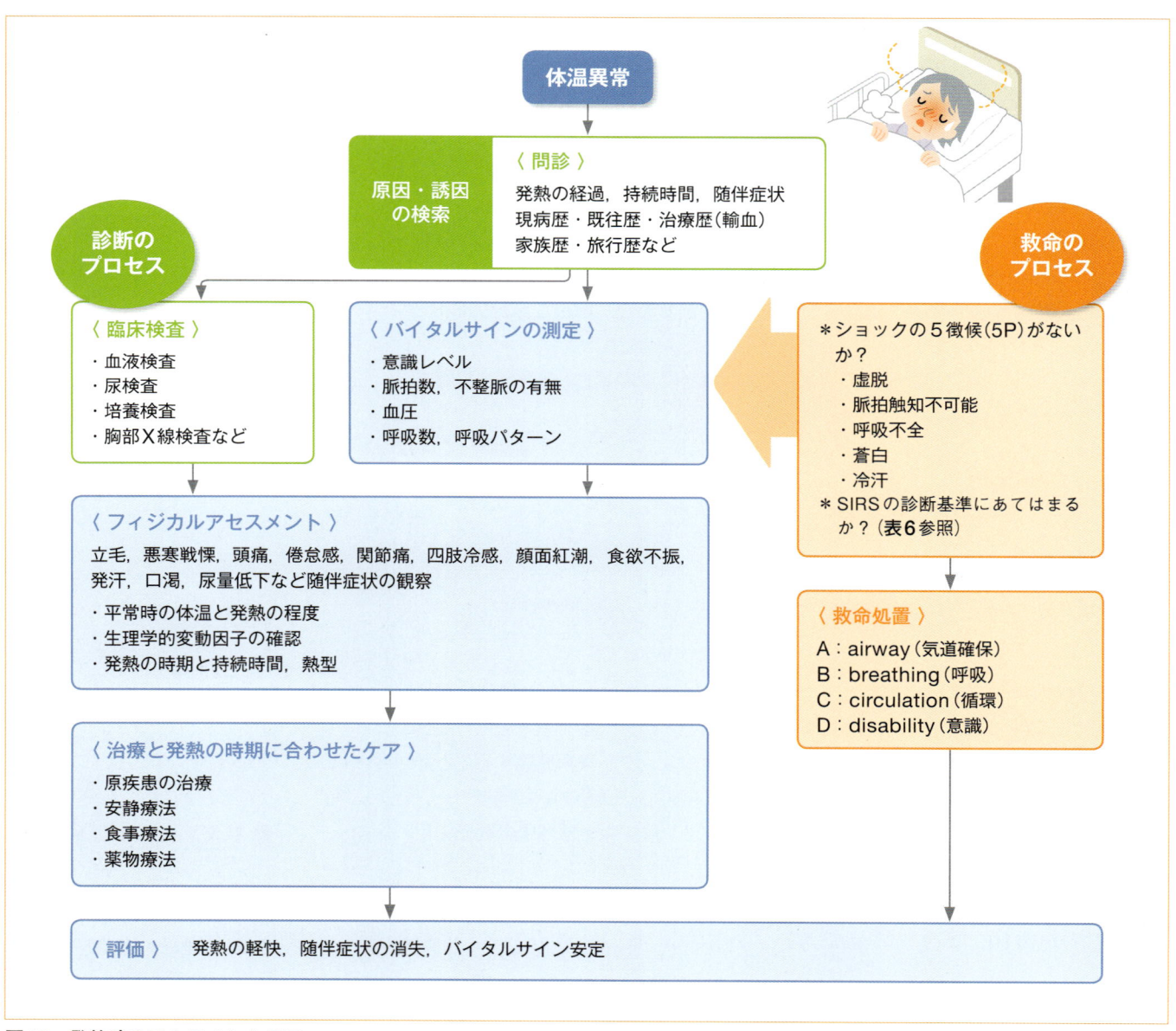

## 図10 発熱時のアセスメントフロー

**体温異常**

**原因・誘因の検索**

〈問診〉
発熱の経過，持続時間，随伴症状
現病歴・既往歴・治療歴（輸血）
家族歴・旅行歴など

### 診断のプロセス

〈臨床検査〉
- 血液検査
- 尿検査
- 培養検査
- 胸部X線検査など

〈バイタルサインの測定〉
- 意識レベル
- 脈拍数，不整脈の有無
- 血圧
- 呼吸数，呼吸パターン

〈フィジカルアセスメント〉
立毛，悪寒戦慄，頭痛，倦怠感，関節痛，四肢冷感，顔面紅潮，食欲不振，発汗，口渇，尿量低下など随伴症状の観察
- 平常時の体温と発熱の程度
- 生理学的変動因子の確認
- 発熱の時期と持続時間，熱型

〈治療と発熱の時期に合わせたケア〉
- 原疾患の治療
- 安静療法
- 食事療法
- 薬物療法

〈評価〉　発熱の軽快，随伴症状の消失，バイタルサイン安定

### 救命のプロセス

*ショックの5徴候（5P）がないか？
- 虚脱
- 脈拍触知不可能
- 呼吸不全
- 蒼白
- 冷汗

*SIRSの診断基準にあてはまるか？（表6参照）

〈救命処置〉
A：airway（気道確保）
B：breathing（呼吸）
C：circulation（循環）
D：disability（意識）

表7 発熱時に行われる臨床検査

| 血液検査 | 全身の炎症反応を知る手がかりとなる<br>・白血球数：感染症，血液疾患，アレルギー疾患などで増加<br>・C反応性蛋白（CRP）：感染症，膠原病，悪性腫瘍などで増加 |
|---|---|
| 尿検査 | 感染症などを知る手がかりとなる<br>・尿蛋白：急性感染症，尿路感染症，尿路結石などで陽性<br>・尿pH：尿路感染症などでアルカリ性 |
| 培養検査 | 発熱の起因菌を特定する<br>・血液培養：敗血症などの起因菌（ブドウ球菌，肺炎球菌，連鎖球菌など）の検出，同定<br>・尿培養：尿路感染症（尿の細菌が$10^5$個/mL以上存在する状態）の診断と病因菌の特定（大腸菌，緑膿菌など）<br>・痰培養：呼吸器感染症の病因菌の検出（肺炎球菌，黄色ブドウ球菌など） |
| その他 | ・胸部X線検査やCT検査：発熱の原因となる異常陰影所見の有無 |

## 2 体温管理

### 1 熱型のパターンと経時的変化

　疾患によって発熱の経過は特徴的な型を示すことがあるため，体温表から熱型のパターン図を温度板を活用して，読み取ることが重要です（**図11**）．

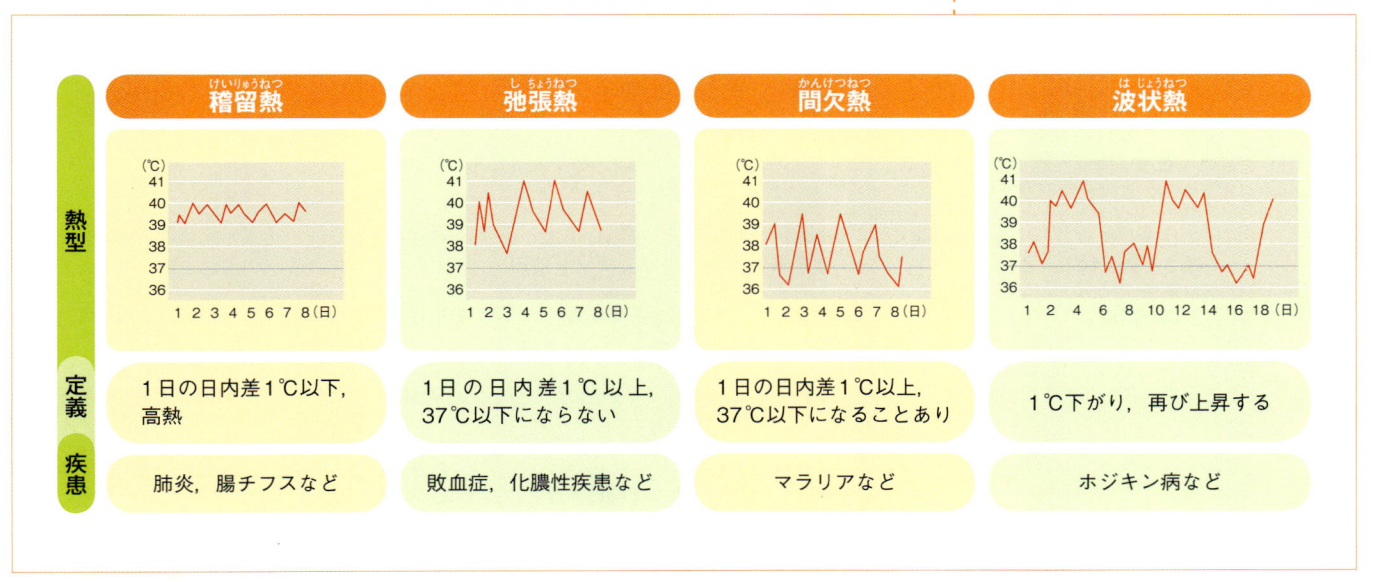

| | 稽留熱（けいりゅうねつ） | 弛張熱（しちょうねつ） | 間欠熱（かんけつねつ） | 波状熱（はじょうねつ） |
|---|---|---|---|---|
| 熱型 | グラフ | グラフ | グラフ | グラフ |
| 定義 | 1日の日内差1℃以下，高熱 | 1日の日内差1℃以上，37℃以下にならない | 1日の日内差1℃以上，37℃以下になることあり | 1℃下がり，再び上昇する |
| 疾患 | 肺炎，腸チフスなど | 敗血症，化膿性疾患など | マラリアなど | ホジキン病など |

図11　熱型のパターン

また「発熱している」患者さんに対しては，発熱の経過と状態にあわせた体温管理が必要になります（図12）．

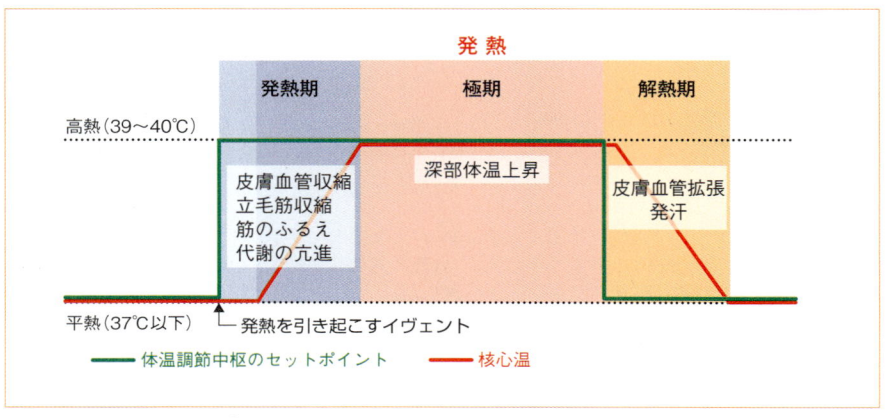

図12 発熱・解熱のプロセス

臨床現場では，アセスメントによって，患者さんの症状から発熱のどの段階にあるかを把握し，その経過にあわせたケアを行い，発熱に伴う苦痛や全身症状の緩和に努めることが重要となります（表8）．

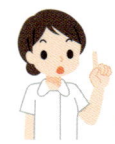

たとえば，発熱期にある患者さんに「ケア計画を立てているから」といって，何がなんでも清拭をする，なんていうのはもってのほか！ 看護ケアは「患者さんのためにするもの」ということを忘れずに！

表8 発熱の段階とすべきケア

| | 状態 | すべきケア | ケアの根拠 |
|---|---|---|---|
| 発熱期 | ●体温調節中枢のセットポイントが高値に設定<br>●熱放散を減少させて，体温を上昇させようとする<br>●アドレナリンの分泌<br>・皮膚血管の収縮<br>・立毛<br>●悪寒・戦慄，頭痛，倦怠感，関節痛，四肢冷感などの全身症状を伴う | ●かけ物を十分にかけ，温枕や電気毛布で保温<br>●室温を高めに設定<br>●医師の指示があれば，解熱鎮痛薬の投与（頭痛や関節痛の緩和） | ●体温上昇の前駆症状である悪寒・戦慄がみられる場合は，まずは体熱の放散を防ぐ保温ケアが必要 |
| 極期 | ●高値に体温が達すると，体内の熱産生と放散は平衡状態となる<br>●悪寒は消失<br>●顔面紅潮が出現<br>●食欲不振，倦怠感が増す<br>●頻脈や呼吸数が増加する（体温1℃上昇で脈拍は8〜10回/分増加する） | ●電気毛布は外し，薄着にする<br>●患者の希望により，氷枕を使用する<br>●休息しやすい環境を整える<br>●高カロリー，高タンパクの食事，ビタミンを補う<br>●乾清拭を行う | ●代謝の亢進によりエネルギーを消耗しているため，エネルギーの消耗を最小限とするかかわりが必要<br>●氷枕により表在性の血管が冷却されて気持ちよくなり，心身の安楽が図れる<br>●発熱により消化吸収機能が低下する．また，発熱によりビタミンが失われるため補給が必要 |
| 解熱期 | ●発熱の原因が取り除かれ，体温調節中枢のセットポイントが急激に正常レベルに戻る<br>●熱放散が促進される<br>・血管の拡張　・大量の発汗<br>・不感蒸泄　・口渇　・尿量減少 | ●全身清拭や部分清拭で皮膚粘膜の清潔を保つ<br>●水分やナトリウムを補給する<br>●尿量を測定し，水分バランスを確認<br>●含嗽や歯磨きを実施 | ●発汗，不感蒸泄などが亢進するため，脱水症状を起こしやすい．あせも，瘙痒感を生じやすい<br>●交感神経の働きが活発になり唾液腺血管の収縮により唾液の分泌が減少するため，口内炎や耳下腺炎を起こす可能性がある |

## 2 クーリングの仕方

### ●解熱薬を使いたいけど,すぐに使用していいの？

受け持ちの患者さんの体温を測定したら,38℃で,ガタガタ震えてつらそうです.すぐにクーリングして熱をさげなきゃと思いがちですが……ちょっと待ってください！すぐにクーリングをするのではなく,発熱の原因をアセスメントして,**表8**からこの患者さんの発熱の段階に応じた必要なケアを考えましょう.

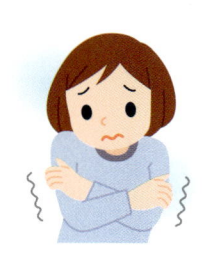

この患者さんの発熱状況は,体温中枢のセットポイントが高値に設定され,熱産生を高め,熱放散を防ぐために悪寒・戦慄（シバリング）を起こし,体温を上昇させようとしている発熱期にあたります.

免疫機能を活性化し,生体防御能を高める生体の反応として発熱しているこの時期は,熱の放散を防ぐ保温のケアが重要です.したがって,体温を下げるためのクーリングは,皮膚表面の温度を下げ,セットポイントまで皮膚温を上昇させようとさらに熱産生を行うためにシバリングを増悪させ,エネルギーの消耗を引き起こし,逆効果となります.

一時的にクーリングで熱が下がったようにみえても,皮膚表面の温度であり深部体温の低下にはいたっていないのです.

### ●解熱目的のクーリングの効果は明らかではない

実は,解熱目的のクーリングの効果は明らかにはなっていません.

うつ熱や熱射病など熱の放散障害や中枢障害による発熱は,腋窩や鼠径部に解熱目的でクーリングを行いますが,多くの場合が解熱ではなく,表在性の血管が冷却されて発熱による不快感が軽減し,心身の安楽が図れることを目的にしています.

体温が高値に達し,シバリングは消失し,体内の熱産生と放散が平衡状態となった極期に,クーリングを実施するとよいでしょう.

患者さんを観察し,ガタガタ震えていたのがおさまり,顔面紅潮がみえ,末梢の皮膚温が温かく,発汗がみられたら,クーリングのタイミングです.

ちょっとした工夫として,氷水を入れた洗面器に患者さんの好みのアロマオイルを2〜3滴たらし,タオルを絞って額にのせることで,香りによる癒しの効果もあります.

---

● **シバリング（悪寒・戦慄）**

低体温に対する身体の反応で代謝率を増加させ,熱をつくり出すために起こるふるえのことを「シバリング」といいます.その際,より効果的に熱産生できるように大きな筋肉が使用されます.

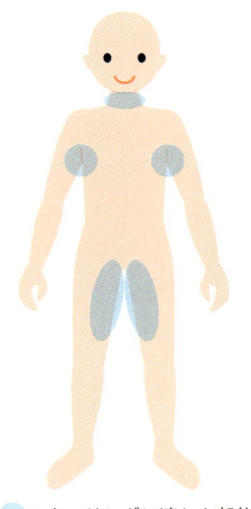

：クーリングに適した部位

クーリングを行う場合は,腋窩や鼠径部といった表在性の血管のある部位を冷却します.

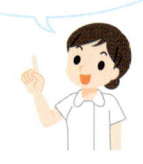

## 3 解熱薬の使い方

●発熱している患者さんに「解熱薬を使って欲しい」と言われたら？

前日の検温時には熱がなかった患者さんが，今日の検温時には体温が前日と比べて1.8℃ほど上がっていました．患者さんから「解熱薬を飲んでもいい？」と聞かれましたが，どうしたらよいでしょうか．

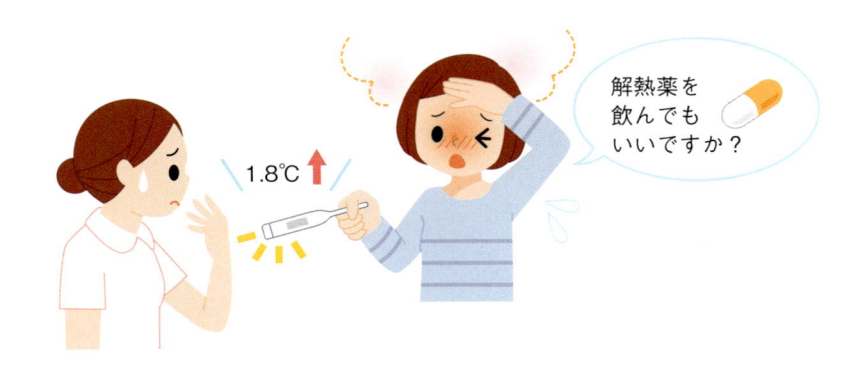

皆さんも実習では，毎回検温を行います．そのときに熱が高いと「あれっ？」と思うでしょう．報告も必要ですし，患者さんから「解熱薬が欲しい」と言われるかもしれません．ここでどう対応するかが，臨床現場における「体温測定」では重要です．

発熱は，免疫機能を活性化し，生体防御能を高める生体の反応であり，安易に解熱薬を使用してはいけません．

前述のように，発熱は，体温中枢のセットポイントが高値に設定され，熱産生を高め，熱放散を防ぐためにシバリングを起こし，体温を上昇させようとします．

しかし，発熱の持続は体力を消耗させ，臓器傷害を引き起こす可能性もあり，そのような場合は，解熱薬のアスピリンやNSAIDsなどを使用し，プロスタグラジンE2の合成を阻害することで，体温のセットポイントを下げ，解熱を期待します（図3，表9）．

● NSAIDs

非ステロイド性抗炎症薬．シクロオキシゲナーゼを阻害し，プロスタグランジンE2産生を抑制して炎症や疼痛，発熱を抑える働きがあります．

副作用としては，消化管障害や胃腸障害などの消化器症状が多くみられるため，注意が必要です．

表9 解熱薬の種類

| 分類 | 一般名 | 主な商品名 | 主な副作用 |
|---|---|---|---|
| サリチル酸系製剤 | アスピリン | アスピリン | 消化性潰瘍，頭痛，めまい，過呼吸，倦怠感など |
| ピラゾロン系製剤 | スルピリン | メチロン注 | 発疹，血小板減少，肝障害，胃腸障害，頭痛など |
| アセトアミノフェン | アセトアミノフェン | カロナール | 悪心・嘔吐，食欲不振，血小板減少など |
| NASI | ジクロフェナクナトリウム | ボルタレン | 消化管潰瘍，貧血，白血球減少，食欲不振，下痢，嘔吐など |
| その他 | イブプロフェン | ブルフェン | 貧血，消化性潰瘍，食欲不振，腹痛，頭痛，下痢，肝障害など |
| | ロキソプロフェンナトリウム水和物 | ロキソニン | 消化管穿孔，血小板減少，喘息発作，過敏症，腹痛など |

● 解熱薬の使用する際には，ここに注意！
① 発熱の原因がわからないまま，解熱鎮痛薬を使ってはいけない！
　すぐに解熱薬を使用してしまうと，熱型がわからなくなったり，その後の対応が遅れてしまうことがあるので，患者さんから「前にもらってある解熱薬を飲んでいいか」と聞かれても，必ず熱型をアセスメントしたうえで指導者に報告をして指示を仰ぎましょう．

② 発熱の診断（原因の特定）なく，解熱薬を投与してはいけない！
　発熱の診断なく解熱薬を投与すると，熱型は乱れてしまいます．解熱薬を服用した場合は，正確に服用した時間を記載しましょう．

③ 高齢者に対する解熱薬使用後のバイタルサインの観察が重要！
　高齢者は，肝臓や腎機能の低下，循環器系の予備力の低下があり，さらに発熱時に口渇を感じる感受性が低下しているために脱水を自覚しにくくなっています．
　脱水のときに，解熱薬を使用することで，急激な解熱に伴い血圧低下，乏尿をまねくおそれがあります．そのため，解熱薬使用時には，バイタルサインの観察が重要です．

④ 小児の場合は，むやみに解熱薬を使用しない！
　小児の場合は，むやみに解熱薬を使用してはいけません．食事や水分の摂取状況やぐったりして元気がない，機嫌などを観察して，指導者へ報告・相談しましょう．

## 4 低体温療法とは？

　低体温療法は，救急やICUの重症な患者さんに行われるため，実習で見る機会はないかもしれませんが，体温管理を必要とする患者さんの治療になります．

　2010年のAHAガイドラインにおいては，病院外での心停止後自己心拍が再開した昏睡状態の患者さんに対して，低体温療法（12〜24時間32〜34℃に冷却する）を施すことが推奨されています[1]．

　低体温療法の目的は，低体温により酸素消費量を抑制し，脳代謝を低下させ神経細胞を保護することです．

　深部体温を32〜34℃で維持するために，低体温維持装置（Arctic Sun）を使用し，膀胱カテーテル，肺動脈カテーテルで深部体温（膀胱温，血液温）をモニターします（図13）．

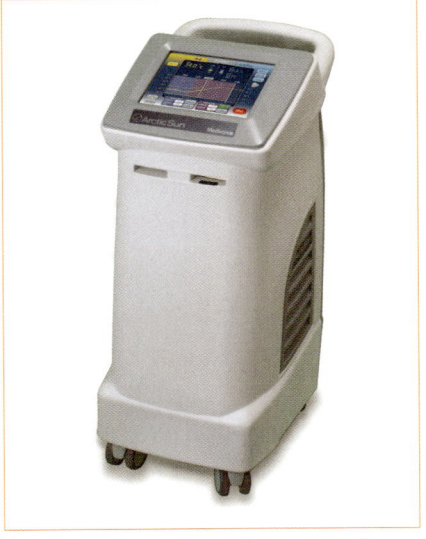

**図13　低体温維持装置（Arctic Sun）**

- 原因を必ず確認し，実習指導者に報告
  - 報告して指示をもらってきますね

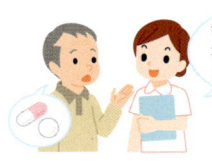

- 解熱薬の服用時間はそのつど確認
  - 解熱薬を服用したのは15時20分…と

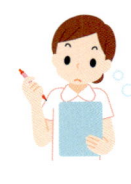

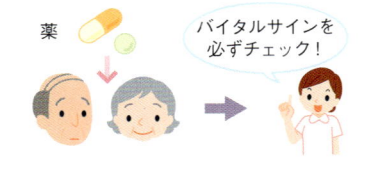

- 高齢者では，解熱薬服用後のバイタルサインを必ずチェック
  - バイタルサインを必ずチェック！

- 小児の場合は，状態・状況を実習指導者にまず報告
  - まずは
    ・食事摂取は？
    ・水分摂取は？
    ・状態は？
    →そして，報告！

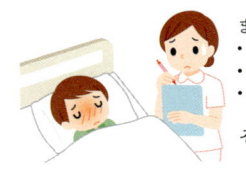

# 3 体温の異常？ こんなときどうする？

## 1 感染症による高体温

　発熱の原因には，感染症と非感染症の疾患があります．感染症には，細菌・ウイルス・真菌などの病原性微生物感染があり，敗血症など生命の危険を脅かす疾患もあります．まずは，バイタルサインを測定し，バイタルサインの異常がないかどうか，さらにSIRSの診断基準を満たすかどうかが，緊急度の判定，感染の重症化を早期に発見するうえで重要です．

　また，感染の原因が何か？　を考える際には，問診と頭の先からつま先までのフィジカルアセスメントが大切です（**図14**）．

**診断のプロセス**

〈問診〉
発熱の経過，持続時間，随伴症状
現病歴・既往歴・治療歴（手術・輸血）・家族歴・旅行歴・動物に対する曝露・結核患者への曝露，性行動など

〈フィジカルアセスメント〉
頭痛・項部硬直・耳痛・咽頭痛・関節痛・腹痛・下痢・皮疹・リンパ節腫脹・咳・痰，創部，ライン刺入部，ドレーン

〈検査〉
・血液検査・尿検査・培養検査
・インフルエンザ検査
・胸部X線・CT検査

〈検査結果〉
菌の検出・同定
抗体反応・抗体価

**感染症が疑われる発熱**

**救命のプロセス**

バイタルサイン測定

SIRSの診断指標
4項目中2項目
未満

SIRSの診断指標
4項目中2項目
該当

救命処置（ABCD）
意識・呼吸・循環管理

〈原因の治療〉
感染の重症化を防ぐ
バイタルサインの異常の早期発見
発熱時期に合わせたケア

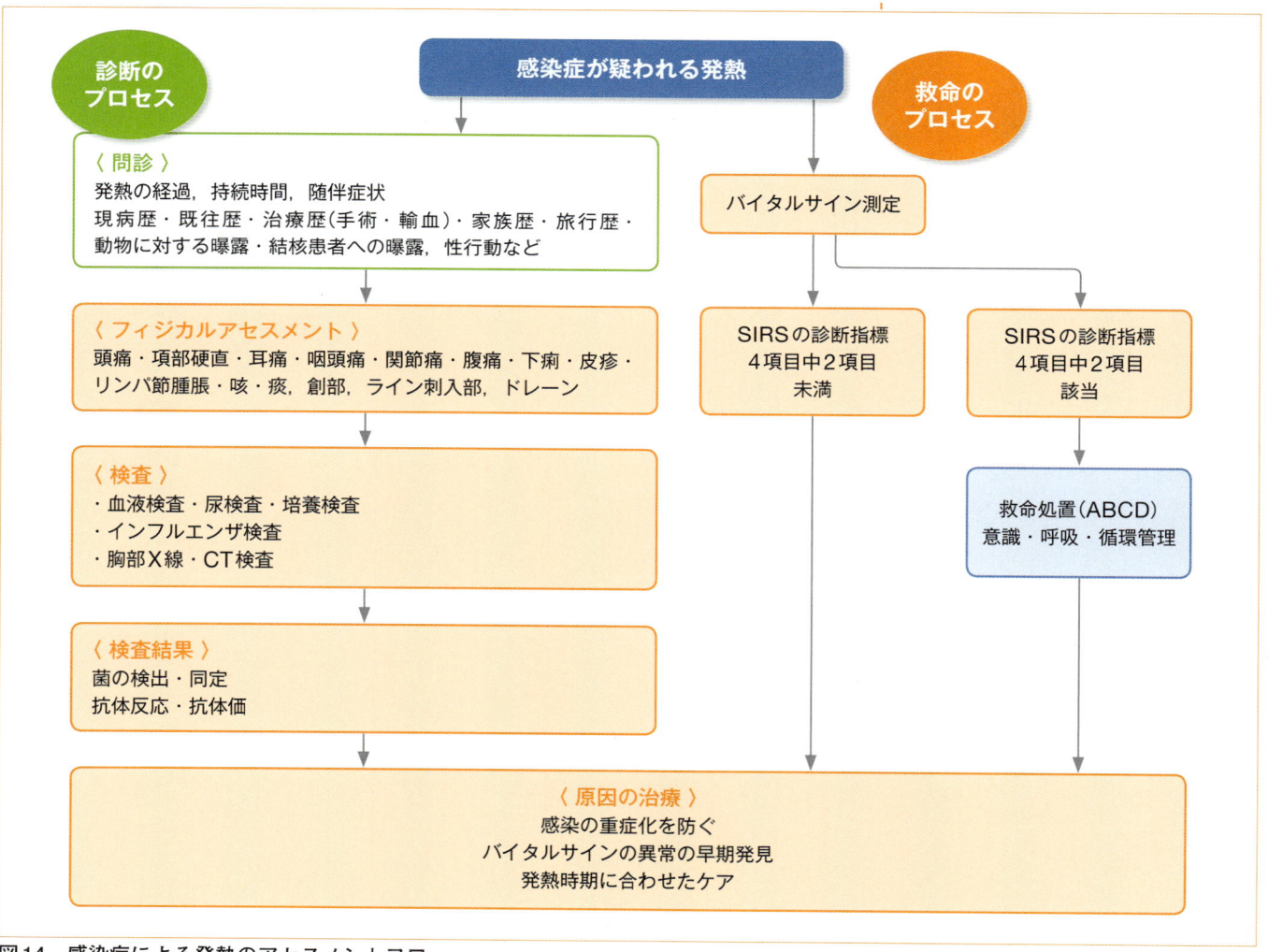

図14　感染症による発熱のアセスメントフロー

とくに，多くの患者さんが末梢静脈ラインや膀胱留置カテーテルなどが挿入されています．ラインやカテーテル類は，患者さんにとっては異物であり，感染の侵入経路となります．発赤，腫脹，熱感，疼痛，排液の性状など感染の徴候がないか，毎日観察し，異常の早期発見を行います．手術後の患者さんであれば，手術創部，ドレーンに注意して観察しましょう．臨地実習では，同じ患者さんを毎日受け持つことが多く，変化に気づくことで異常を早期に発見することができます．

## 2 熱射病による高体温

熱中症は，高温多湿の環境下での肉体労働や激しい運動で多量の発汗にもかかわらず，水分や塩化ナトリウムが十分に補給されなかったなどの原因により，熱産生と熱放散のバランスの異常で発症します．熱中症は，熱衰弱，熱痙攣，熱虚脱，熱射病に区別され，熱射病は中枢神経機能が障害された最も重篤な状態であり，死亡する危険性も高いので注意が必要です（**表10**，**図15**）．

表10　熱中症の区分

| 区分 | 状態 |
|---|---|
| 熱衰弱・熱疲労 | 脱水による循環障害．血圧低下や脱水によって脳血流が低下すると，疲労感，頭痛，悪心・嘔吐，めまい，失神が生じる |
| 熱痙攣 | 大量の発汗に対して水分だけを補給した結果，血液中のナトリウム濃度が低下した場合に，下肢，腹筋，手などの筋肉に疼痛を伴う痙攣が生じる |
| 熱虚脱 | 脳の貧血状態．急激な体温上昇に対する放熱を目的とした皮膚血管の拡張と皮膚血流の急激な増加に対する代償的な心機能亢進が十分でない場合に生じる |
| 熱射病 | 中枢神経機能が障害されたもっとも重篤な状態．脳内温度の上昇により体温中枢が障害され，発汗が停止して体温が急激に上昇し，細胞障害などから昏睡，痙攣，ショック，溶血，横紋筋融解，腎不全，多臓器不全などの致命的な病態を生じる．死亡率も高い |

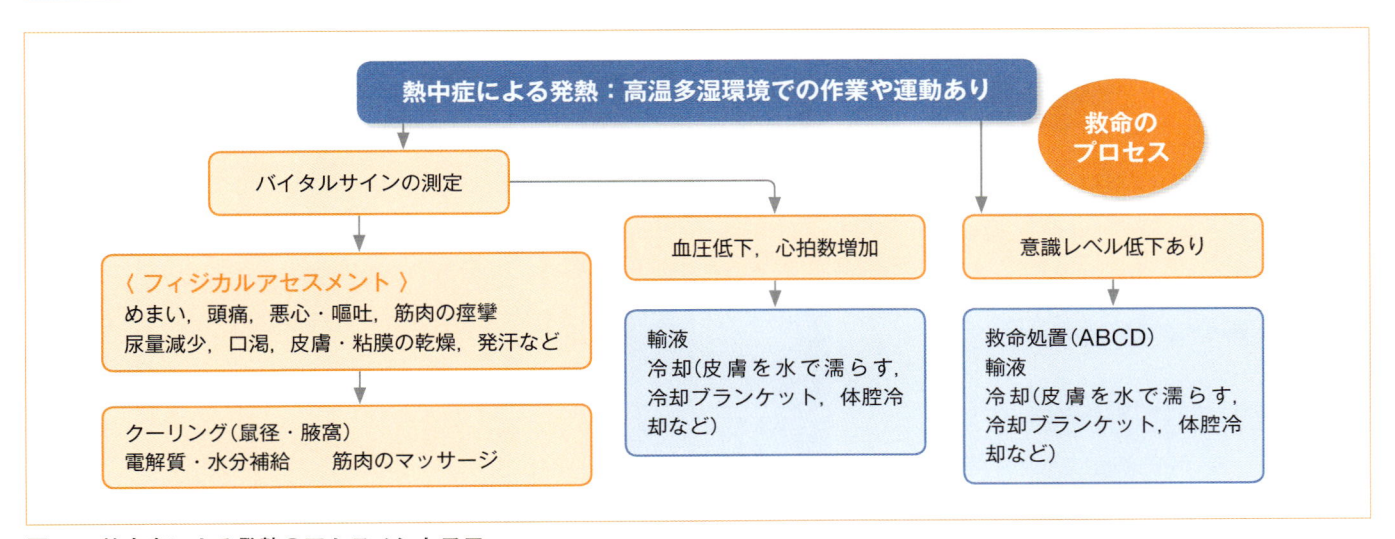

図15　熱中症による発熱のアセスメントフロー

とくに熱射病の場合は，発熱するまでの生活環境の問診がカギとなります．体温だけでなく，意識レベルやバイタルサインの状況から重症度を判断し，早期の冷却，水分補給の対処が大切です

## 3 不明熱

不明熱とは，発熱が3週間以上続き，38℃以上の発熱が数日以上観察される場合，さらに1週間の入院検査を行っても診断がつかない原因不明熱のことをさします．不明熱の原因としては，感染症，膠原病，悪性腫瘍が考えられます．発熱の程度，発熱の持続時間，そして発熱のパターン（熱型）の経過を見ていく必要があります．発熱が長期に持続することで，体力の消耗や食欲低下などが起こりやすいため，発熱の経過にあわせたケアが必要です（**図16**）．

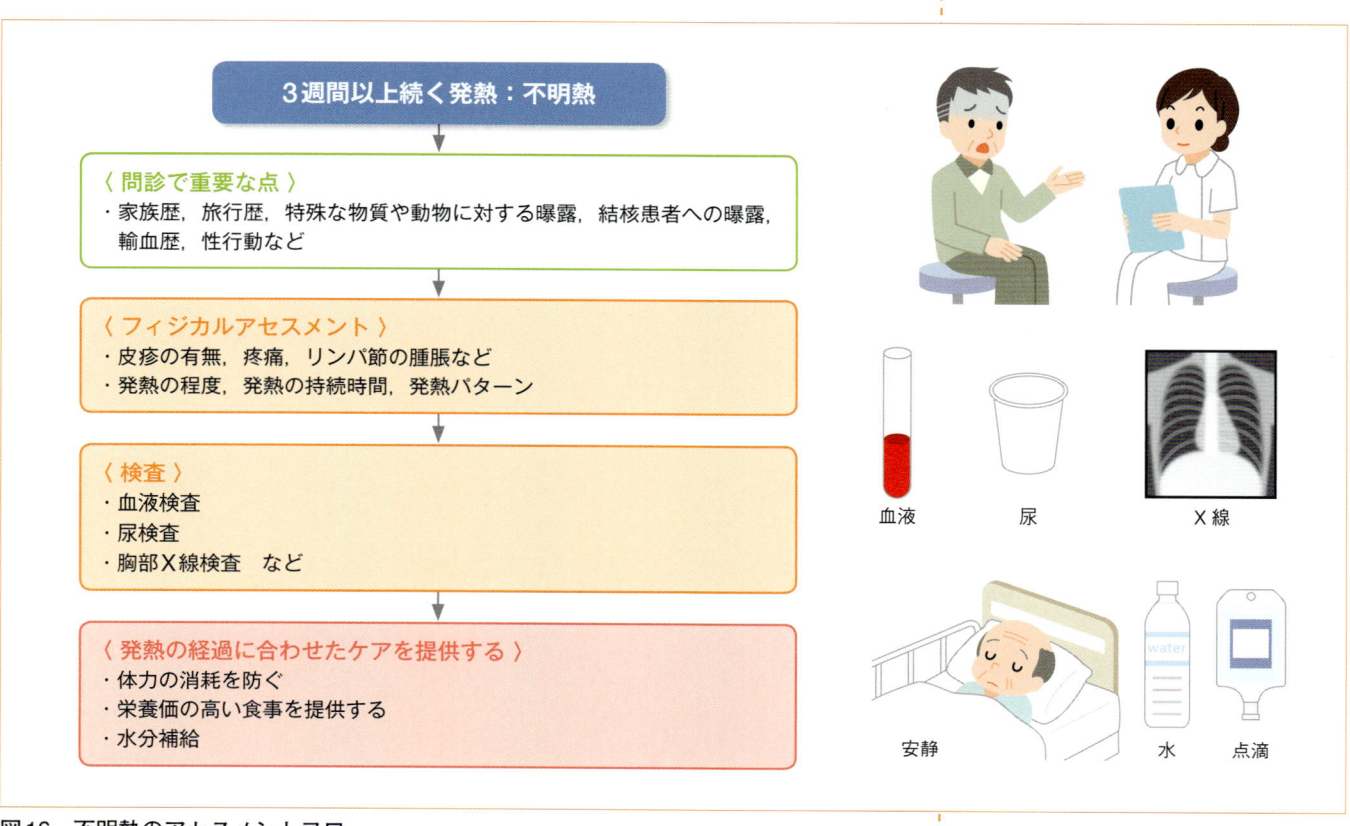

**図16 不明熱のアセスメントフロー**

## 4 薬剤による発熱

たとえば，受け持ちの患者さんが発熱しています．体温測定をしようと，寝衣のボタンを外し，胸を見ると赤いポツポツとした皮疹（ひしん）がみられました．よく見ると腹部にもあります．これはいったい何でしょう？

薬剤による副作用の症状はさまざまです．発熱のみの症状は3〜5％と少ないですが，薬の投与とともに発熱し，中止すると症状が消失してほかの原因を疑う身体所見や検査値所見がない場合は「薬剤熱」と定義されます（**表11**）．複雑な疾患をあわせ持ち，多くの薬剤を処方されている高齢者に多い症状です．

表11　薬剤熱の分類

| 発熱のメカニズム | 主な薬剤 |
| --- | --- |
| 過敏反応（Ⅲ型アレルギー反応） | 抗痙攣薬，ミノサイクリン，そのほかの抗菌薬，アロプリノール，ヘパリン |
| 体温調節機能障害 | インターフェロン製剤などのホルモン薬，甲状腺ホルモン |
| 薬剤の副次的反応 | ペンタゾシン（ペンタジン），アムホテリシンB，バンコマイシン<br>抗がん薬投与後の発熱（好中球減少性発熱） |
| 特異体質の反応 | 悪性症候群：スキサメトニウム，ハロペリドール，クロザピン |
|  | セロトニン症候群：SSRI（抗うつ薬），リネゾリド，リチウム，トラマドール |

### ●発熱がみられたら，皮疹がないかどうか皮膚をチェックしよう！

麻疹・風疹，ヘルペスなど感染症で，皮疹を伴うことがありますが，感染症が否定されているとするならば，薬剤熱の18％程度が皮疹を伴い，皮疹があれば薬剤熱を疑う根拠となります（**図17**）．

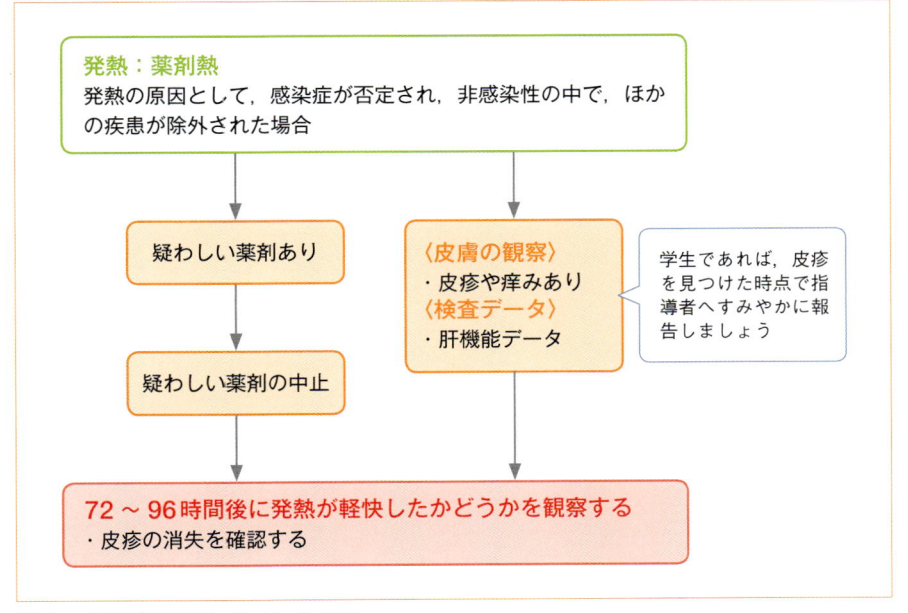

図17　薬剤熱のアセスメントフロー

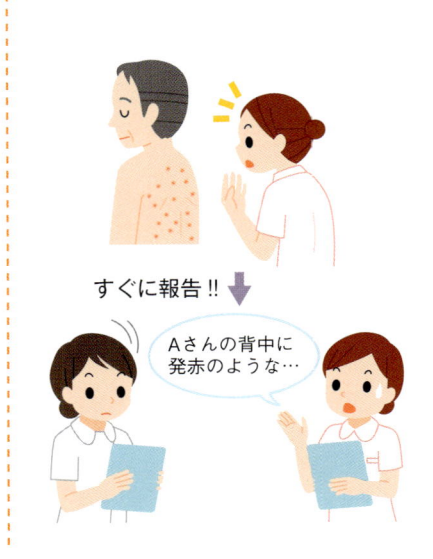

## 5 低体温

　低体温が持続すると各臓器は生理的変化が生じ，意識障害や感覚力の低下，麻痺，さらには，呼吸・循環へ影響し，心肺停止にいたることもあります（**表12**）．
　発見時には，加温し，バイタルサインをもとに，重症度を判定します（**図18**，**図19**）．

表12　低体温の分類と生理学的変化

| 区分 | 深部体温 | 生理学的変化 |
|---|---|---|
| 軽度低体温 | 32℃以上〜35℃未満 | ・振戦による熱産生量の増加<br>・健忘，構音障害，判断力低下，運動失調，腱反射亢進が起こる<br>・呼吸は頻呼吸<br>・脈拍は頻脈〜徐脈（洞性）<br>・尿量増加（寒冷利尿）<br>・心電図にてR-R，QRS，QTの延長，ST-T変化 |
| 中等度低体温 | 28℃以上〜32℃未満 | ・振戦による熱産生量の増加<br>・意識障害<br>・混迷<br>・瞳孔散大<br>・腱反射の低下<br>・呼吸数の減少<br>・洞性徐脈<br>・不整脈，心房細動の出現<br>・28℃では心室細動発生の危険<br>・酸素消費量25％減少 |
| 高度低体温 | 28℃未満 | ・昏睡<br>・腱反射，痛覚消失<br>・角膜反射消失<br>・脳波平坦化<br>・呼吸数の減少<br>・呼吸停止<br>・著しい低血圧（心拍出量55％減少）<br>・致死的不整脈の出現<br>・酸素消費量75％減少 |

日本救急看護学会監：体温異常（E）のアセスメント，外傷初期看護ガイドライン：JNTEC，改訂版，へるす出版，p.57，2010．より引用

**超緊急**
・ショック，昏睡，心肺停止
・重度低体温，外傷

**緊　急**
・高度の徐脈，不整脈，意識障害
・中等度低体温

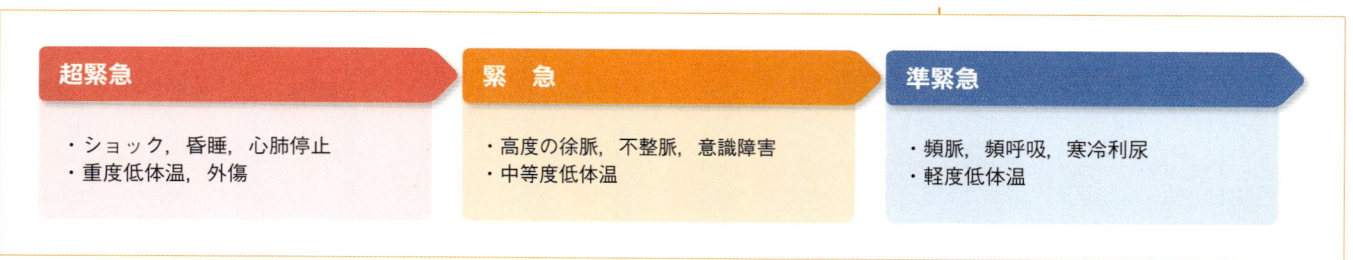

**準緊急**
・頻脈，頻呼吸，寒冷利尿
・軽度低体温

図18　低体温の緊急度の目安

## 第3章 体温
臨床のバイタルサイン

**低体温**

↓

**〈問診〉**
寒冷環境（川・山），曝露時間，現病歴・既往歴，アルコール，薬物

↓

**〈バイタルサインの測定〉**
・意識レベル
・脈拍数，不整脈の有無
・血圧
・呼吸数，呼吸パターン

**救命のプロセス**
・昏睡
・呼吸停止
・著しい血圧低下
・致死性の不整脈

↓

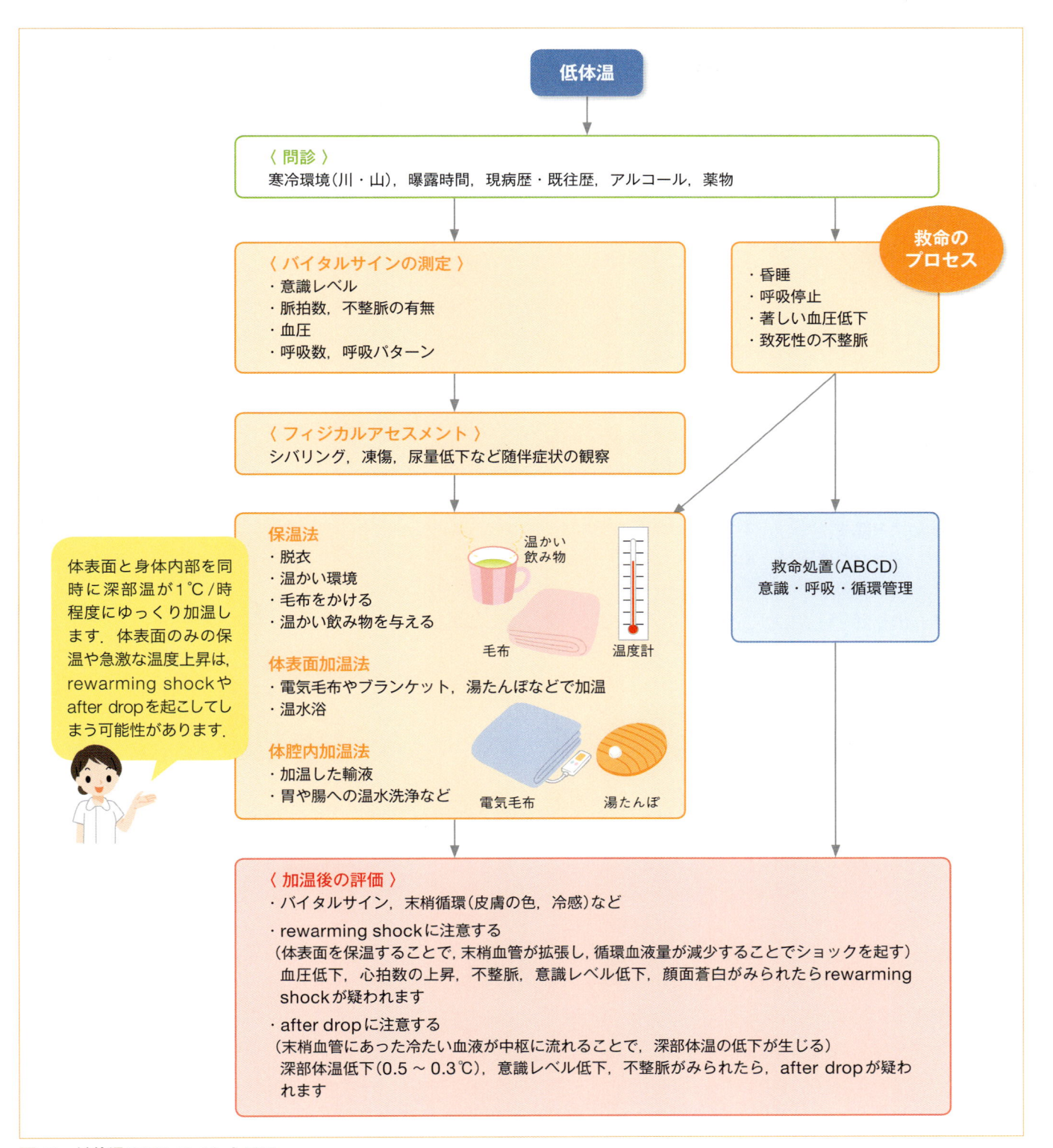

**〈フィジカルアセスメント〉**
シバリング，凍傷，尿量低下など随伴症状の観察

**救命処置（ABCD）**
意識・呼吸・循環管理

**保温法**
・脱衣
・温かい環境
・毛布をかける
・温かい飲み物を与える

温かい飲み物　毛布　温度計

**体表面加温法**
・電気毛布やブランケット，湯たんぽなどで加温
・温水浴

**体腔内加温法**
・加温した輸液
・胃や腸への温水洗浄など

電気毛布　湯たんぽ

> 体表面と身体内部を同時に深部温が1℃/時程度にゆっくり加温します．体表面のみの保温や急激な温度上昇は，rewarming shockやafter dropを起こしてしまう可能性があります．

**〈加温後の評価〉**
・バイタルサイン，末梢循環（皮膚の色，冷感）など
・rewarming shockに注意する
（体表面を保温することで，末梢血管が拡張し，循環血液量が減少することでショックを起す）
血圧低下，心拍数の上昇，不整脈，意識レベル低下，顔面蒼白がみられたらrewarming shockが疑われます
・after dropに注意する
（末梢血管にあった冷たい血液が中枢に流れることで，深部体温の低下が生じる）
深部体温低下（0.5～0.3℃），意識レベル低下，不整脈がみられたら，after dropが疑われます

図19　低体温のアセスメントフロー

## 事例 実習で受け持つかも！
# 体温測定から危険を察知できた例

　ここでは、「発熱から末梢静脈ライン刺入部の炎症を早期に発見し、重症化を防ぐことができた事例」を取り上げます．

**事例** Cさん，79歳，男性
**診断名** 心不全（僧帽弁閉鎖不全症）
**経過** 受け持ち患者のCさんは，妻と2人暮らし．ここ1週間，農作業による疲れがたまっていました．3日前から息苦しさと下肢の浮腫が出現し，昨夜，息苦しさで眠れなくなり，救急受診しました．息苦しさと下肢の浮腫を訴えていましたが，利尿薬などの薬物療法と酸素投与の治療によって息苦しさ，下肢の浮腫は軽減しています．Cさんは，現在入院7日目で，末梢静脈ライン，膀胱留置カテーテルが挿入されています．

　Cさんの検温を行ったところ，体温が昨日より1.2℃高い温度を示しました．Cさんの体温はいつも35.8℃前後ですが，37℃でした．平熱より1℃以上高いことから，「発熱している」と判断しました．Cさんの血圧や脈拍，呼吸数を測定しましたが，いずれも異常ありませんでした．

　いつも通りにCさんに質問をしながら，頭から観察し，右手に挿入されている末梢ラインを確認しました．「あれ？　おかしい．昨日確認したときは，末梢静脈ラインの刺入部はきれいだったのに，今日は，刺入部が少し赤く腫れている」．

　Cさんに「この部分に痛みはありますか？　ペインスケールでいちばん痛いときを10とするといくつになりますか？」と尋ねて触ってみると，少し温かく熱感がありました．

　Cさんは「うん，痛いね．2/10で，我慢できるね」と訴えました．

　続いてCさんの体をつま先まで確認しましたが，ほかに異常はみられませんでした．

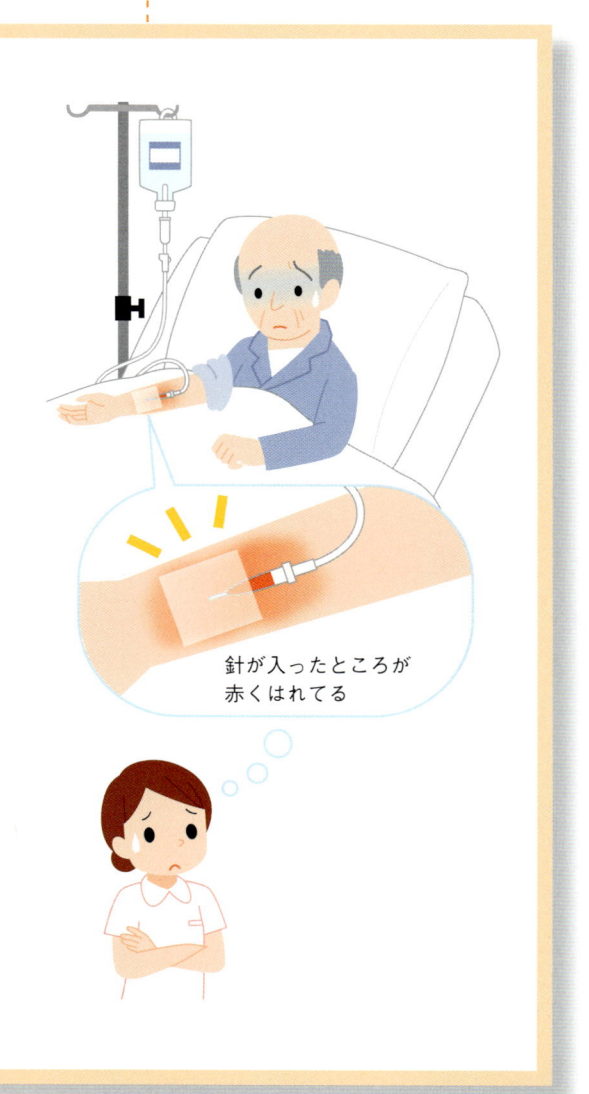

針が入ったところが赤くはれてる

## 観察のポイント　まず，どう考える？

- 発熱の原因，心不全の悪化要因を考える
- 感染症の可能性にも注意をはらう

　Cさんは心不全で入院しています．僧帽弁閉鎖不全症があり，心不全の治療のため，定期的に受診していましたが，今回の心不全悪化因子は何だったのでしょうか？

　循環器疾患で，発熱を生じる疾患には，感染性心内膜炎，心外膜炎などがあります．また，心不全の悪化因子には，感染症合併があります．風邪や肺炎やインフルエンザなどがあり，発熱を伴います．

　Cさんは，入院前に咳や鼻水，発熱などの症状はありませんでした．今回は，入院前の農作業による過労と脱水が悪化因子と考えられます．

　このように，Cさんの発熱がみられた場合，原疾患や関連する感染症を考え，除外することが必要です．

　また，感染の可能性がある場合，感染が重症化することで，呼吸・循環機能への影響を生じ，心不全悪化を引き起こす可能性があるので十分注意が必要です．

## アセスメントのポイント

- バイタルサインを測定し，ショックの徴候があるかなどを検討する
- 炎症の5大徴候がないかを観察する

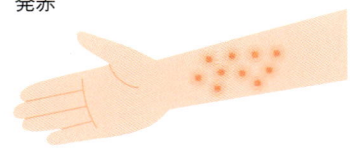

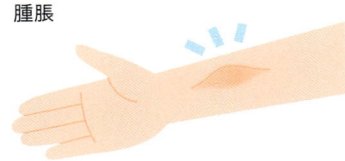

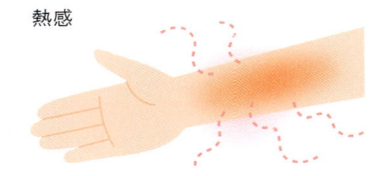

　Cさんのアセスメントフローを示します（図20）．

　入院している患者さんの多くは，末梢静脈カテーテルを挿入し，薬物治療を行っています．比較的挿入の手技も簡単であり，1日1回の抗菌薬投与のみでも治療のために何日間か留置されていることが多いです．

　しかし，末梢静脈カテーテルは体内にとっては異物であり，さらに感染侵入経路となりえるため，感染や静脈炎のリスクを伴っています．そして，感染を起こすことで，発熱の症状がでます．

　CDCガイドラインでは，「末梢静脈カテーテルは72〜96時間以下の頻回な交換は不要」[2]としています．

　ただし，静脈ラインを確保することが困難な患者さんや小児の場合は，静脈炎や感染徴候がないことを確認しながら，7日間程度の留置も可能とされています．カテーテルの留置が長期になればなるほど，感染・静脈炎のリスクは高くなるため毎日の観察が重要となります．

　静脈炎とは，静脈壁内膜の炎症のことをいいます．刺入部位に，細菌や真菌が侵入した場合にも起こり，挿入前後や挿入中に刺入部が汚染されたことを示します．こうした細菌の侵入による生体の防御反応として，疼痛・発赤・腫脹・熱感があります．

● 細菌の侵入に対する生体の防御反応

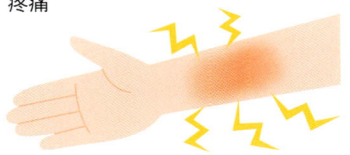

疼痛

発赤

腫脹

熱感

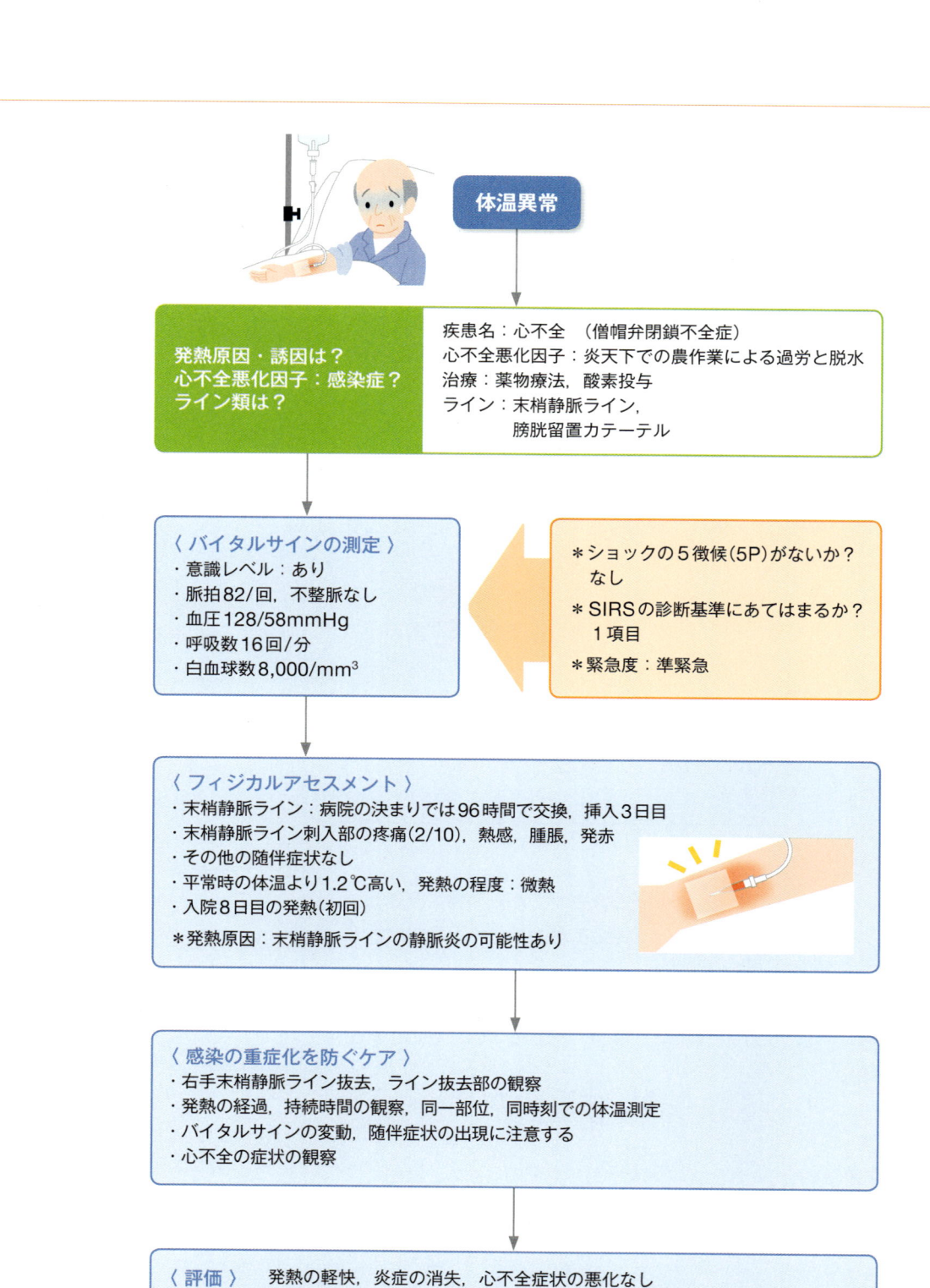

```
                                                    体温異常
  ┌─────────────────────────────┬─────────────────────────────────────────┐
  │ 発熱原因・誘因は？          │ 疾患名：心不全（僧帽弁閉鎖不全症）       │
  │ 心不全悪化因子：感染症？    │ 心不全悪化因子：炎天下での農作業による過労と脱水 │
  │ ライン類は？                │ 治療：薬物療法，酸素投与                 │
  │                             │ ライン：末梢静脈ライン，                 │
  │                             │         膀胱留置カテーテル               │
  └─────────────────────────────┴─────────────────────────────────────────┘
                    ↓
  ┌─────────────────────────────┐        ┌─────────────────────────────┐
  │〈 バイタルサインの測定 〉   │ ←───── │＊ショックの5徴候(5P)がないか？│
  │ ・意識レベル：あり          │        │  なし                        │
  │ ・脈拍82/回，不整脈なし     │        │＊SIRSの診断基準にあてはまるか？│
  │ ・血圧128/58mmHg            │        │  1項目                       │
  │ ・呼吸数16回/分             │        │＊緊急度：準緊急              │
  │ ・白血球数8,000/mm³         │        └─────────────────────────────┘
  └─────────────────────────────┘
                    ↓
  ┌─────────────────────────────────────────────────────────────────────┐
  │〈 フィジカルアセスメント 〉                                          │
  │ ・末梢静脈ライン：病院の決まりでは96時間で交換，挿入3日目           │
  │ ・末梢静脈ライン刺入部の疼痛(2/10)，熱感，腫脹，発赤                 │
  │ ・その他の随伴症状なし                                               │
  │ ・平常時の体温より1.2℃高い，発熱の程度：微熱                        │
  │ ・入院8日目の発熱（初回）                                            │
  │ ＊発熱原因：末梢静脈ラインの静脈炎の可能性あり                       │
  └─────────────────────────────────────────────────────────────────────┘
                    ↓
  ┌─────────────────────────────────────────────────────────────────────┐
  │〈 感染の重症化を防ぐケア 〉                                          │
  │ ・右手末梢静脈ライン抜去，ライン抜去部の観察                         │
  │ ・発熱の経過，持続時間の観察，同一部位，同時刻での体温測定           │
  │ ・バイタルサインの変動，随伴症状の出現に注意する                     │
  │ ・心不全の症状の観察                                                 │
  └─────────────────────────────────────────────────────────────────────┘
                    ↓
  ┌─────────────────────────────────────────────────────────────────────┐
  │〈 評価 〉  発熱の軽快，炎症の消失，心不全症状の悪化なし              │
  └─────────────────────────────────────────────────────────────────────┘
```

図20　Cさんのアセスメントフロー

これらの徴候を観察することで，静脈炎・感染の早期発見につながり，発熱の予防，感染の重症化を予防できます．

## 対応のポイント

- 末梢の静脈ラインや尿のカテーテルは毎日刺入部を観察する
- 微妙な変化でも看護師に報告する

本事例では，その後，指導者である看護師に，体温測定の結果と右手に入っている末梢静脈ライン刺入部の異常を報告しました．すぐにCさんの末梢静脈ラインを観察した結果，静脈炎と判断し，すぐにその末梢ラインを抜去して左手に新たに末梢静脈ラインを挿入しました．

その2日後，Cさんのバイタルサインは変動することなく，体温も平熱に戻っていました．右手の末梢静脈ライン抜去部の発赤・熱感・疼痛・腫脹も消失していました．

患者さんの体内に入っている異物である末梢の静脈ラインや尿のカテーテルなどは，微生物の侵入経路となるので，毎日刺入部の観察を行い看護師に報告することが大切です．

看護師は受け持ちが変わるため，微妙な変化に気づきにくいですが，看護学生の皆さんは実習期間中は毎日同じ患者さんを受け持つわけですから，毎日観察していれば，変化や異常にすぐ気づくことができます．

### まとめ

本事例でも，末梢静脈ラインの観察を毎日していたので，患者さんが発熱したときに，静脈ラインの異変に気づき，報告することで重症化を防ぐことができました！

毎日同じ患者さんをみることができるのは，看護学生の強みですから，よーく，よーく観察してください．

**引用・参考文献**

1) Peberdy MA, et al：Part 9：post-cardiac arrest care：2010 American Heart Association Guidelines for Cardiopulmonary Resuscitation and Emergency Cardiovascular Care．Circulation18(3)：768-786，2010
2) 満田年宏：血管内留置カテーテル関連感染予防のためのCDCガイドライン2011．ヴァンメディカル，2011．
3) 山勢博彰編著：腎・代謝機能にかかわるクリティカルケア看護．クリティカルケア看護のQ&A．医学書院，p.130〜132，2006．
4) 永易裕子ほか：発熱.特集　症状別フィジカルアセスメント．月刊ナーシング，30(7)：43，2010．
5) 岡元和文編：低体温．症状・徴候を看る力！―アセスメントから初期対応（ケア）まで，総合医学社，p.227〜237，2013．
6) 浦部晶夫ほか編：今日の治療薬　解説と便覧　2013，南江堂，p.262〜291，2013．
7) 阿曽洋子ほか：基礎看護技術，第7版，医学書院，2011．
8) 日本救急看護学会監：体温異常(E)のアセスメント．外傷初期看護ガイドライン―JNTEC，改訂版，へるす出版，p.56〜58，2010
9) 飯塚裕美：基礎と臨床のバイタルサイン，Nursing Canvas，1(1)：24〜29，2013．
10) 竹内修二ほか：解剖生理の視点でわかる看護技術の根拠Q&A，照林社，2010．
11) 山内豊明，桑原美弥子：やりなおしのバイタルサイン，Smartnurse2010年秋増刊号：54〜59，2010．
12) 日野原重明監：バイタルサインの見方・読み方―体温・脈拍・呼吸・血圧・意識．照林社，p.18〜33，2005．
13) 平孝臣ほか：わかるバイタルサインAtoZ．学研メディカル秀潤社，p.22〜32，2000．
14) 稲松孝思：臨床症状の特徴．よく見る高齢者の感染症の特徴と対策，臨床と微生物30(6)：645〜660，2003．
15) 高橋章子ほか編：急性期の患者のフィジカルアセスメント，南江堂，p.91〜105，2000．
16) 井上智子ほか編：緊急度・重症度からみた症状別看護過程＋病態関連図，医学書院，p.2〜35，2011．
17) 高木永子監：看護過程に沿った対症看護：病態生理と看護のポイント　第4版，学研メディカル秀潤社，p.495〜512，2010．
18) 青木眞：レジデントのための感染症診療マニュアル，第2版，医学書院．p.11〜40，349〜375，2008．
19) 山蔭道明：周手術期の体温管理，克誠堂出版，2011．

第4章

# 呼 吸

**基礎**のバイタルサイン
## 呼吸測定って何ですか？

**臨床**のバイタルサイン
## 臨床実践における呼吸測定

**事例**
## 呼吸測定から危険を察知できた例

# 基礎のバイタルサイン

## 呼吸測定って何ですか？

### 1 呼吸とは？

「呼吸」は，生体が生命維持に必要な酸素（$O_2$）を外界から取り入れ，代謝の結果生じた二酸化炭素（$CO_2$）を排泄する営みで，生命維持にとって非常に重要です．

呼吸には「肺でのガス交換」と，「組織でのガス交換」の2つがあります．私たちが視覚で観察できるのは**肺でのガス交換の働き**です（**図1**）．

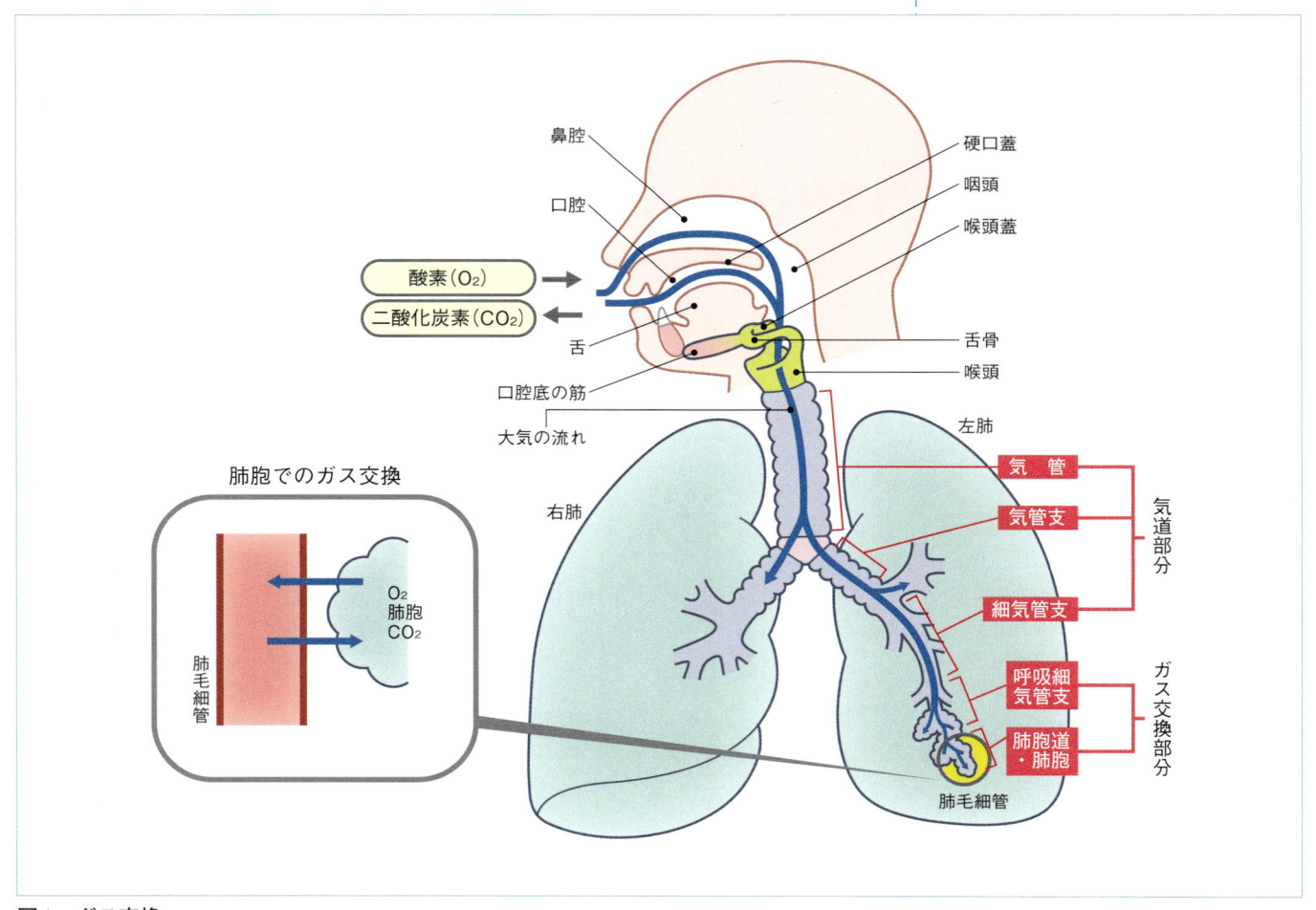

図1 ガス交換

# 2 呼吸のしくみ

## 1 呼吸器の構造（図2）

呼吸器系は口腔・鼻腔，咽頭，喉頭，気管，気管支，肺で構成されます．これらのうちガス交換に関与するのは肺のみで，口腔・鼻腔から終末細気管支までは空気が通るだけの道なので「気道」とよばれます．

ガス交換部である肺は胸椎，肋骨，12対の肋骨で囲まれた「胸郭」に保護されています．胸郭に囲まれた空洞が「胸腔」です．肺の上端（肺尖）は鎖骨の上方に位置しています．肺の下端（肺底）は横隔膜と接しています．左右の肺が囲んでいる部分（縦隔）は心臓が位置します．

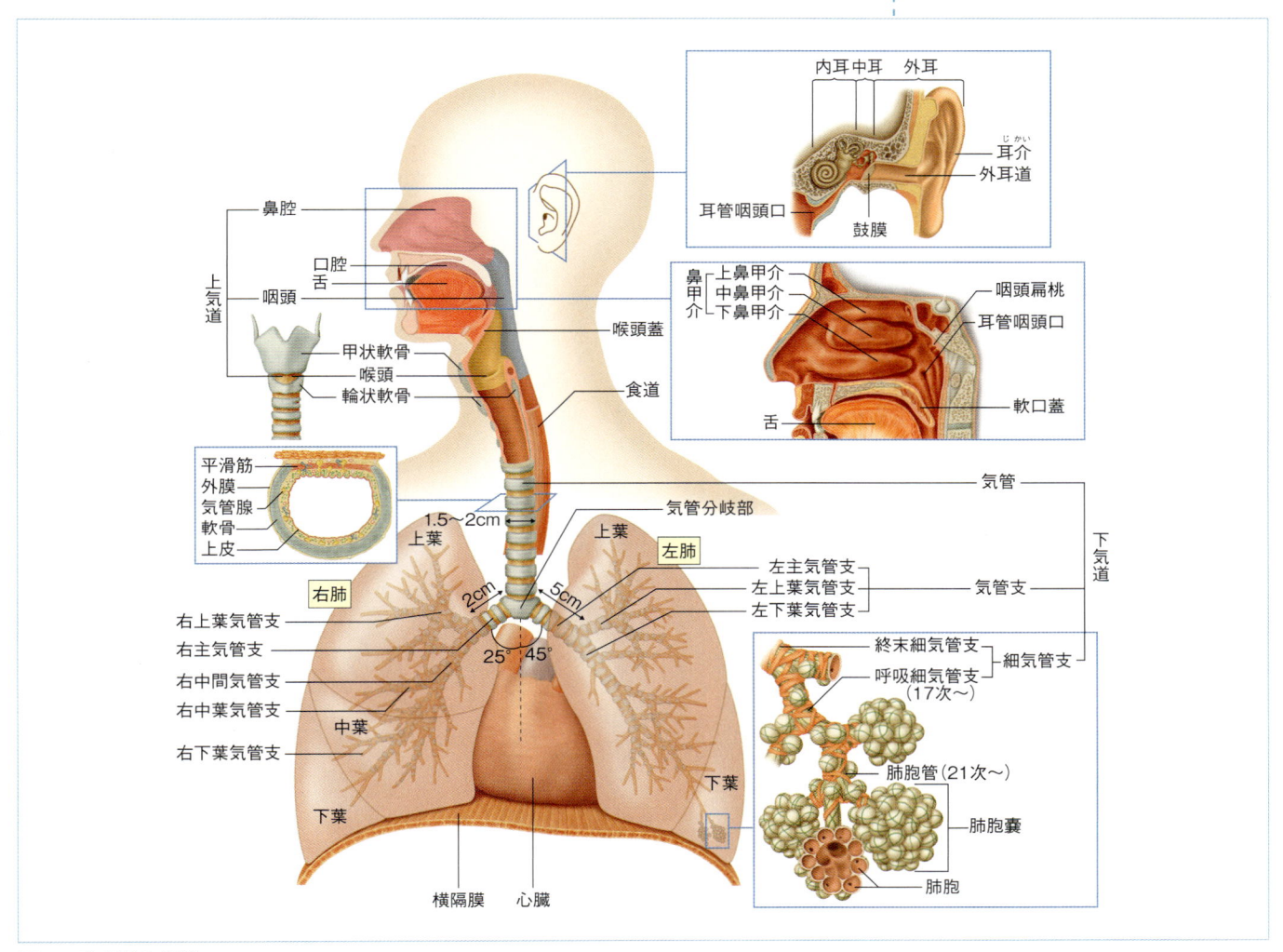

図2 呼吸器の構造

## ●気道（図3）

　気道は「上気道（鼻腔，咽頭，喉頭）」と「下気道（気管，気管支，細気管支，終末細気管支）」に分けられます．気道はただの空気のとおり道というだけでなく，吸入した空気を温め，肺に届くまでに体温に近づける役割を持ちます．また気管，気管支などは繊毛細胞でできており，混入した異物を除去する働きを持っています．

　気管は成人で約10cmの長さで左右2本の主気管支に分岐します．

　左主気管支は心臓があるため持ち上げられた形となっています．右は左に比べ角度が浅く垂直で，さらに太いため異物が入りやすい構造となっています．分岐した主気管支は，より細い気道（細気管支）へ23回枝分かれを繰り返します．終末細気管支の先には肺胞とよばれる小さな空気の袋があり，肺胞壁の周りには毛細血管が網目のように張り巡らされています．

　機能面でみると口腔・鼻腔から終末細気管支まではガス交換に関与しないため，この気道部分は「解剖学的死腔」とよばれます．

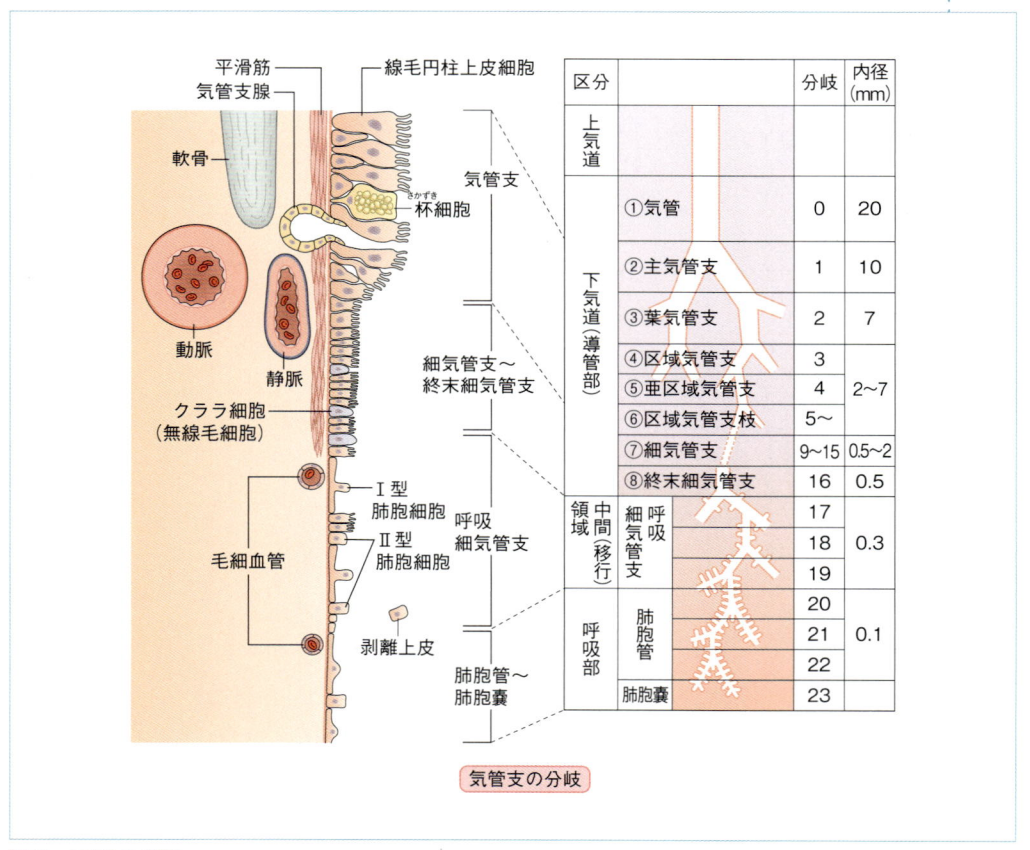

| 区分 | | | 分岐 | 内径(mm) |
|---|---|---|---|---|
| 上気道 | | | | |
| 下気道（導管部） | | ①気管 | 0 | 20 |
| | | ②主気管支 | 1 | 10 |
| | | ③葉気管支 | 2 | 7 |
| | | ④区域気管支 | 3 | 2〜7 |
| | | ⑤亜区域気管支 | 4 | |
| | | ⑥区域気管支枝 | 5〜 | |
| | | ⑦細気管支 | 9〜15 | 0.5〜2 |
| | | ⑧終末細気管支 | 16 | 0.5 |
| 中間領域（移行） | 呼吸細気管支 | | 17 | 0.3 |
| | | | 18 | |
| | | | 19 | |
| 呼吸部 | 肺胞管 | | 20 | 0.1 |
| | | | 21 | |
| | | | 22 | |
| | 肺胞嚢 | | 23 | |

図3　気道の構造

● ガス交換部

　ガス交換部は呼吸細気管支から肺胞管，肺胞までの部分をさします．大部分のガス交換は肺胞で行われますが，肺胞以外の呼吸細気管支などの側壁にも袋状の部分があり，この部分もガス交換できます．

● 肺（図4）

　肺は右肺3つ，左肺2つの肺葉（右肺：上・中・下葉，左肺：上・下葉）に分かれています．前から見ると右肺は上葉と中葉，左肺では上葉が前面に位置します．下葉は右肺・左肺ともに背中側に位置しています．肺尖は胸郭の上のほうへ突き出ていて，前から見ると鎖骨の2～3cmも上の高さになります．また，肺底の最も下は第6肋骨の高さの位置にあります．

　また，肺は弾性（膨らんだら縮もう・戻ろうとする力）があり，胸腔内圧が常に陰圧になっているため引っぱられて膨らんでいます．肋間筋と横隔膜の働きで胸腔が広がると胸腔内圧がさらに低下し，肺が拡張します（図5）．

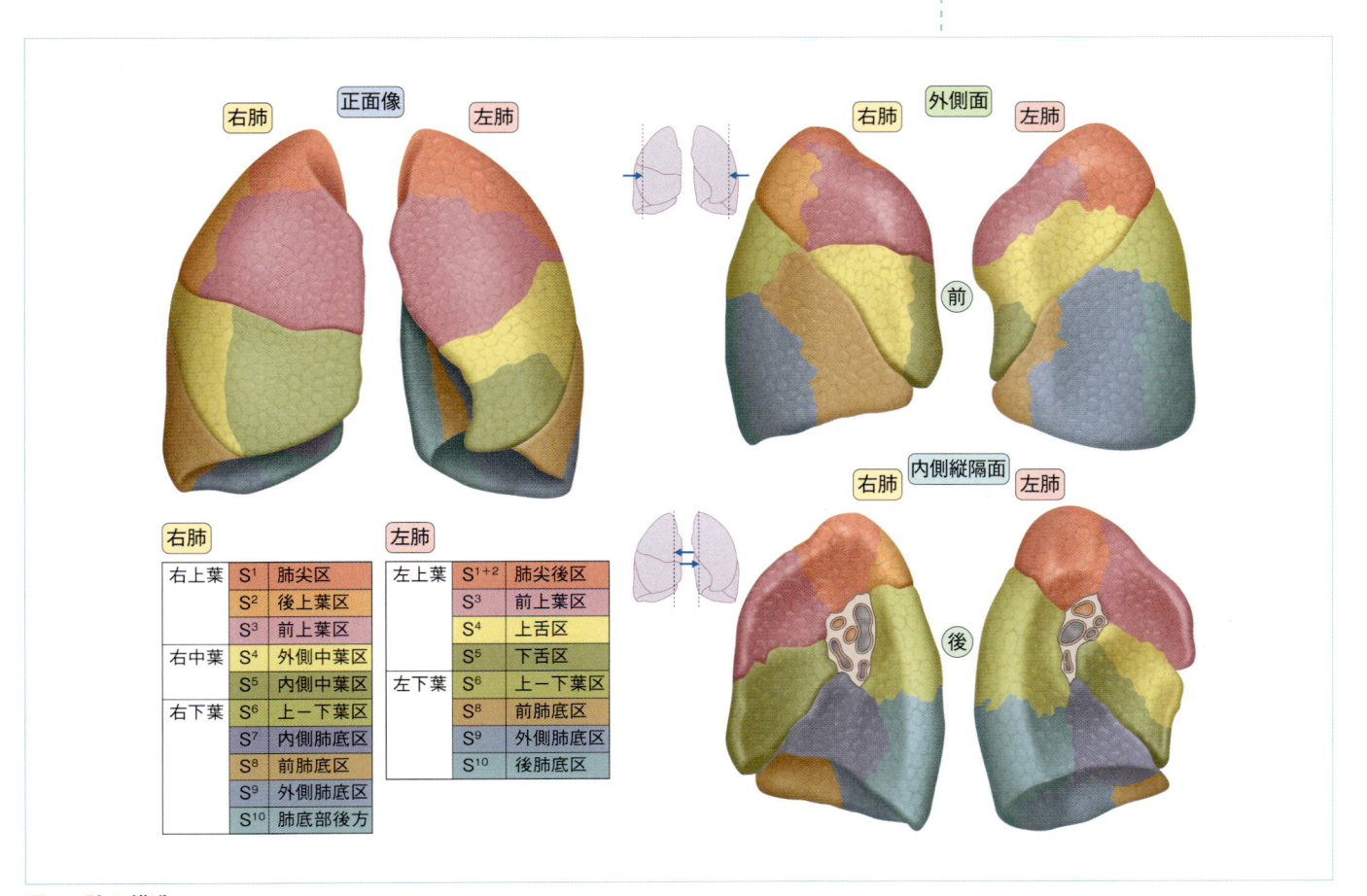

| 右肺 | | |
|---|---|---|
| 右上葉 | S¹ | 肺尖区 |
| | S² | 後上葉区 |
| | S³ | 前上葉区 |
| 右中葉 | S⁴ | 外側中葉区 |
| | S⁵ | 内側中葉区 |
| 右下葉 | S⁶ | 上-下葉区 |
| | S⁷ | 内側肺底区 |
| | S⁸ | 前肺底区 |
| | S⁹ | 外側肺底区 |
| | S¹⁰ | 肺底部後方 |

| 左肺 | | |
|---|---|---|
| 左上葉 | S¹⁺² | 肺尖後区 |
| | S³ | 前上葉区 |
| | S⁴ | 上舌区 |
| | S⁵ | 下舌区 |
| 左下葉 | S⁶ | 上-下葉区 |
| | S⁸ | 前肺底区 |
| | S⁹ | 外側肺底区 |
| | S¹⁰ | 後肺底区 |

図4　肺の構造

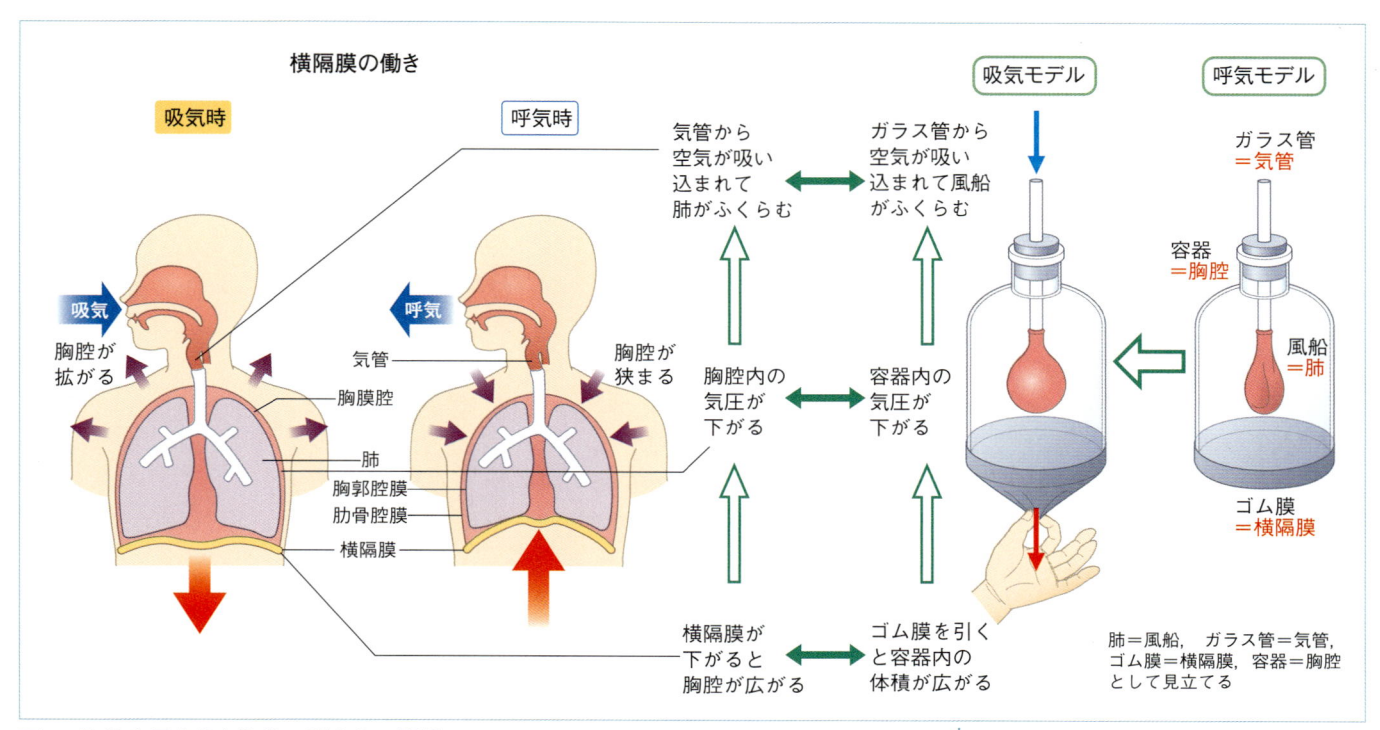

図5　胸腔内圧変化と胸腔の動きとの関係

## 2 呼吸の生理とは？

### ●換気

#### ①呼吸運動

　呼吸運動は**胸郭の変形**（拡大・縮小）と**横隔膜の移動**（収縮・弛緩）によって行われます．呼吸運動に関係する主要な筋肉は肋間筋と横隔膜で**呼吸筋**とよばれます．胸郭の変形は肋骨の移動によって行われ，これを**胸式呼吸**といい，横隔膜の移動による呼吸を**腹式呼吸**といいます．一般的に安静時は腹式呼吸，運動時は胸式呼吸の割合が大きくなります．

- 横隔膜（図6）

　　横隔膜は肋骨の内側にあり，胸腔と腹腔の境に位置するドーム型の膜状筋です．吸気時はドームを平らにするように収縮します．呼気時は弛緩し，腹腔内臓器に押されてもとに戻ります．

- 胸郭（図6）

　　吸気時には外肋間筋の収縮により肋骨が挙上し胸郭の左右径と前後径が大きくなります．加えて，横隔膜の収縮・弛緩により胸郭の上下径も増大します．呼気時には内肋間筋が収縮し肋骨を引き下げます．

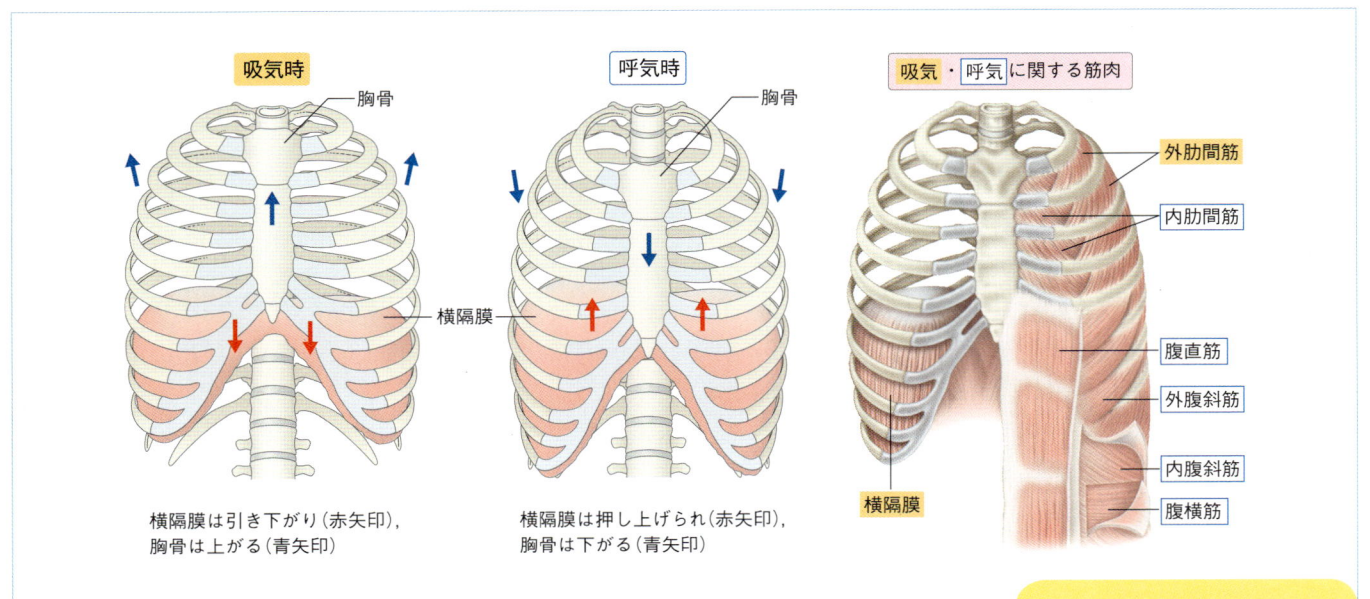

図6 横隔膜と胸郭の動き（胸腔の拡大と縮小）

呼気には横隔膜が弛緩し，腹腔内臓器に押し上げられ，高い位置に上がり，空気に押し出されます．吸気には横隔膜は収縮し下がります．胸腔内が陰圧になって空気を送り込みます．

## ②換気（図7）

換気は吸気と呼気からなり，**1回換気量**は400〜500mLです．成人は1分間に約12回〜20回の呼吸をするので，1分間の換気量（**分時換気量**）は**約4,000〜5,000mL**です（1回換気量×呼吸数で計算）．

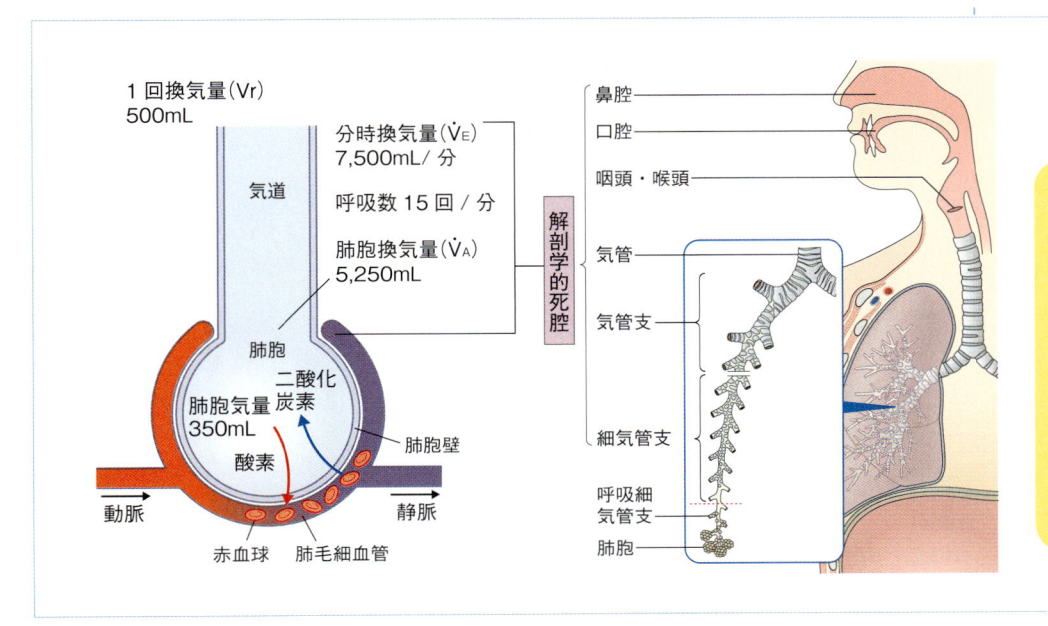

1回換気量を500mLとして考えた場合，解剖学的死腔150mLがあるので，実際に肺胞でガス交換する空気の量は約350mLとなります．1分間の呼吸数を15回とすると，分時換気量は500mL×15回＝7,500mLとなります．分時肺胞換気量は（500mL－150mL）×15回＝5,250mLとなります．

図7 換気量と解剖学的死腔

このうちの一部は解剖学的死腔にとどまるので実際に肺胞まで達する空気はもっと少なくなります．一般的に成人の死腔量は約150mLといわれています．

### ●ガス交換
#### ①拡散
拡散とは，物質が濃度の高いほうから低いほうへ移動する現象のことです．

具体的には，肺胞に到達した酸素は濃度が高い肺胞から肺胞の壁や毛細血管内皮細胞を通過して酸素濃度の低い血管内の血液の中に入ります．

一方，末梢から戻った血液の中の二酸化炭素は濃度の高い血管内から濃度の低い肺胞内に入ります．この酸素と二酸化炭素のガス交換が拡散です．

#### ②換気血流比
ガス交換では，換気と血流のバランス(換気血流比)が非常に大事です．換気が十分あっても肺胞への血流がなければ，その肺胞はガス交換することができません．逆もあり，気道の閉塞などで換気が不十分であったときは肺胞への血流がいくらあってもガス交換が成立せずに，血液はガス交換されないまま全身を循環します．これらを換気血流比不均衡といいます．

> 拡散障害と換気血流比不均衡は，詳細をp.177で解説していますので，参照してください．

## 3 呼吸の調整（図8）

### ●呼吸中枢
呼吸運動の周期性は脳幹の延髄から橋にかけて備わっています．延髄には吸気・呼気のリズムに関係する中枢(呼吸リズム中枢)があります．安静時は呼吸リズム中枢によって呼気・吸気のパターンが決定しています．さらに呼吸リズムには橋のニューロンも関係しています．

橋の下部3分の2には強い吸息の情報を送る持続性吸息中枢があり，橋の上部には規則正しい呼吸リズムを作るように働く呼吸調節中枢が存在します．

呼吸調整は主に延髄と橋に調整されていますが，それ以外にも視床下部や小脳などにも影響を受けています．たとえば，感情による呼吸の変化，体温上昇時の呼吸数増加，運動時の呼吸調整などがそうです．また，呼吸運動はバイタルサインの中では唯一，意図的に変化させることができます．

### ●化学調節
化学調節とは，動脈血酸素分圧($PaO_2$：基準値80〜100Torr)と動脈血二酸化炭素分圧($PaCO_2$：基準値35〜45Torr)の変化に反応して，換気を調整するものです．これらの変化をキャッチする化学受容器には末梢化学受容器と中枢化学受容野があります．

末梢化学受容器は，内・外頸動脈の分岐部(頸動脈小体)と大動脈弓(大動脈小体)にあり，血中酸素に関するセンサーの役割を持ちます．高二酸化炭素やpH低下にも反応しますが低酸素に関してとくに敏感に反応します．

> ● 圧力の単位
> （TorrとmmHg）
>
> 圧力の単位にはTorr（トル）とmmHg（ミリメートルエイチジー）の2つがあります．日本国内の単位法では，生体内の圧力の単位としてTorrが使用され，血圧を示す単位としてはmmHgが使用されています．
>
> 1Torr＝1mmHgです．

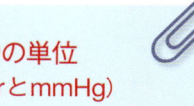

# 第4章 呼吸

基礎のバイタルサイン

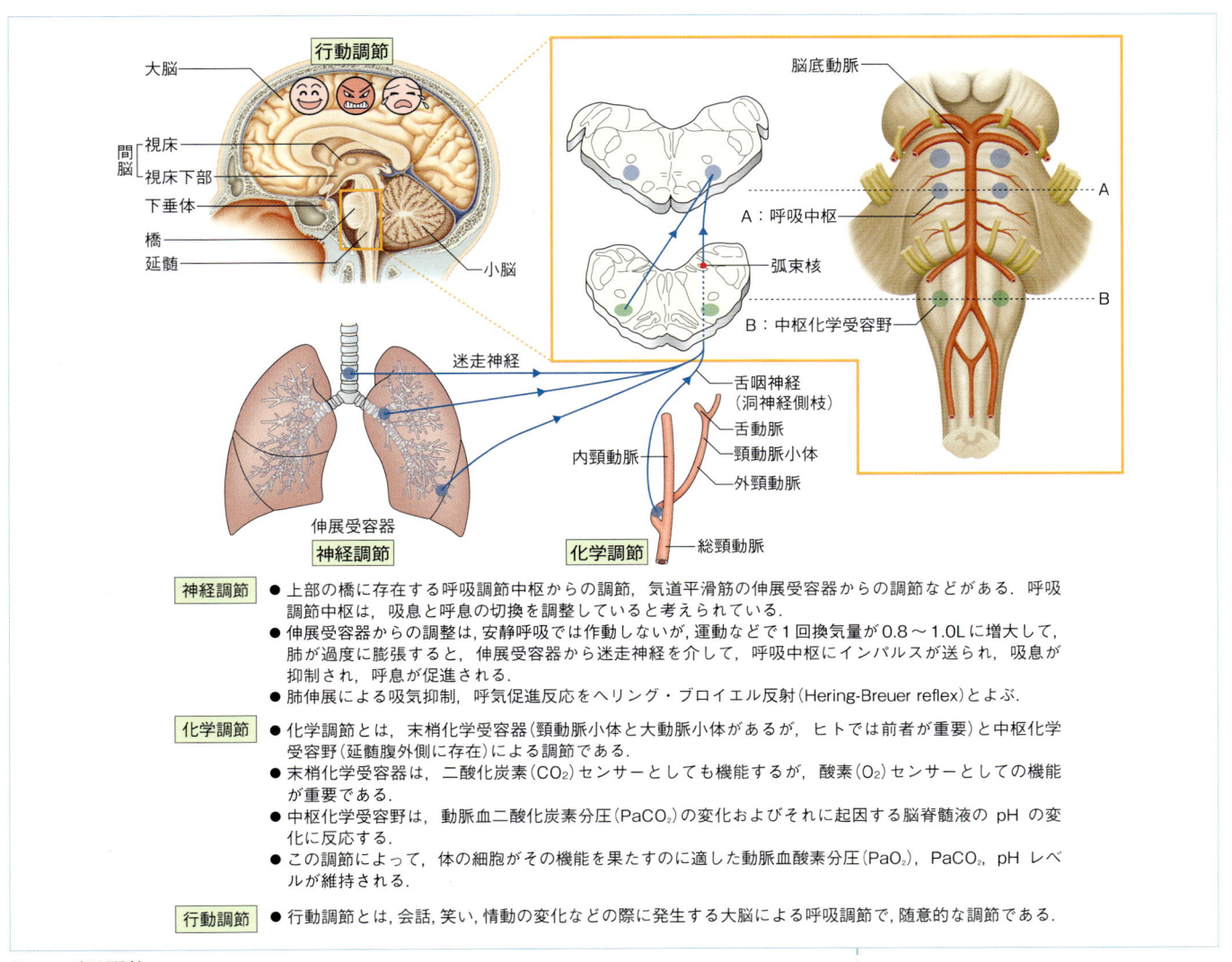

**図8 呼吸調整**

| 神経調節 | ● 上部の橋に存在する呼吸調節中枢からの調節，気道平滑筋の伸展受容器からの調節などがある．呼吸調節中枢は，吸息と呼息の切換を調整していると考えられている．<br>● 伸展受容器からの調整は，安静呼吸では作動しないが，運動などで1回換気量が0.8〜1.0Lに増大して，肺が過度に膨張すると，伸展受容器から迷走神経を介して，呼吸中枢にインパルスが送られ，吸息が抑制され，呼息が促進される．<br>● 肺伸展による吸気抑制，呼気促進反応をヘリング・ブロイエル反射(Hering-Breuer reflex)とよぶ． |
|---|---|
| 化学調節 | ● 化学調節とは，末梢化学受容器(頸動脈小体と大動脈小体があるが，ヒトでは前者が重要)と中枢化学受容野(延髄腹外側に存在)による調節である．<br>● 末梢化学受容器は，二酸化炭素($CO_2$)センサーとしても機能するが，酸素($O_2$)センサーとしての機能が重要である．<br>● 中枢化学受容野は，動脈血二酸化炭素分圧($PaCO_2$)の変化およびそれに起因する脳脊髄液のpHの変化に反応する．<br>● この調節によって，体の細胞がその機能を果たすのに適した動脈血酸素分圧($PaO_2$)，$PaCO_2$，pHレベルが維持される． |
| 行動調節 | ● 行動調節とは，会話，笑い，情動の変化などの際に発生する大脳による呼吸調節で，随意的な調節である． |

中枢化学受容野は延髄の呼吸中枢の近くにあり，高二酸化炭素に高い感受性を持っています．通常は，より敏感な中枢化学受容野が主に呼吸を調整し，低酸素がある程度進行すると末梢化学受容器が反応します．

これらの化学受容体が高二酸化炭素や低酸素の際に刺激されることにより呼吸中枢へ信号が送られ，換気が促進します．

## ●神経調節

気道や肺には知覚受容器が配置され，その末梢神経(迷走神経)を介して自律神経反射や呼吸筋からの反射が起こり，呼吸運動を調節しています．

● 行動調節

　行動調節とは，呼吸が大脳などによる精神活動，意識レベルの変化によって随意に調節されることをいいます．

### Column

#### $CO_2$ナルコーシス

　高二酸化炭素（$CO_2$）血症により意識障害を伴い，中枢神経症状を伴う病態を$CO_2$ナルコーシスといいます．初期は頭痛（$CO_2$による頭蓋内血管拡張のため）が出現します．中枢神経症状として，落ち着きがなくなり，吐気，倦怠感，意識レベルの低下，痙攣などが生じ，傾眠，昏睡にいたります．

　慢性的な換気不全で血中$CO_2$が常に高い患者さんでは，中枢化学受容野の$CO_2$への感度が鈍くなっています．そのため換気調節には低酸素センサーである末梢化学受容体のみが反応しています．

　この状態で，高濃度酸素を投与し血中酸素濃度が急激に上がると，低酸素センサーである末梢化学受容体への刺激はなくなり換気が低下します．その結果，$CO_2$貯留だけが増進し高$CO_2$血症が進行し$CO_2$ナルコーシスとなります．

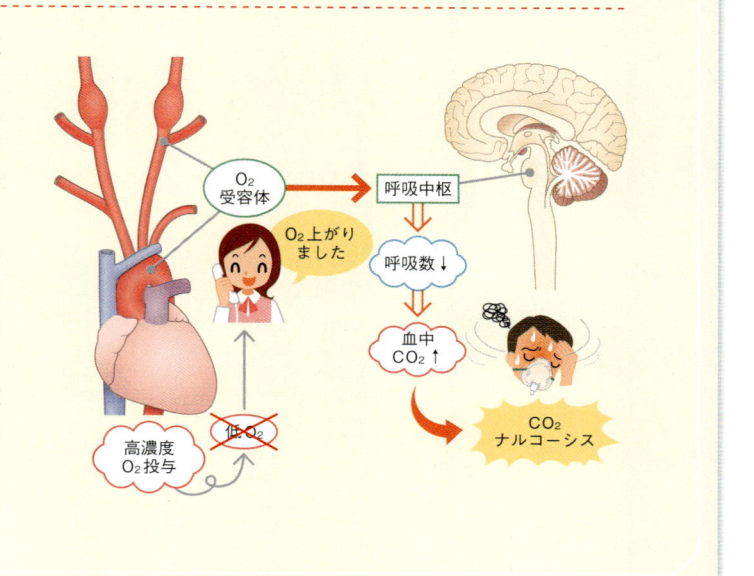

## 3 呼吸測定の基本手順

　呼吸測定の目的は，「患者さんの呼吸状態の手がかりを知ること」です．測定方法には，問診，視診，触診，打診，聴診があります．それぞれに行う理由とやり方があります．ただし，これらは単独で実施されることはなく，臨床現場では同時進行で実施されます．

### 1 問診

● 問診はなぜ必要なの？

　すべてのケアの始まりは患者さんとの対話です．問診では対話を通して的確に情報をとることで，状態のアセスメントやケアにつなげることができます．

ここでは呼吸の問診について中心に述べますが，呼吸器は循環の働きと密接に関連しているため，循環器の異常にも注意を払うことが重要です．

### ●問診の基礎
5W1Hを意識して患者さんから情報を取ってみましょう．これは呼吸測定以外にも使うことができます．

#### ①患者背景（who；誰が？）
氏名，年齢，性別，職業，既往歴などの基本情報が必要です．

#### ②主訴と現在の状態
（what；何が？，when；いつ？，why；なぜ？，where；どこ？，how？；どのように？）

主訴とは，患者さんが最も気にしている症状を患者さん自身の言葉として一言で表現したものです．呼吸器疾患では，咳，痰，胸痛，呼吸困難感，喘鳴などが主訴となります．

#### ③そのほか
- 家族歴：遺伝傾向の強い疾患などでは重要な情報になります．
- 患者さんの生活習慣・社会歴：たとえば，新たに喘息を発症した患者さんではしばしば発症数か月前からペットを飼い始めた例もあります．嗜好歴では喫煙の有無や飲酒の量なども重要な情報となります．

## 2 視診
### ●視診で何がわかるの？
視診とは肉眼で身体を観察し，全身および局所的所見を把握することです．患者さんをみて何かおかしいな？ と感じること，これこそが視診の第一歩ですが，それに裏付けがあると看護・ケアに役立てることができます．そのためには，患者さんの胸部体表面を見て，その内部構造，呼吸器系の解剖が頭に入っていることが重要となります．

視診では観察したことから，さまざまなことを推測できます．たとえば，患者さんのとる姿勢は病態の重症度を反映することがあります．座位でテーブル等に肘を置く姿勢は，補助呼吸筋が有効に働くため，呼吸不全患者に多く見られます．

また，意識低下は低酸素血症や脳血流低下が疑われます．急激に脳への酸素供給が途絶えた場合，初期は表情や顔色が悪くなり，不穏や見当識障害などが見られ，さらに，低酸素が進行すると昏睡におちいります．

さらにチアノーゼの有無は，呼吸器系に問題が起こっていることを表す重要な観察項目です．

---

### ● 5W1Hによる情報収集の例

- what；「現在，何が問題ですか？」
  例）呼吸が苦しい感じがする，痰がでる，咳がでる，胸が苦しい
- when；「いつからですか？」
  例）突然，急に苦しくなった，徐々に
- why；「どのようなときにですか？ なぜか心あたりは？」
  例）動くと悪化する，上半身を起こしているほうが楽，など
- where；「どのあたりがですか？」
  例）胸全体が，右側だけ
- how；「どういうふうにですか？ どのくらいですか？」
  例）今まで経験したことがないくらい，持続する

5W1Hを意識して，患者さんから情報収集をしてみましょう．

● 視診の基礎（表1）

① 呼吸における視診の流れ（3ステップ）

1st Step：**第1印象は？**—患者さんの顔色，表情，姿勢，意識状態を観察します．

2nd Step：**呼吸の異常所見は？**—着衣を脱がせて，呼吸が正常か異常か見きわめます．
- **深さ，数，規則性，呼吸様式（胸式，腹式，胸腹式），呼吸音**などはどうか

3rd Step：**全身所見は？**—胸郭，そのほか外見の観察をします．
- **チアノーゼ**の有無
- 胸郭の形は**左右対称**か，**胸腹部の動き**は正常か
- 全身所見にどのような異常があるか

表1 呼吸器系の視診の項目

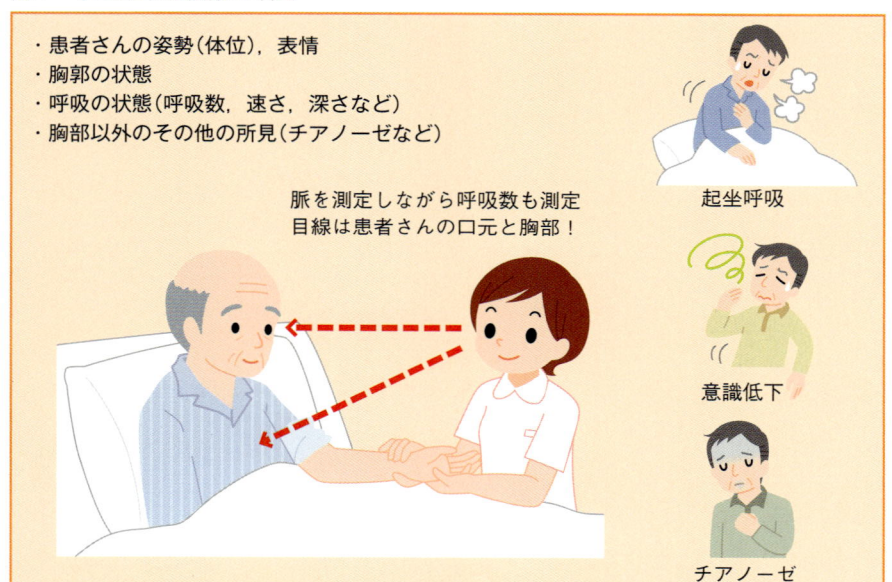

- 患者さんの姿勢（体位），表情
- 胸郭の状態
- 呼吸の状態（呼吸数，速さ，深さなど）
- 胸部以外のその他の所見（チアノーゼなど）

脈を測定しながら呼吸数も測定
目線は患者さんの口元と胸部！

起坐呼吸
意識低下
チアノーゼ

② フィジカルアセスメントのための視診

正常呼吸：呼吸数は成人で12〜20回/分です．**意識させないよう脈拍などと一緒に1分間測定**します．意識しなければ通常は規則的です．

異常呼吸：呼吸の数，深さ，リズムなどにより呼称があり，呼吸の状態によって患者さんに何が起こっているかを推測できることがあります（表2）．

---

● **胸式呼吸**

主に肋間筋の働きによる呼吸様式

● **腹式呼吸**

主に横隔膜の運動により行われる呼吸様式

● **胸膜式呼吸**

胸と腹が同時に膨らむ正常な呼吸パターン

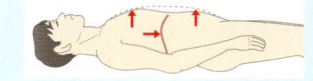

● **口すぼめ呼吸**

気道の虚脱や狭窄がある患者さんは息をうまく吐き出せません．そのような患者さんは口をすぼめて呼吸していることがあります．口をすぼめて息を吐くことで気道内が陽圧（内部の圧が高まること）になるため，気道の閉塞改善につながります．

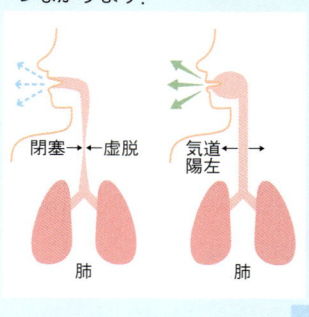

閉塞←虚脱　気道陽左
肺　　　　　肺

**表2　異常呼吸のパターンとその原因**

| 異常の種類 | 呼吸パターン | | 呼吸の状態の観察 | 原因・疾患の予測 |
|---|---|---|---|---|
| 呼吸数の異常 | 頻呼吸 | | 25回/分以上の呼吸数 | $CO_2$蓄積，肺炎，心不全，気管支喘息 |
| | 徐呼吸 | | 12回/分以下の呼吸数 | 麻酔薬・睡眠薬投与，頭蓋内圧亢進 |
| 呼吸の深さの異常 | 過呼吸 | | 呼吸の深さが増加（1回換気量増加） | 運動，興奮，高$CO_2$血症 |
| | 減呼吸（低呼吸） | | 呼吸の深さが減少（1回換気量低下） | 呼吸筋力低下，胸郭可動障害 |
| 呼吸の深さと数の異常 | 多呼吸 | | 呼吸数・深さともに増加 | $CO_2$蓄積，胸水貯留，肺塞栓 |
| | 少呼吸 | | 呼吸数・深さともに減少 | 死の直前 |
| | 浅速呼吸 | | 吸息が早く，呼息がゆっくりとした呼吸（あえぎ様呼吸，死戦期呼吸ともいう） | 肺水腫，肺気腫，胸郭可動性の低下 |
| | クスマウル呼吸 | | 規則的なゆっくりとした深く大きな呼吸 | 重症糖尿病，代償性アシドーシス，$CO_2$蓄積 |
| 呼吸リズムの異常 | チェーン-ストークス呼吸 | | ごく浅い呼吸から深く早い呼吸となり，再び浅くなる呼吸．呼気吸気の間に20秒程度の長い無呼吸を挟む | 脳出血，脳腫瘍，重症心不全，中枢神経障害，$CO_2$蓄積 |
| | 失調性呼吸 | | 呼吸数と深さもまったく不規則 | 脳腫瘍・脳外傷など延髄・橋の障害 |
| | ビオー呼吸 | | 失調性呼吸の一種　深さが一定しない呼吸と無呼吸が不規則に交互に出現 | 脳腫瘍・脳外傷など延髄・橋の障害 |
| | 持続性吸息呼吸 | | あえぐような長い吸息と異常に短い呼息 | 橋の障害 |

## 3 触診
### ●触診で何がわかるの？
　触診とは観察者の手や指を使って情報を得る方法です．直接患者さんに触れる行為であるため，不快を与えないよう，手を温める，汗ばんだ手で触れないなどの配慮が必要です．また，呼吸器の触診を行う際は，脱衣してもらうためプライバシーに配慮します．

　呼吸運動に伴う胸郭の動き，横隔膜の動き，頸部や胸部の筋肉の緊張度・圧痛や気管の短縮・偏位(不自然な位置に傾いていること)の有無などが評価できます．

### ●触診の基礎
#### ①フィジカルアセスメントのための触診

- 頸部の触診(**図9**)：触診により気管の偏位を知ることができます．正常な気管は頸部の中央にあります．

  　気管に偏位がある場合は上葉の無気肺や縦隔病変を考えます．腫瘍や気胸，胸水，体液貯留では気管は健側に偏位し，無気肺や虚脱のときは患側に偏位します．

  　また，気管周囲のリンパ節に腫脹を観察できます．頸部のリンパ節の腫脹は悪性リンパ腫や気道の炎症で観察されます．

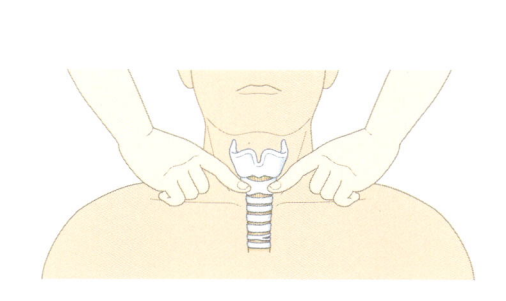

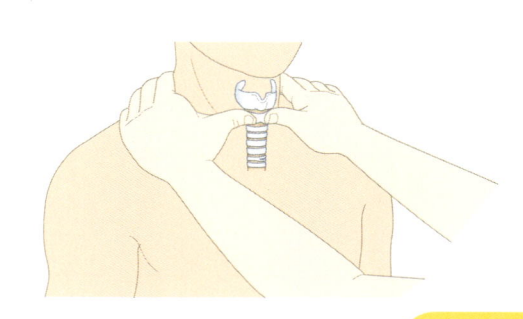

**図9　頸部の触診**

> 胸鎖乳突筋の間に両母指をあてて，甲状腺峡部から左右両葉へとずらしながら触診を行っていきます．

- 胸部・背部の触診(**図10，11**)：胸郭は通常左右対称で，呼吸運動時も左右対称に動きます．胸部・背部ともに深呼吸を促し，胸部の拡張程度と左右差の有無を評価します．
- 声音振盪音(**図12**)：声音振盪は声帯で発生した音が気道を伝って肺の末梢から胸壁に到達する現象のことで，触診によって手に伝わる振動の亢進・減弱を確認します．患者さんの背部に手をあて，「ひとーつ，ひとーつ」と繰り返し発声してもらい，触診部位を変えながら振動を確認します．

  　気道内が痰で閉塞すると，閉塞側の声音振盪音は消失します．

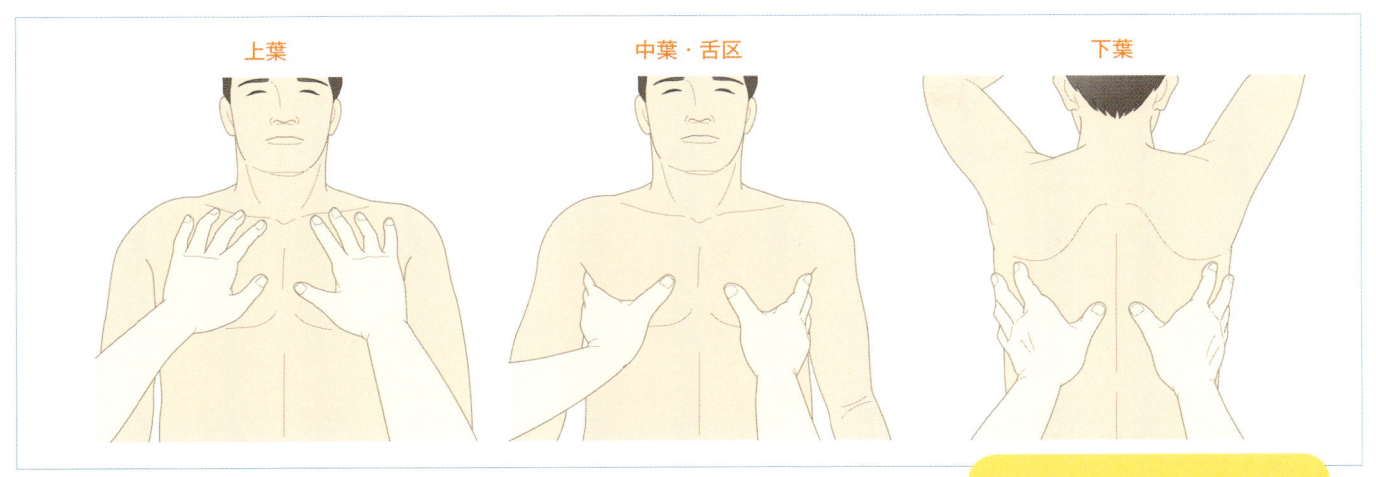

第4章 呼 吸
基礎のバイタルサイン

上葉　　　　　　　　　中葉・舌区　　　　　　　下葉

図10　胸部の触診

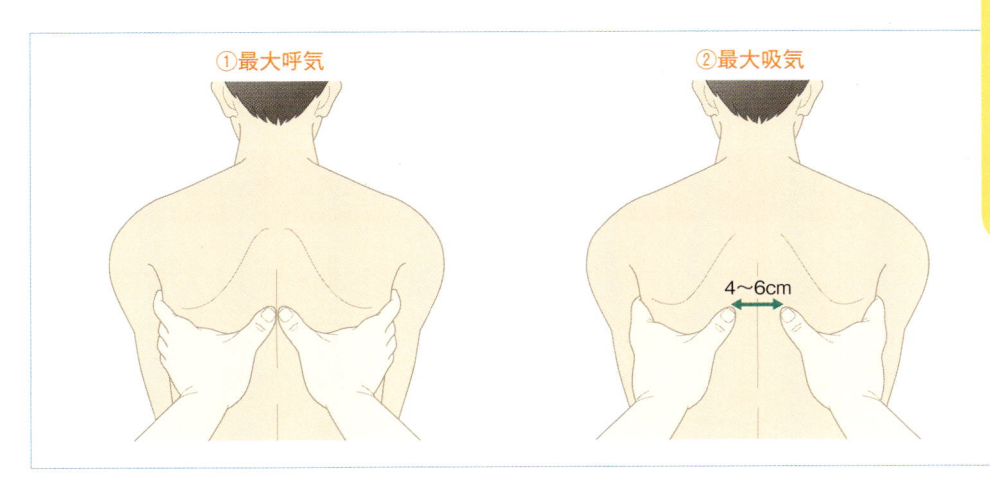

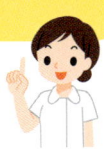

①最大呼気　　　　　　②最大吸気

4〜6cm

図11　背部の触診

> 胸部・背部の触診では，母指の移動によって胸部の運動範囲を評価します．他の指は，胸部の運動の方向性を評価します．
> 胸部・背部ともに，通常は左右対称です．左右差の有無を確認しましょう．

ひとーつ，ひとーつ

肺胞

横隔膜

触診部位

患者さんに発声してもらう　　音が気道を伝わり，肺の末梢から胸腔に到達する　　振盪音は，一般的に数字の順に強くなるが，左右差の有無が重要

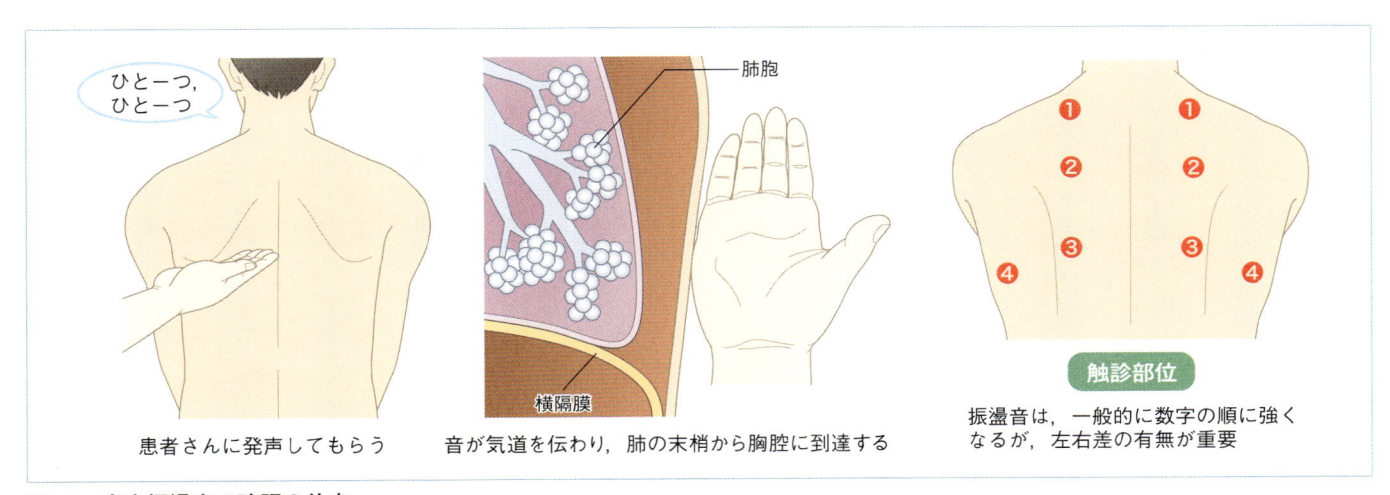

図12　音声振盪音の確認の仕方

基礎と臨床がつながるバイタルサイン　111

胸水があると振盪音は伝わりにくくなるため減弱します．
肺炎などでは振盪音が亢進するといわれますが，実際は正常との区別がつきにくいです．大事なのは**左右差の有無**です．

## 4 打診

### ●打診で何がわかるの？

打診は身体の表面を叩くことでその反響から，その部分の情報を得る方法です．
打診によって，横隔膜の高さや動き，胸水の有無，含気量の程度，胸水の有無，気道内分泌物の有無についての変化を知ることができます．

### ●打診の基礎

#### ①打診音の基礎（表4）

胸壁の左右を交互に，上方から下方へ打診します（図13）．打診はやさしく行うことが原則です．正常の肺では，やや低い音質が聴取できます．

表4　打診音の構成要素と音の種類

|  | 清音（共鳴音）<br>(normal, resonance, clear) | 鼓音<br>(tympanic) | 濁音<br>(decreased resonance, dull) |
|---|---|---|---|
| 強さ | 強 | 強 | 弱 |
| 長さ | 長 | 中 | 短 |
| 音質（ピッチ） | 低い・張りがある | 高い・よく響く | 高い・鈍い |
| 部位/特徴 | 正常肺野の打診音<br>（空気と水の混合） | 腹部ガスや，胸壁に近い空洞上の打診音（空気） | 心臓，肝臓，もしくは横隔膜上の打診音（水） |

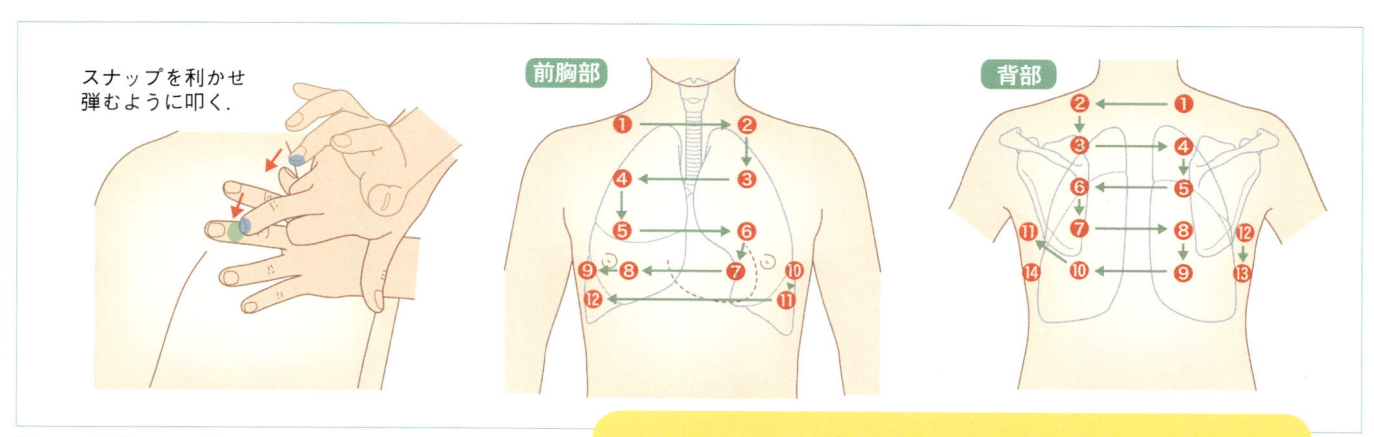

図13　打診のしかた

胸壁に左手の中指中節部（被打診指）を密着させます．体表面との間に隙間ができないようにします．打診指である右手中指は軽く屈曲させて，指先の先端でスナップをきかせて被打診指を叩きます．

濁音は空気を含む量が少ない部分（胸水が貯留した部分や肺炎時），組織の密度が多い部分（心臓や肝臓）で聴こえます．
清音は深呼吸した際など空気を多く含む正常な肺野で聴こえます．
鼓音は太鼓のような音で胃や腸管に空気が入っているときなどに聴こえます．

### ②フィジカルアセスメントとしての打診（図14）

打診の音を聴き分けられると心臓－肺の境界，肺－肝臓の境界，横隔膜の位置や動きを把握することが可能です．さらに，解剖を理解し，その部位で予想される打診音を確認することも重要です．

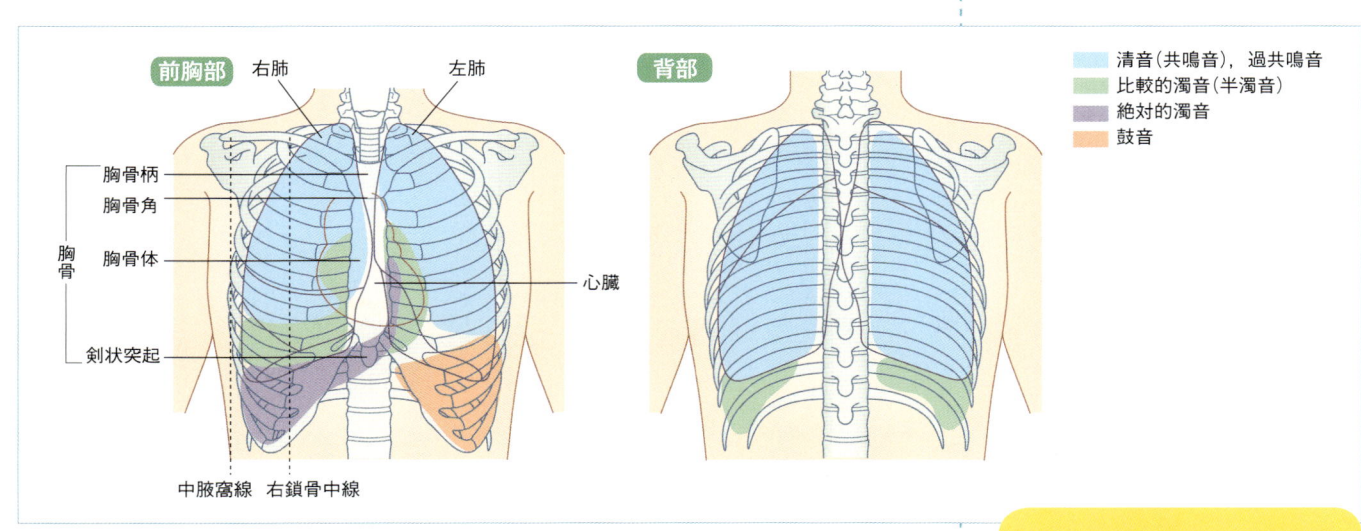

図14　解剖的にみた打診と音の特徴

## 5 聴診

### ●聴診で何がわかるの？

呼吸測定といえば，聴診器を使った測定法を思い浮かべる人も多いでしょう．聴診器を使用することで呼吸音の正常や異常，副雑音，痰の貯留の有無を確認できます．

### ●聴診のポイント

#### ①聴診の基礎（図15）

聴診では呼気・吸気の消失，減弱，延長，増強を確認し，呼吸音の正常・異常を判断します．さらに副雑音の有無を確認します（図16）．

正常な呼吸には気管，気管支などの中枢側の太い気道から発生する音（気管呼吸音，気管支呼吸音）と末梢の細い気道から発生する肺胞呼吸音があります．一般的に実施している肺野の聴診では肺胞呼吸音を聴いています．また，病的な呼吸音である副雑音は気道が痰で詰まったり，気管支喘息で気管が狭くなると聴取されます．

聴診は前胸部と背部を上方から下方へ左右交互に比較しながら行います（図17）．

---

清音：正常な肺の打診音
比較的濁音：少し空気を含む空間のある部分
絶対的濁音：全く空気を含まない部分
鼓音：胃泡のある部分
心臓，肝臓，横隔膜以外の濁音は何らかの病が隠されている可能性があります！

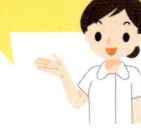

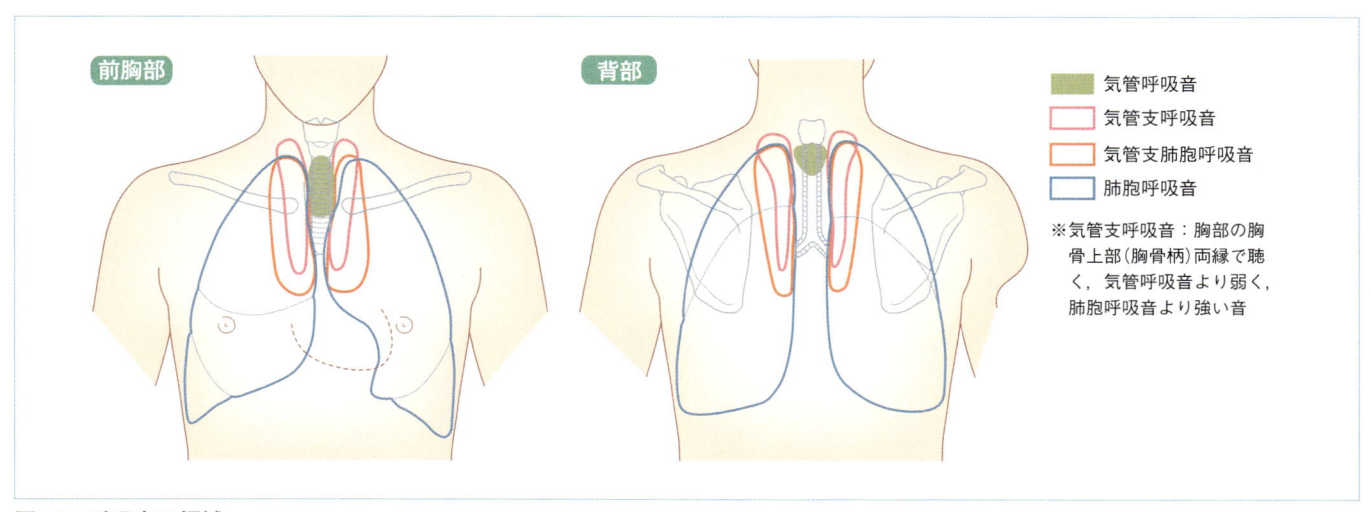

図15 呼吸音の領域

凡例：
- 気管呼吸音
- 気管支呼吸音
- 気管支肺胞呼吸音
- 肺胞呼吸音

※気管支呼吸音：胸部の胸骨上部（胸骨柄）両縁で聴く，気管呼吸音より弱く，肺胞呼吸音より強い音

> 「ラ音」とは異常時に聞かれる呼吸音のことで副雑音と言われます．肺胞呼吸音由来の副雑音のことを，ドイツ語でRasselgeräusch（ラッセルゲロイッシュ）といいます．そのため昔，日本では副雑音をラッセル音と表現しました．現在でもその略語の「ラ音」という言葉が残っています．

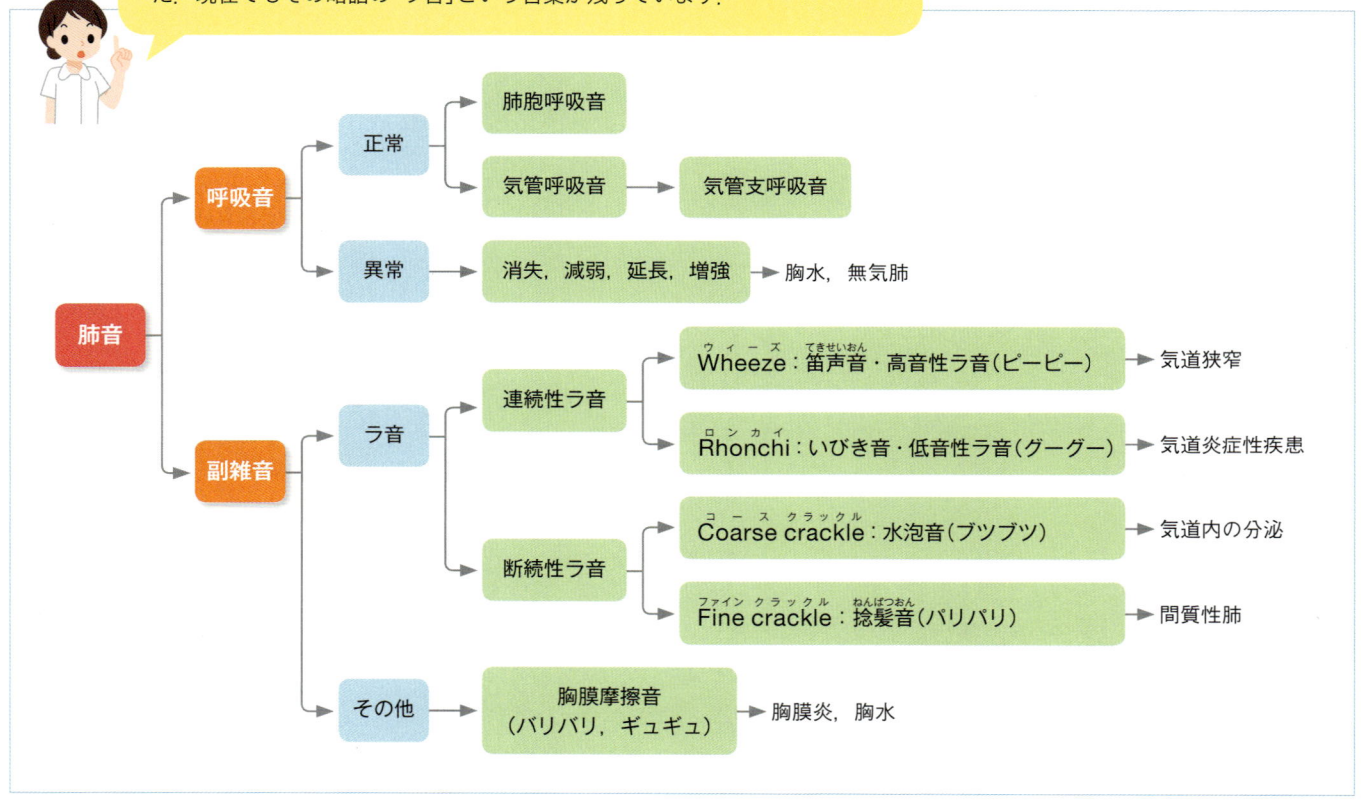

肺音の分類：
- 呼吸音
  - 正常
    - 肺胞呼吸音
    - 気管呼吸音 → 気管支呼吸音
  - 異常 → 消失，減弱，延長，増強 → 胸水，無気肺
- 副雑音
  - ラ音
    - 連続性ラ音
      - Wheeze（ウィーズ）：笛声音・高音性ラ音（ピーピー）→ 気道狭窄
      - Rhonchi（ロンカイ）：いびき音・低音性ラ音（グーグー）→ 気道炎症性疾患
    - 断続性ラ音
      - Coarse crackle（コース クラックル）：水泡音（ブツブツ）→ 気道内の分泌
      - Fine crackle（ファイン クラックル）：捻髪音（バリバリ）→ 間質性肺
  - その他 → 胸膜摩擦音（バリバリ，ギュギュ）→ 胸膜炎，胸水

図16 肺音の分類

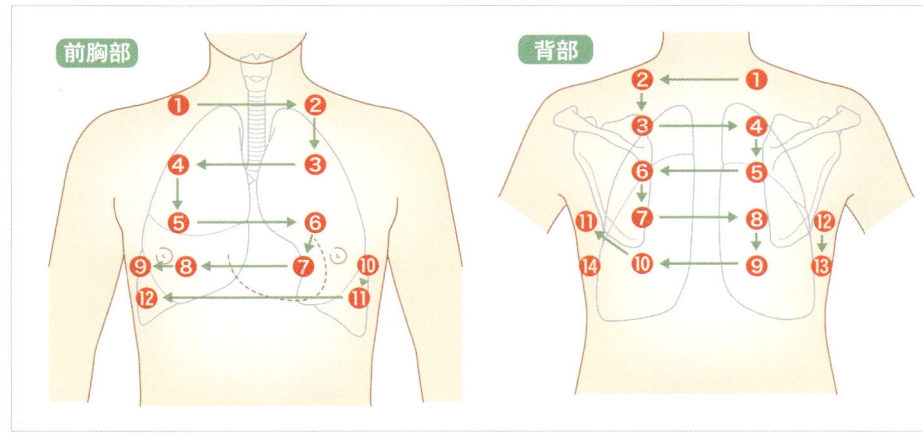

図17 聴診の順序

前胸部では鎖骨上の上肺野の聴診から開始します．背部では肩甲骨を避けながら聴診します．

### ②フィジカルアセスメントとしての聴診

聴診するときの体位は坐位が基本ですが，呼吸困難感を訴えているような場合や坐位になることが困難な場合では，患者さんが楽な体位で聴診を行います．仰臥位の患者さんではマットレスを押し下げて背部に聴診器を入れて背面も聴診します．側臥位の患者さんでは，下側は上側の肺より換気量が減少するため呼吸音は弱く聴こえます．

正常な呼吸音を聴診するには，「音の大きさ」「左右差の有無」「音質の変化」を意識して聴き取ることがポイントです．**副雑音は「聴こえる部位」「聴こえるのは吸気か呼気か」「連続性か断続性か」「音の大きさ，高さ，音質」について聴き取ります．**

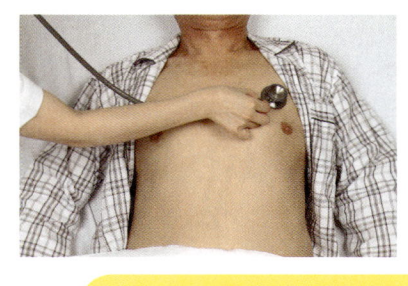

健常な人であれば，左右のどちらからでも聴診を行ってもかまいません．しかし，たとえば右肺に肺炎のある患者さんの場合は，必ず健側の左側（左肺）から聴診を行いましょう！

〈参考〉肺葉の位置

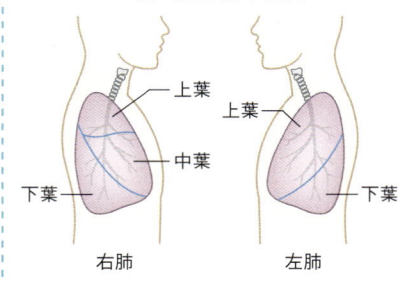

## Column

### 聴診器の使い方

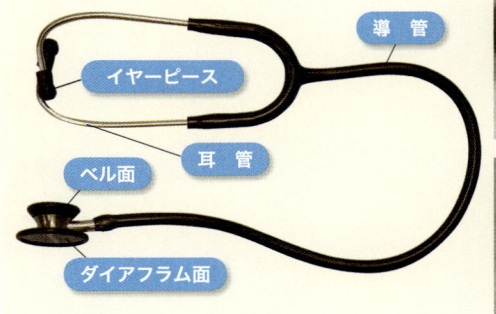

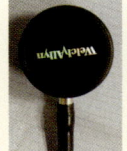

**ダイアフラム面**
高い音を聴診しやすい特徴がある．呼吸器の聴診や血圧測定時の聴診に用いる．ダイアフラム面は皮膚面に強めにしっかりと当てる．

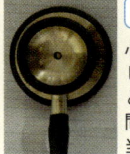

**ベル面**
心音のような低い音を聴診しやすい特徴がある．皮膚とチェストピースの間に隙間ができない程度にそっと当てる．

〈持ち方のコツ〉

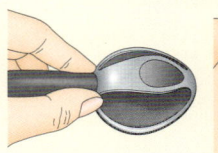

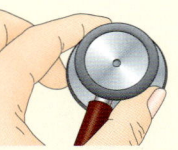

母指と示指でチェストピースを支える　　チューブの根元を持つ

聴診器には上のような持ち方があります．いずれの場合も体表にきちんと密着させることが，正確に聴取するコツです．

> **Column**
>
> ### 呼吸の変化によるバイタルサインへの影響
>
> 呼吸の変化はその他のバイタルサイン（体温，脈拍）にも影響します．またその逆もあり，他のバイタルサインの変化が呼吸に影響することもあります．
> **体温**：一定の体温は熱の産生と放散のバランスで成り立っています．呼吸器は換気によって体外へ熱を放出する役割を担います．体温が低下すると，酸素消費量や二酸化炭素の産生が低下し，呼吸はゆっくりと浅くなります．一方，何らかの病や運動時に代謝が亢進し，体温が上昇すると換気や脈拍（心拍数）が亢進します．
>
> **脈拍**：何らかの呼吸器の異常で血中の酸素濃度が低下すると，全身の細胞・組織への酸素供給を維持するために脈拍（心拍数）は上昇します．
> **血圧**：血圧をコントロールしている自律神経の中枢と，呼吸を調節する呼吸中枢は近接した場所にあるため互いに影響を及ぼします．自律神経が緊張すると血圧は高くなります．リラックスして深呼吸をすると呼吸中枢を介し自律神経の過緊張を解きほぐすため，血圧を下げる効果があります．

## 4 呼吸測定の評価

呼吸を測定したら，それをアセスメントにつなげるために，さまざまな情報と統合し評価する必要があります．たとえば胸部X線写真や呼吸器の検査，血液ガス分析などの情報が診断や治療・看護に役立ちます．

### 1 胸部X線写真

胸部X線写真では本来評価したい肺以外にも，骨，血管，縦隔臓器，横隔膜下臓器が見えます．何がどこにあるかを理解しておきましょう（**図18，表5**）．

骨・筋・血液・水などは白く写り，空気を含んだ肺はX線をよく通すため黒く写ります．この白黒加減で，病変の場所が胸郭内外病変，肺実質病変，間質性病変，気道病変のいずれかであるかがおおよそ区別できます．

表5　胸部X線写真の読影とポイント

| | |
|---|---|
| ① チューブやドレーンの位置を見る | ⑥ 横隔膜の高さを見る |
| ② 骨格を見る | ⑦ 縦隔を見る |
| ③ 心陰影を見る | ⑧ 胸水，気胸を見る |
| ④ 血管陰影を見る | ⑨ 肺野を見る |
| ⑤ 気管，気管支を見る | |

いつも決まった順序で写真を見るようにしましょう

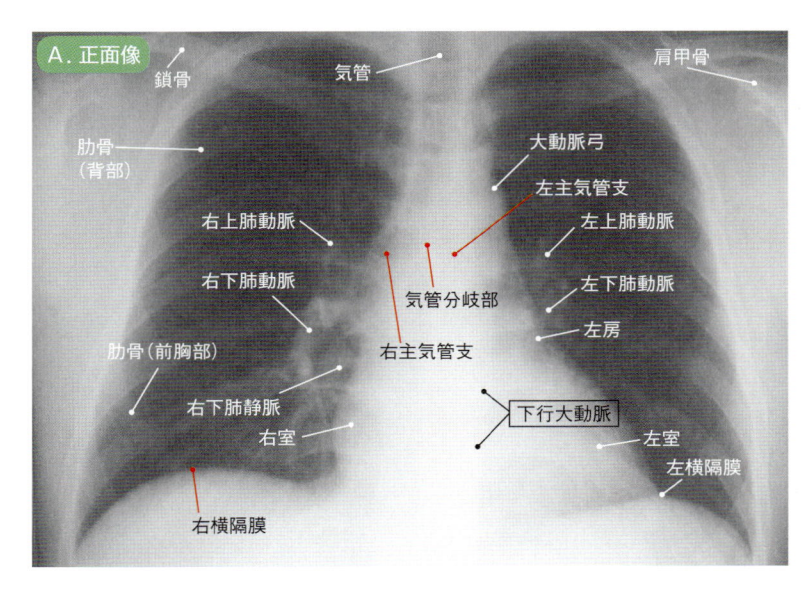

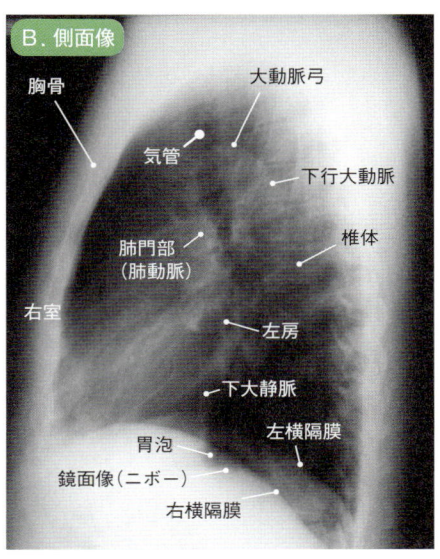

図18　胸部X線写真上の正常構造

A. 正面像: 鎖骨, 気管, 肩甲骨, 肋骨（背部）, 大動脈弓, 左主気管支, 右上肺動脈, 左上肺動脈, 右下肺動脈, 左下肺動脈, 気管分岐部, 左房, 肋骨（前胸部）, 右主気管支, 右下肺静脈, 下行大動脈, 右室, 左室, 左横隔膜, 右横隔膜

B. 側面像: 胸骨, 大動脈弓, 気管, 下行大動脈, 肺門部（肺動脈）, 椎体, 右室, 左房, 下大静脈, 胃泡, 左横隔膜, 鏡面像（ニボー）, 右横隔膜

　通常，X線写真は吸気で撮影され，肺炎のように炎症を起こして肺の含気が低下すると黒く見える部分が少なくなり，病変部位のある肺は湿潤影，つまり白く見えます．胸水や膿など液体の場合には，X線の吸収度が高いため，病変部分は白く見えます（図19）．

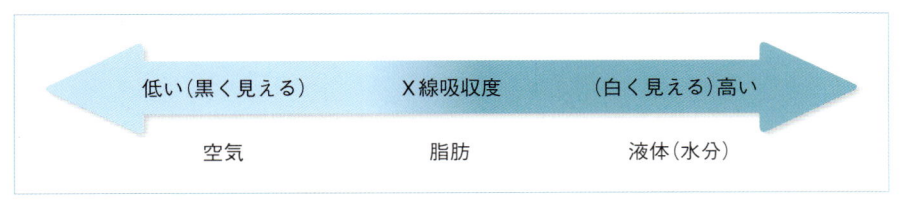

低い（黒く見える） ← X線吸収度 → （白く見える）高い
空気　　　　脂肪　　　　液体（水分）

図19　X線写真での組織の見え方の目安

## 2 血液ガス分析

　肺胞のガス交換機能についての情報は，動脈の血液ガス（ABG）分析から得られます．動脈血ガス分析によって，動脈血中の酸素分圧（$PaO_2$）と二酸化炭素分圧（$PaCO_2$），酸性度（pH），重炭酸イオン（$HCO_3^-$）濃度，酸素飽和度（$SaO_2$）などが測定でき，そこから肺機能障害の有無，酸塩基平衡の状態を評価します．ガス交換機能のほかに，換気機能も含めた肺全体の機能を評価できます（表6，7）．
　動脈血酸素分圧（$PaO_2$）は，血液の酸素化の指標になり，二酸化炭素分圧（$PaCO_2$）は，肺胞低換気の指標となります．
　健常者のpHは7.35〜7.45で，24時間の変動はわずか0.1といわれています．

ABG：arterial blood gas，動脈血ガス分析

### 📎 $PaO_2$（動脈血酸素分圧）

　$PaO_2$は，動脈血の酸素分圧です．酸素化の指標として用いられます．
　$PaO_2$は，健常成人でおよそ97Torr前後です．肺の酸素化能は，加齢とともに低下していきます．
　空気吸入時の$PaO_2$基準値の算定式として，表7に示した式が用いられます．$PaO_2$の低下は，血液中の酸素含量低下につながり，その状態の継続は代謝障害，ひいては細胞障害を引き起こします．そのため，$PaO_2$を適正範囲に維持することがとても重要です．
　一般的に60Torr以上の酸素分圧があれば，代謝に支障がないとされています．

表6 血液ガス分析の目的

- 呼吸状態の把握：換気と拡散の指標
- 低酸素血症の原因の推測と重症度の把握
- 酸素療法の適応の指標と効果の評価
- 人工呼吸の適応の指標と効果の評価
- アシドーシス・アルカローシスの評価　など…

表7 性別・身長・年齢・体位を考慮した動脈血酸素分圧の正常値

| 臥位 | $PaO_2 = 100 - 0.4 \times 年齢$ |
|---|---|
| 座位 | $PaO_2 = 100 - 0.3 \times 年齢$ |
| 男性 | $PaO_2 = 70.5 + 0.084 \times 身長(m) + 0.014 \times 年齢$ |
| 女性 | $PaO_2 = 114.6 + 0.139 \times 身長(m) - 0.152 \times 年齢$ |

寺町優子ほか編；クリティカルケア看護　理論と臨床への応用　第1版，p.170，日本看護協会出版会，2010．より一部引用

酸塩基平衡が崩れた場合，通常であれば，すばやくこれをもとに戻す作用が働きます．これには，①血液，細胞外液，細胞内液により瞬時に対応する科学的な緩衝作用，②数分単位の対応で呼吸による$CO_2$の排泄，③時間をかけて対応する腎臓での水素イオン排泄と重炭酸イオンの再吸収の3つの方法があります．

pHは，$PaCO_2$と$HCO_3^-$のバランスによって決まります．化学的にpH7.00が

● $PaCO_2$（二酸化炭素分圧）

　$PaCO_2$は，動脈血の二酸化炭素分圧です．健常成人でおよそ40Torr前後です．これは肺胞換気量の指標として用いられます．

　組織で産生された$CO_2$は，肺循環によって肺毛細血管へ運ばれます．そして拡散により肺胞腔に達し，肺胞換気で体外に排出されます．肺胞換気量が低下すれば$CO_2$は蓄積し，逆に肺胞換気量が増加すれば$CO_2$は低下します．

　また，前述したように，$CO_2$は拡散により肺毛細血管から肺胞腔内へ移行します．そのため酸素と同様，肺胞レベルのガス交換能力に影響を受けるような印象があります．しかし，肺胞拡散膜は$CO_2$を$O_2$より約25倍容易に通過させます．このため，$CO_2$は肺胞レベルのガス交換能力に，ほとんど影響を受けません．$PaCO_2$の上昇を認めれば，それは肺胞換気量の低下を意味していることになります．

### Column

#### アシドーシスとアルカローシス

　生体の血液pHが酸性に傾いた場合をアシドーシス，アルカリ性に傾いた場合をアルカローシスといいます．アシドーシスは，血液pHを低下させようとする状態となっており，アルカローシスは，血液pHを上昇させようとする状態になっています．

　これらの原因には代謝性と呼吸性の因子があり，代謝性の変化では$HCO_3^-$が変動し，呼吸性の変化では$PaCO_2$が変動します．

酸塩基平衡障害の種類

| 種類 | 一次性変化 | pH | 代償性変化 |
|---|---|---|---|
| 呼吸性アシドーシス | $PaCO_2$ ↑ | ↓ | $HCO_3^-$ ↓ |
| 呼吸性アルカローシス | $PaCO_2$ ↓ | ↑ | $HCO_3^-$ ↑ |
| 代謝性アシドーシス | $HCO_3^-$ ↓，BE ↓ | ↓ | $PaCO_2$ ↓ |
| 代謝性アルカローシス | $HCO_3^-$ ↑，BE ↑ | ↑ | $PaCO_2$ ↑ |

中性であるため，生体の血液pHはややアルカリ性です．

## 3 呼吸機能検査

呼吸機能検査（表8）は，換気障害の有無とその程度，診断と治療計画の設定，治療効果の判定に用います．

表8 呼吸機能検査の種類

| スパイログラム<br>フローボリューム曲線 | スクリーニングに使用 |
|---|---|
| 残気量測定<br>肺拡散能試験<br>クロージングボリューム<br>呼吸筋力測定 | スクリーニングで異常があったときに使用 |

### ●スパイログラムの理解

肺・肺胞の容積は，呼吸状態によってさまざまに変化します．

その容積は，肺気量計（スパイロメーター）で測定することができます．安静時の呼気（通常に息を吐きだした状態）の位置を基準にして，ここから意識的に呼吸の状態を変化させて測定します．スパイログラムからは，1回呼吸量，予備吸気量，予備呼気量の3つがわかります．

スパイログラム

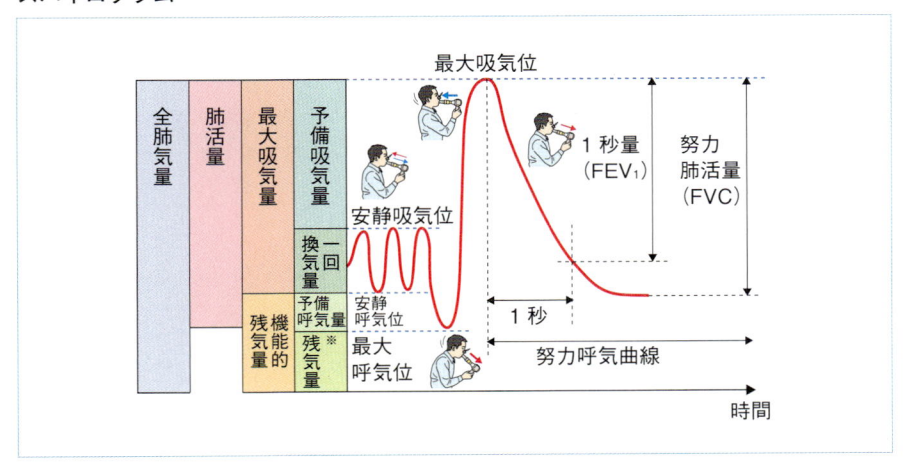

1回呼吸量（Vt：tidal volume）（＝1回換気量）：安静時に1回に吸入される量，あるいは呼出される量でのことをいいます．吸気量と呼気量の合計ではないことに注意しましょう．1回換気量は，約0.5Lです．

予備吸気量（IRV：inspiratory reserve volume）：安静時の吸気の終わりの時点

---

### ● pH

水溶液中の水素イオン濃度を表す指標です．つまり，酸性か塩基（アルカリ）性かの指標として使われています．

$H^+$が多ければpHは下がり，$H^+$が少なければpHは上がります．pH7.0が中性で，それより大きくなるにつれ塩基性度が強くなり，その逆で小さくなるにつれて酸性度が強くなります．体細胞の生命活動が正常に営まれるためには，pHが7.4付近（±0.05）で一定に保たれる必要があります．

pH＜7.35をアシデミア（酸血症）といい，pH＞7.45をアルカレミア（アルカリ血症）といいます．このpHを主として調節しているのが，腎臓と肺です．腎臓は$HCO_3^-$を，肺は$CO_2$を調節することにより，血液のpHを一定に保っています．

### ● $HCO_3^-$（重炭酸イオン）

$HCO_3^-$は，腎臓における酸塩基平衡の調節因子で，主に酸を中和する働きをします．そのため，$HCO_3^-$の増加は，体内でアルカリ化が進んでいることを意味し，逆に$HCO_3^-$の減少は，酸性に傾いていることを示しています．

動脈血における$HCO_3^-$の正常値は，24±2mEq/Lです．

に，さらに力一杯吸気させます．その最大量を吸気予備量といいます．吸気予備量は，約2～2.5Lです．

予備呼気量(ERV：expiratory reserve volume)：安静時の呼気の終わりの時点に，さらに力一杯呼気させます．その最大量を呼気予備量といいます．呼気予備量は，約1Lです．

この3つの量より，さらに以下の量が求められます．

肺活量(VC：vital capacity)：1回呼吸量と吸気予備量と呼気予備量を足した量が「肺活量」です．

残気量(RV：residual volume)：呼気を力一杯させても，かなりの気体が肺内に残ります．この肺内に残っている気体の量を「残気量」といいます．残気量はスパイロメーターでは測定できません．通常は，約1.5Lの残気量があります．

全肺気量(TLC：total lung capacity)：肺活量に残気量を加えた量を「全肺気量」といいます．

1秒量($FEV_1$：forced expiratory volume)：最大吸気の状態から一気に呼出させるとき，最初の1秒間に呼出できた容量をさす．

1秒率(FEV1％)：1秒量を努力肺活量(FVC)で除し100を乗じたもの．
FEV1％＝FEV1÷FVC×100

予測肺活量(EVC：expected vital capacity)：身長と体重より算出・予測される個体の肺活量．

％肺活量(％VC：％ vital capacity)：肺活量(VC)を予測肺活量で除し100を乗じたもの．
％VC＝VC÷EVC×100

なおここで出てきた1秒率と予測肺活量の数値をみると，どの換気障害であるのかを分類することができます．

**換気障害の分類**

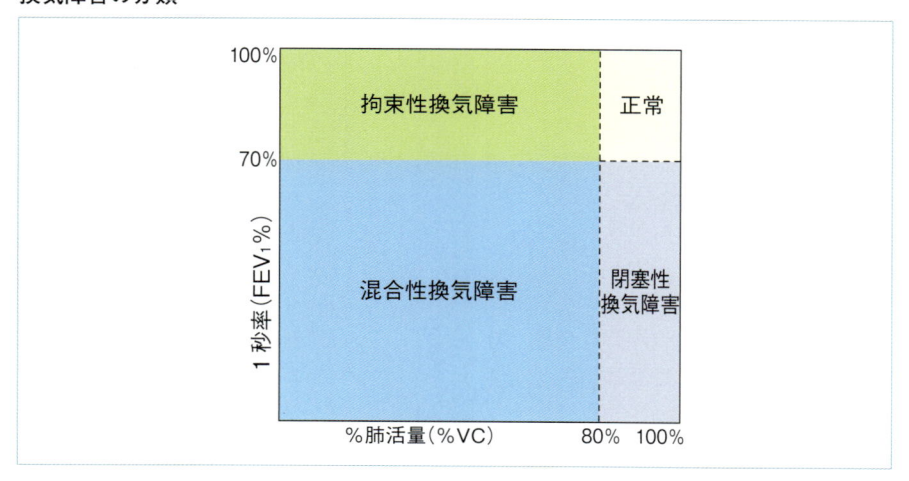

● $SaO_2$（動脈血酸素飽和度）

動脈血中のヘモグロビン全体のうち，酸素を結合したヘモグロビンの割合のこと．

● 酸塩基平衡

生体では複雑な化学反応を一定に保つために，体液の水素イオン濃度($H^+$)をきわめて狭い範囲に保つよう調節機構が働いています．

この平衡状態を酸塩基平衡といいます．

体液の水素イオン濃度は，生体のホメオスタシスによって保たれますが，このうちもっとも重要なのは，体液中に溶けている弱酸がその共役塩基で構成されている緩衝系です．

体液中の緩衝系は機能的に2つに大別できます．1つは，炭酸と炭酸水素塩からなる炭酸緩衝系で，もう1つは非炭酸緩衝系です．

● フローボリュームカーブ

　フローボリュームカーブとは，最大に吸気した状態（最大吸気位）から一気に呼出するときの呼出スピードを経時的に追ったものです．

　通常，最初のスピードは当然のことながら0L（リットル）/秒ですが，吐き始めると一気にスピードが上がるため急峻なカーブとなります．

　しかし，肺活量の50～75％の量が呼出されると呼出スピードは低下してきます．最後は呼出されるべき気体がなくなり，再度0Lになります．

　このフローボリュームカーブの中の面積が肺活量です．フローボリュームカーブは，拘束性肺疾患と閉塞性肺疾患の診断に有用です．

　拘束性肺疾患では全肺気量が小さくなっていることを反映して，呼気開始点が正常や閉塞性肺疾患のそれより右にずれています．

　呼出のスピードは，最高スピードは正常のそれに及ばないまでも，同じようなパターンを示しています．

　閉塞性肺疾患では，全肺気量は低下していませんが，呼出スピードが最初から低下し，肺内に多量に気体が残存しているにもかかわらず，0Lになります．

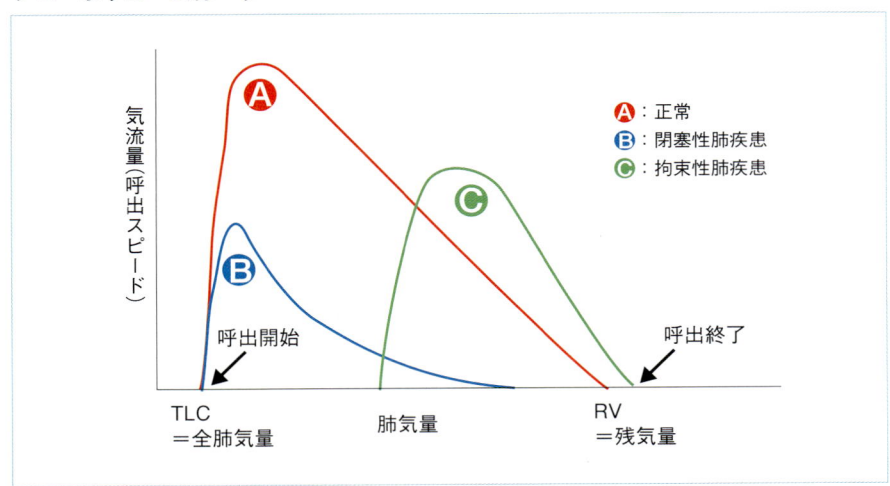

フローボリュームカーブ

# 5 呼吸の異常とは？

## 1 呼吸不全とは？

呼吸不全とは「呼吸機能障害のため動脈血ガスが異常値を示し，そのために正常な機能を営むことができない状態」のことです．

低酸素血症（$PaO_2$ 60Torr以下）は，①肺胞低換気，②拡散障害，③換気血流比不均衡，④シャントが原因となります（**表9**）．

①〜④が複合的に絡み合って，呼吸困難感が出現します．

> ①肺胞低換気，②拡散障害，③換気血流比不均衡，④シャント，については，「第6章 $SpO_2$」（p.165〜）で詳しく解説しているので参照してください．

**表9 低酸素血症の病態と原因**

| | 病態 | 原因 |
|---|---|---|
| 肺胞低換気 | 十分なガス交換が行えるだけの肺胞換気量が得られていない | ・呼吸中枢の機能異常<br>・脳血流障害（呼吸中枢に影響）<br>・肺や胸郭の異常 |
| 拡散障害 | 肺胞気から赤血球への酸素の拡散に問題がある | ・肺胞膜の障害<br>・無気肺や慢性閉塞性肺疾患による肺胞面積の減少<br>・血中Hbの低下<br>・肺毛細血管血流量の減少 |
| 換気血流比不均衡 | 肺胞換気量と血流比のバランスが崩れている | ・気道肺胞系，肺血管系に異常をきたす，すべての疾患 |
| シャント | 右心から拍出された血液が肺胞気に接触しないため酸素化されない | ・肺内血管シャント<br>・心臓内右左シャント（心房・心室中隔欠損）<br>・肺胞の虚脱（無気肺） |

# 臨床のバイタルサイン

第4章 呼吸
臨床のバイタルサイン

## 臨床実践における呼吸測定
### 臨床現場の考え方と対応方法

### 1 臨床現場での呼吸測定では何が重要？

臨床で患者さんの異常な状態に直面したとき，「何が起きていて，何が考えられるのか」をその場で判断する必要があります．適切な呼吸測定で必要な情報をもらすことなく収集し分析します．臨床では呼吸測定で得た情報・分析をもとに適切な看護・ケアにつなげることが重要です．

### 2 呼吸の管理―呼吸の測定方法

臨床での呼吸測定時に収集する情報について表10にまとめました．

表10 呼吸測定時の情報収集内容

| 方法 | 内容 | |
|---|---|---|
| 問診 | ・呼吸困難の有無（吸いづらさや吐きづらさがないか，日内変動や体位による症状の変化の有無，急に苦しくなったのか・徐々に苦しくなったのか，持続時間など）<br>・息切れや呼吸困難の程度（フレッチャー・ヒュー・ジョーンズ分類（**表11-①**），修正Borgスケール（**表11-②**），MRC息切れ分類（**表11-③**）などの客観的指標を用いる）<br>・胸痛や動悸の有無<br>・咳嗽の有無と種類（湿性か，乾性か） | |
| 視診 | ・呼吸回数<br>・呼吸法や努力呼吸の有無（呼吸補助筋を使用しての呼吸ではないか，陥没呼吸，口すぼめ呼吸・奇異呼吸になっていないか）<br>・呼吸のリズムや深さは一定か | ・胸壁の動きの左右差の有無<br>・チアノーゼの有無<br>・発汗の有無<br>・表情（苦悶様表情の有無）<br>・爪の形（ばち状指） |
| 触診 | ・胸壁の動き<br>・胸郭の動き・柔軟性<br>・呼吸補助筋の緊張・圧痛の有無 | |
| 聴診 | ・気管音，気管支音，気管支肺胞音での呼吸の副雑音の有無<br>・肺音の音質や聴こえる部位 | |
| 打診 | ・音質（清音・鼓音・濁音）と部位 | |

## 1 臨床での問診の応用

### ●主観的な訴えをスケール（尺度）で評価する

息切れや呼吸困難感は患者さんの主観的な感覚であり，そのつど訴える表現が異なります．そのため，一目みてどの程度なのか重症度が評価できるスケールを用いることで，一貫性のある情報を得ることができます．

また，スタッフ間で統一されたスケールを用い，他職種とも共通の認識で患者さんの呼吸状態をとらえ評価することが大切です．呼吸の状態を評価するための代表的なスケールを紹介します（表11）．

表11 呼吸の状態を評価するための主なスケール

**①フレッチャー・ヒュー・ジョーンズ分類**

| | |
|---|---|
| I | 同年齢の健康者と同様の労作ができ，歩行，階段昇降も健康者なみにできる |
| II | 同年齢の健康者と同様に歩行できるが，坂道・階段は健康者なみにはできない |
| III | 平地でも健康者なみに歩けないが，自分のペースなら1.6km以上歩ける |
| IV | 休み休みでなければ50m以上歩けない |
| V | 会話・着替えにも息切れがする．息切れのため外出できない |

**②修正Borg（ボルグ）スケール**

| | | | |
|---|---|---|---|
| 0 | 感じない | 5 | 強い |
| 0.5 | 非常に弱い | 6 | |
| 1 | やや弱い | 7 | とても強い |
| 2 | 弱い | 8 | |
| 3 | | 9 | |
| 4 | 多少強い | 10 | 非常に強い |

**③MRC息切れスケール**

| | |
|---|---|
| Grade0 | 息切れをまったく感じない |
| Grade1 | 強い労作で息切れを感じる |
| Grade2 | 平地を急ぎ足で移動する，または緩やかな坂を歩いて登るときに息切れを感じる |
| Grade3 | 平地歩行でも同年齢の人より歩くのが遅い．または自分のペースで平地歩行していても息継ぎのため休む |
| Grade4 | 約100ヤード（91.4m）歩行した後，息継ぎのため休む．または数分間，平地歩行した後，息継ぎのため休む |
| Grade5 | 息切れがひどくて外出ができない，または衣服の着脱でも息切れがする |

---

**Column**

### 呼吸と循環の関係

心臓と肺は密接な関係にあります．呼吸困難に加えて「胸痛あり」の情報が得られると，呼吸困難の原因はある程度絞ることができます．

たとえば，心筋梗塞が起こると，全身に血液を送り出しにくくなり，肺に血液・水分が急激に貯留します（心不全）．そのため心筋梗塞による胸痛とともに酸素化不良に伴う呼吸困難感が生じます．

また，肺動脈に血栓が詰まる肺血栓塞栓症でも胸痛と息苦しさが同時に生じます．

動悸は，不整脈が原因の場合があり心不全になると呼吸困難感が生じます．また，不整脈によって心拍出量が低下すると，全身に送られる酸素の量が低下します．身体はより多くの酸素を取り込もうとするため呼吸回数が増加します．

このことから，呼吸困難時には心拍数や心電図波形，動悸，胸痛の有無についての情報が必要なのです．

## 2 臨床における視診の応用

臨床では患者さんを目の前にしたとき，緊急性の有無をとらえる必要があります．まず呼吸があるかないかを確認して，あれば胸郭の上がり具合を見て呼吸回数や呼吸パターンを観察していきます．

臨床では，最初に10～30秒で患者さんの呼吸状態に緊急的処置が必要かどうかを判断することが必要になります．そのため，まず聴診などではなく，視診で異常を早期に発見できるかどうか，ということが重要になります（**図20**）．

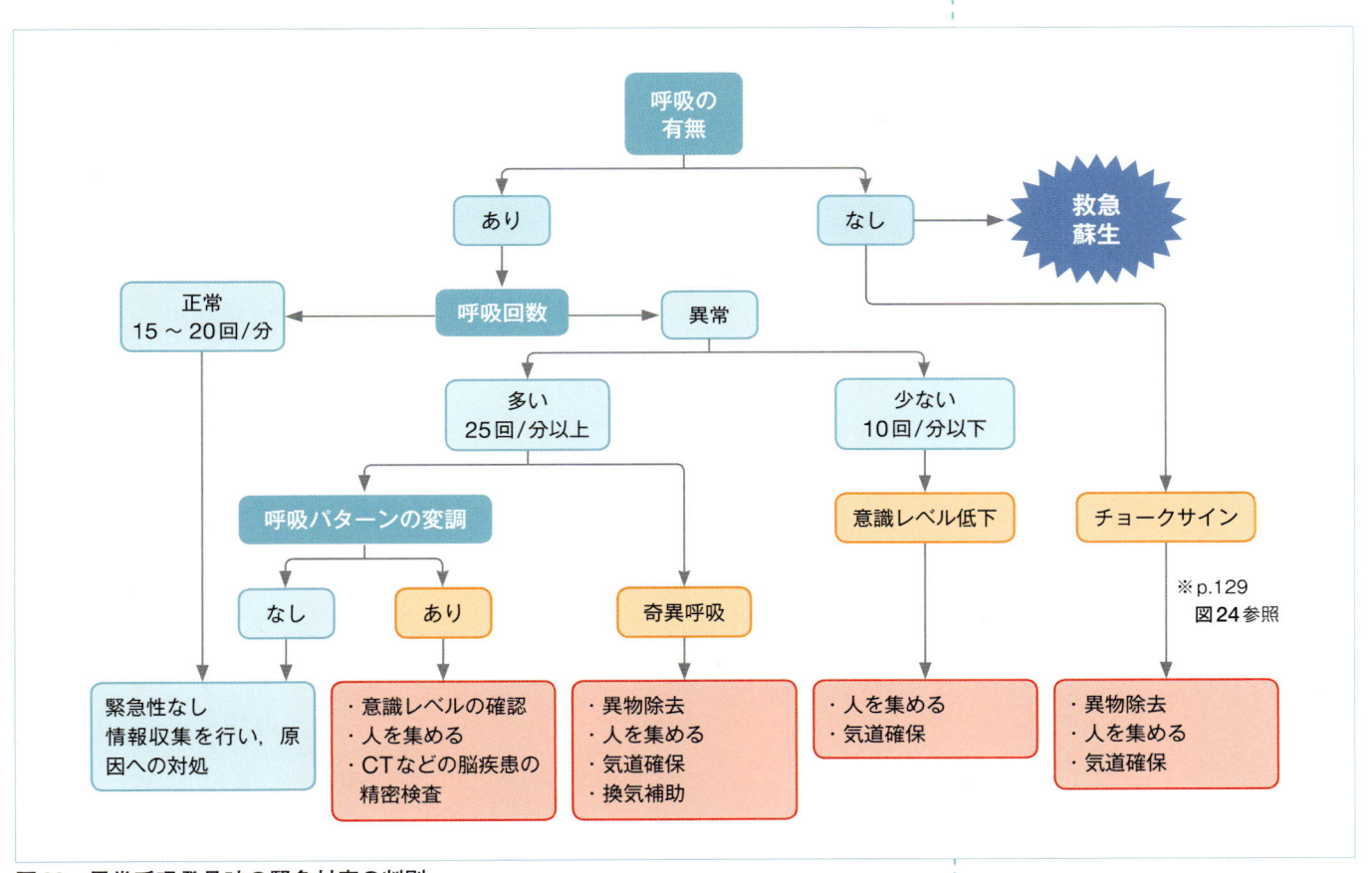

```
                        呼吸の
                         有無
                    ┌─────┴─────┐
                   あり          なし ────→ 救急蘇生
          ┌─────────┼─────────┐           │
         正常    呼吸回数    異常          │
      15～20回/分            │             │
                    ┌───────┴───────┐     │
                   多い            少ない  │
                25回/分以上      10回/分以下│
                    │               │     │
              呼吸パターンの変調  意識レベル低下  チョークサイン
              ┌────┴────┐                        ※p.129
             なし       あり    奇異呼吸          図24参照
              │         │        │        │         │
          緊急性なし  ・意識レベル ・異物除去  ・人を集める  ・異物除去
          情報収集を  の確認    ・人を集める ・気道確保  ・人を集める
          行い，原因  ・人を集める ・気道確保             ・気道確保
          への対処   ・CTなどの  ・換気補助
                    脳疾患の
                    精密検査
```

図20　異常呼吸発見時の緊急対応の判別

### ●身体の異常（変化）に反応する呼吸回数をとらえる

急変の前駆症状として，最初にみられる症状が「呼吸回数の増加」といわれています．そのため，呼吸回数は身体の異常を最も鋭敏にとらえることができる指標であるといってもよいでしょう．しかしながら，運動・興奮時にも呼吸回数が増加します．酸素を体の中により多く取り込もうとするためです．

呼吸自体に問題があって呼吸回数が増加しているのか，呼吸以外の問題なのかによってその後の対応やケアが大きく異なります．呼吸以外の要因によって呼吸回数

が増加している場合には，それらの要因を取り除くことで呼吸回数も正常化します（表12）．

表12 呼吸回数の増加する要因と理由・対処

| | 呼吸回数が増加する要因 | 呼吸回数が増加する理由 | 対処やケアの内容 |
|---|---|---|---|
| 呼吸自体の問題 | ①肺炎<br>②気管支喘息の発作時<br>③肺水腫<br>（肺胞に水が貯まること）<br>④慢性閉塞性肺疾患<br>（COPD：chronic obstructive pulmonary disease）<br>など | ①肺に炎症が生じることによって，効果的に肺胞でのガス交換ができなくなると，体内の酸素が不足していると感知して呼吸回数を増加させて，より多くの酸素を取り込もうとするため．また痰によって気道が狭窄したり，気管支が閉塞するため<br>②気管支が攣縮することによって，気道が狭くなり，呼吸がしづらくなるため（とくに呼気）<br>③肺胞に水が貯まることによって，肺胞でのガス交換が効果的に行うことができなくなるため<br>④気管支に炎症が起きて気道が狭窄することで，空気の取り込みと吐き出しが困難となるため．肺胞が破壊されて，肺胞でのガス交換を効果的に行えなくなるため | ①肺炎の治療（抗菌薬の投与など）を行う．必要時，酸素投与を行う（酸素投与はおおむねSpO$_2$90％以下の場合には必要となるが，病状が不安定な場合は安全域を考え，SpO$_2$95％以上を目標としてもよい）．<br>排痰の介助を行う（排痰法の指導や体位管理，吸引などを行う）．<br>②気管支拡張薬などを用いて気管支を広げて呼吸をしやすくする<br>③起坐呼吸（ファウラー位やセミファウラー位）をとる<br>利尿薬を用いて肺の水分を除去する<br>必要時，酸素投与を行う<br>④とくに呼吸の吐きづらさがでるため，口すぼめ呼吸を指導する<br>起坐呼吸をとる<br>排痰の介助<br>必要時，酸素投与（CO$_2$ナルコーシスに注意する．p.106コラム参照） |
| 呼吸以外の問題 | ①発熱<br>②入浴後<br>③興奮<br>④精神的ストレス<br>⑤痛み<br>⑥悪心<br>⑦血圧の低下<br>⑧徐脈<br>⑨貧血<br>⑩代謝性アシドーシス<br>など | ①～④代謝が亢進することによって全身の酸素消費量が増え，多くの酸素を取り込もうとするため<br>⑦血圧が低下することによって，全身の組織に送られる酸素の量が減るため，より多くの酸素を取り込もうとする働き．また，血圧を維持させようとホメオスタシスが働き交感神経優位となるため<br>⑧動悸が生じる理由として不整脈であることが多い．不整脈によって心拍数が速くなっていたり，十分に全身に血液が送り出せなくなることによって，全身への酸素の供給量が減るために，多く酸素を身体に取り込もうとする働き<br>⑨血液中のヘモグロビン量が低下することで，酸素を全身に運搬することができないため，酸素供給量が低下して，酸素を多く取り込もうとするため<br>⑩代謝性アシドーシスになると緩衝系が働き，呼吸回数を増加させて二酸化炭素を排出する．そうすると呼吸性アルカローシスとなるため，pHを維持させる | ①解熱<br>②，③安静にする<br>④～⑥ストレス要因，痛み，悪心の除去<br>⑦血圧が安定化するように，補液やカテコラミンなどの薬剤を投与する．血圧が安定するまでの間，必要時，酸素投与を行う<br>⑧不整脈の治療を行う<br>（不整脈薬の投与，電気的除細動，ペーシングなど）<br>脈が正常化するまでの間，必要時，酸素投与を行う<br>⑨輸血（濃厚赤血球）の投与などで貧血を是正する<br>＊この場合，酸素投与をしても，酸素に結合できるヘモグロビンが不足していることが原因であるため，効果的ではない（p.166「第6章 SpO$_2$」参照）<br>⑩呼吸回数を増加させてpHを維持させているため，強制的に呼吸回数を正常化させるよう操作すると，pHが酸性に傾く危険がある．代謝性アシドーシスの改善をはかる |

## ●努力性呼吸をとらえる

努力性呼吸とは，安静時のような楽そうな呼吸ではなく，肩や鼻翼・顎などを動かし，呼吸補助筋を使用した呼吸のことをいいます．呼吸のパターンは深くなったり，速くなったりとさまざまです．

普段はほとんど横隔膜の動きによって呼吸をしていますが，吸いにくい，吐きにくいなどの理由で努力性呼吸になります．吸いにくいときに使用する吸気の補助筋は首から肩まわりの筋群で，肋骨や鎖骨上窩の陥没呼吸がみられます．吐きにくいときに使用する補助筋は腹まわりの筋群です（図21）．

これらの呼吸が観察された場合，原因の除去と必要時には呼吸の補助を行います．

**吸気の補助筋**
- 僧帽筋
- 斜角筋
- 胸鎖乳突筋
- 大胸筋

**鎖骨上窩の陥没呼吸**
吸気時に陥没する

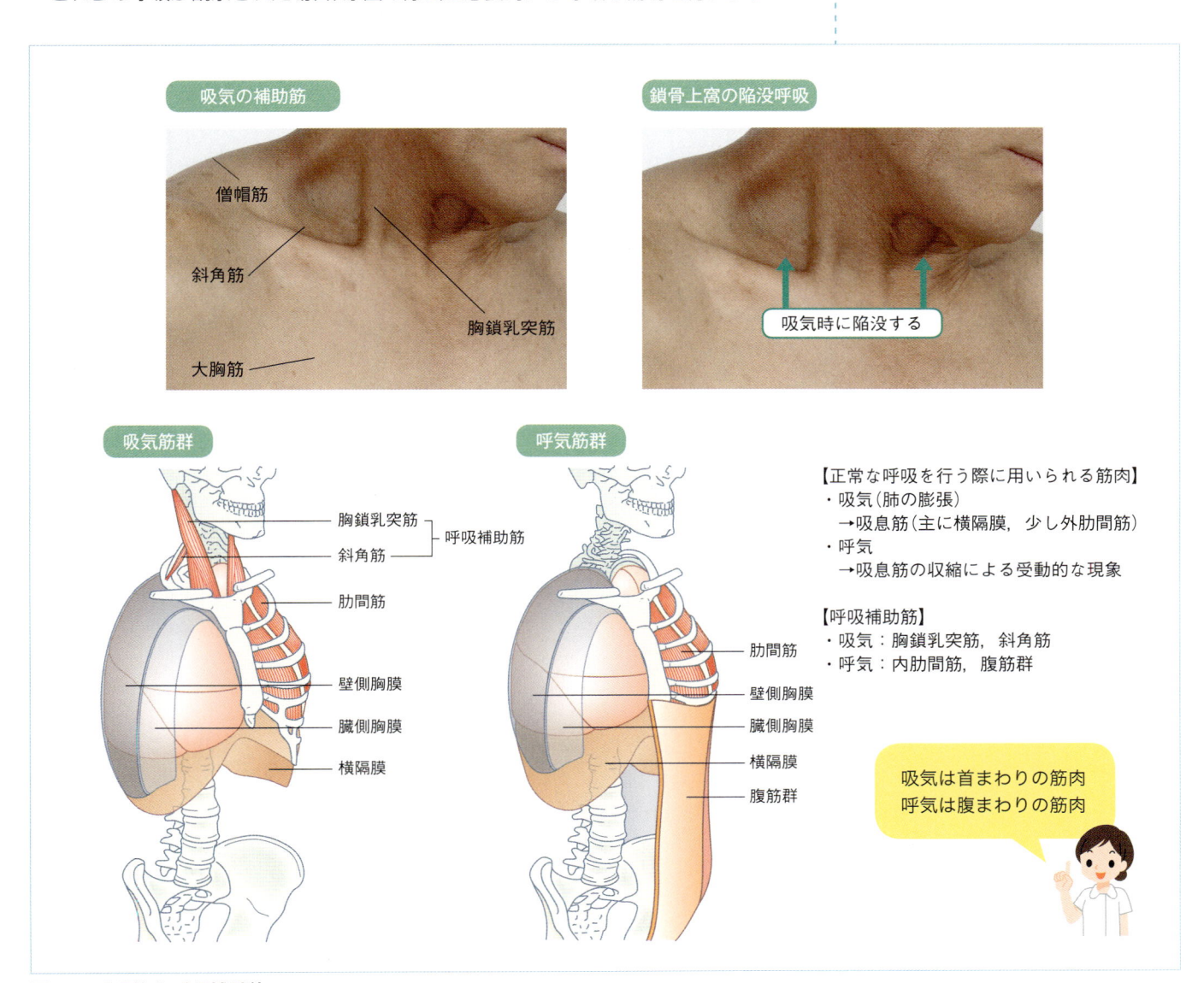

**吸気筋群**
- 胸鎖乳突筋
- 斜角筋 〕呼吸補助筋
- 肋間筋
- 壁側胸膜
- 臓側胸膜
- 横隔膜

**呼気筋群**
- 肋間筋
- 壁側胸膜
- 臓側胸膜
- 横隔膜
- 腹筋群

【正常な呼吸を行う際に用いられる筋肉】
・吸気（肺の膨張）
　→吸息筋（主に横隔膜，少し外肋間筋）
・呼気
　→吸息筋の収縮による受動的な現象

【呼吸補助筋】
・吸気：胸鎖乳突筋，斜角筋
・呼気：内肋間筋，腹筋群

> 吸気は首まわりの筋肉
> 呼気は腹まわりの筋肉

図21　呼吸筋と呼吸補助筋

①奇異呼吸

呼吸時に胸部と腹部の動きが連動しておらず，協調性がないためにバラバラの動きをしている異常な呼吸のことをいいます（図22）．

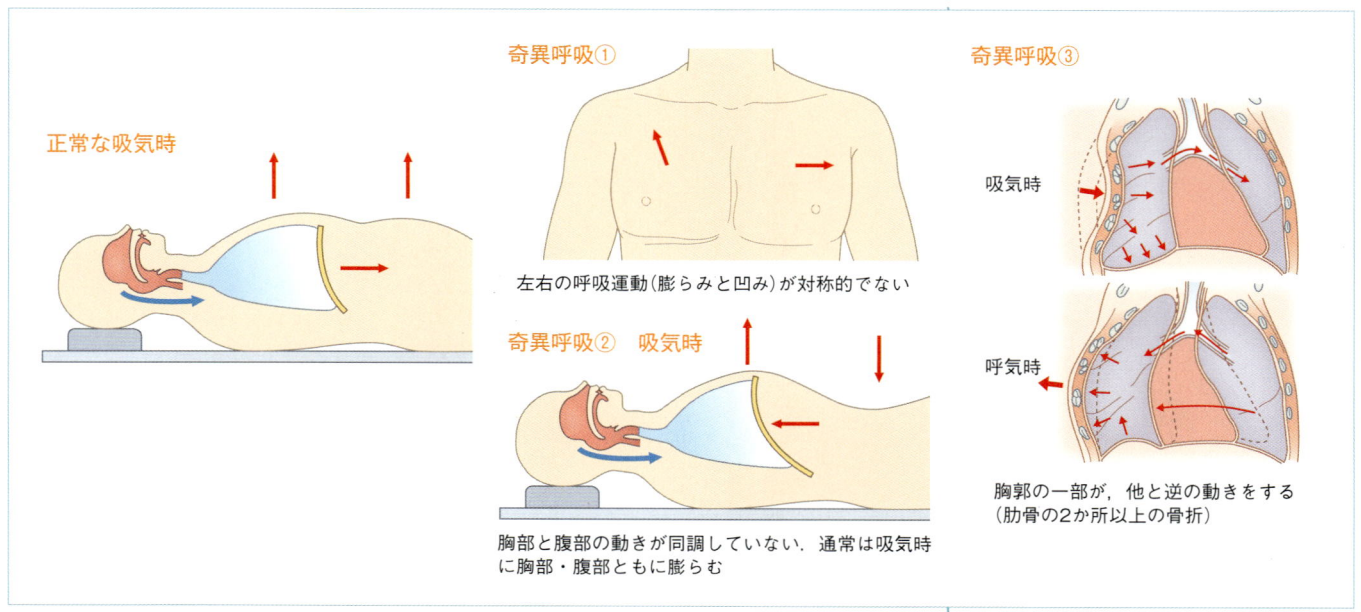

図22　奇異呼吸

主な原因は，気道の狭窄や閉塞，肺の弾性力（膨らみやすさ）の低下，呼吸補助筋の疲労です．呼吸筋が疲労している状態であり，補助呼吸筋によって代償している呼吸が破綻する寸前であるため**緊急度が高い**状態です（図23）．

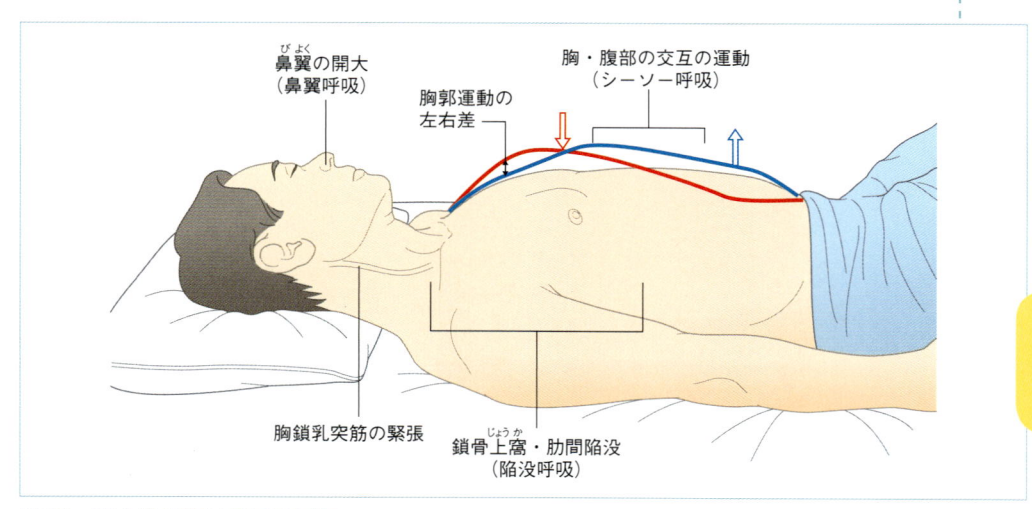

図23　緊急性の高い呼吸の所見

これらのサインが確認できたら「緊急性あり」と判断し，早急な対応を行います．

対応としては，患者さんの楽な体位をとります．気道の狭窄や閉塞が原因の場合には，異物の除去を行うことで奇異呼吸は消失します．呼吸筋の疲労や肺の弾性力の低下の場合には，必要時，人工呼吸で換気の補助を行います．

シーソー呼吸は，奇異呼吸の一種です．シーソー呼吸がある状態では，舌根沈下や広範囲な肺炎の可能性があります．

対応としては，舌根沈下している場合は気道確保，肺炎の場合は肺炎に対する薬剤投与の検討や酸素投与が必要になります．

②陥没呼吸

胸鎖乳突筋の緊張・鼻翼呼吸は，気道閉塞または重篤な呼吸不全におちいっている可能性があります．

対応としては，気道確保と酸素投与，さらに気道分泌物による気道閉塞があれば吸引による気道閉塞の解除が必要です．吐物や食物による気道閉塞の場合は，窒息の可能性が高くなりチョークサインがみられます（図24）．

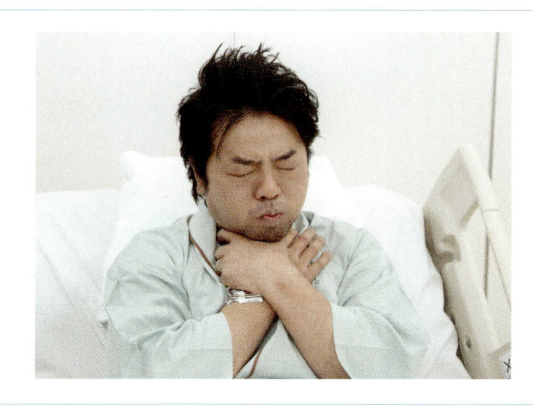

図24　チョークサイン

- 気道閉塞時のサインです
- 喉元を両手でつかむポーズのことをチョークサインといいます
- 高齢者などでは，ここまで明らかでなく，喉元に手を添える程度のこともあるので注意が必要です
チョークサインをみつけたら，すぐに医師を呼び，異物の除去を行い，気道を確保する必要があります．

③胸郭運動の左右差

気胸を生じている可能性があります．

対応としては，気胸を放置しておくと心臓を圧迫し心停止にいたる場合もあるため，すみやかなドレナージによる脱気が必要になります．

● 呼吸の観察なのに，なぜチアノーゼや発汗，爪の形を見るの？

ヘモグロビンは酸素を組織・細胞に運搬します．チアノーゼは，ヘモグロビンと酸素が十分に結合することができなくなって生じる現象です．チアノーゼはヘモグロビン量に対して酸素が不足していることを示すため，酸素投与の対処を行います．

貧血の患者さんはヘモグロビンの数が少ないためチアノーゼが出にくいのが特徴ですが，全身に酸素運搬するヘモグロビン量が少ないため，組織・細胞は酸素が不足している可能性があります．

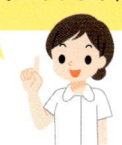

血液中の酸素が不足すると，できるだけ酸素を多く取り込もうとして，呼吸回数は増加し，呼吸が深くなります．補助呼吸筋を使用した努力性呼吸が見られることがあります．この状態では交感神経が優位になるため，発汗が見られます．安楽な体位や環境を整え，できる限り安静が保てるようにケアします．

ばち状指は指先（末梢指節の軟部組織）が太鼓のばちのように丸く膨らんでいる状態のことをいいます（**図25**）．

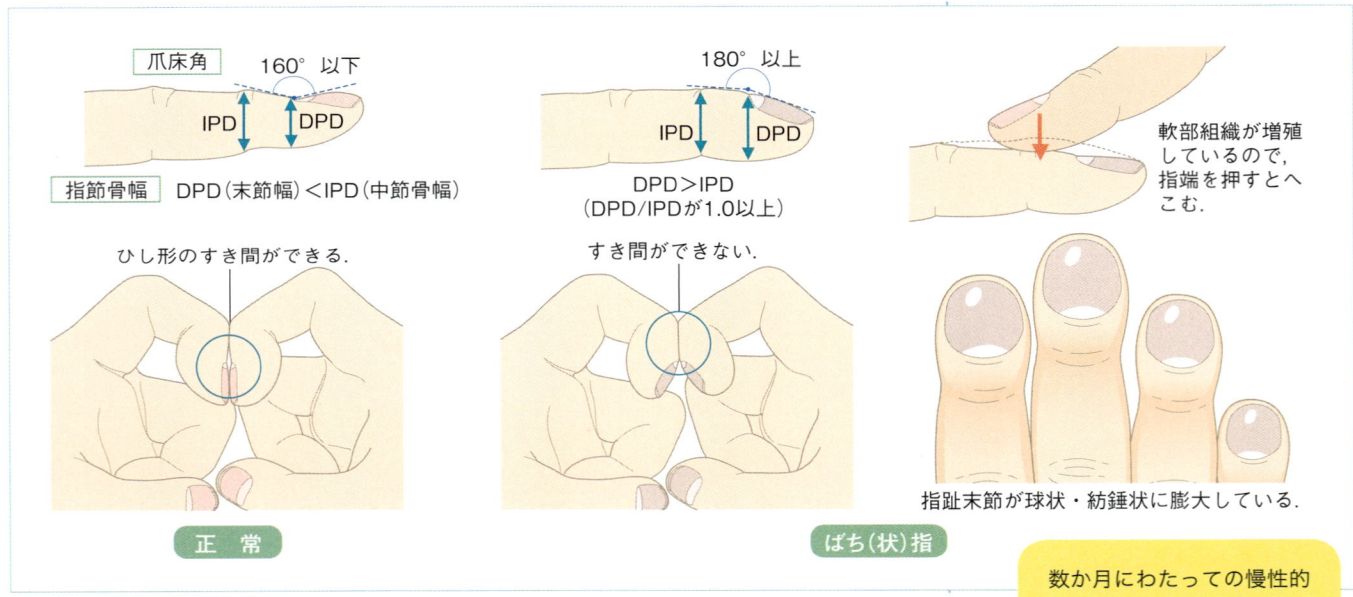

**図25 ばち状指**

爪床角 160°以下 / 180°以上
指節骨幅 DPD（末節幅）＜IPD（中節骨幅） / DPD＞IPD（DPD/IPDが1.0以上）
ひし形のすき間ができる．/ すき間ができない．
正常 / ばち(状)指
軟部組織が増殖しているので，指端を押すとへこむ．
指趾末節が球状・紡錘状に膨大している．

> 数か月にわたっての慢性的な呼吸不全がある患者さんに見られます．

## 3 臨床での触診の応用

### ●触診で患者さんの肺の広がりやすさ（胸郭の動き）を感じる

患者さんの胸の上に手掌（しゅしょう）をのせると，肺の広がりを感じ取ることができます．肺線維症などの疾患は肺が硬くなり弾性力が低下するため，肺胞が膨らみにくくなり，肺の広がりや胸郭の動きをあまり感じることができません．

また，無気肺では一部の肺区域に空気が入らないため，肺の広がりを感じ取れない部分が生じます．視診では見抜けない細かい胸壁（肺）の動きを触診で感じ取ります．この場合には聴診を行い，肺胞音の消失している部位の確認に進みます．さらに胸部X線検査での確認を行います．

### ●痰の有無を即座に把握する

胸壁や背部に手を密着させ，大きく呼吸を促すと，痰がある場合には大きな振動を感じることができます．聴診でも痰の有無は確認することができますが，触診のほうが簡単にすばやく痰の有無・部位を感じ取ることができます．

## 4 臨床における聴診の応用

### ●聴診結果を継時的な変化からとらえる

呼吸音を聴取したときには，その音はいつから聴取されている音なのか，どの部分で聴取されていたのか，ケアや治療などを行った前後なのかなどの情報がアセスメントに繋げるうえで重要な情報となります．

そのため，そのときに得た呼吸音の情報だけでなく，患者さんの経過を追って情報を収集してアセスメントすることが大切です．

### ●異常な呼吸の副雑音出現時の対処

呼吸音の異常を副雑音といいますが，これには**表13**に示した4つと胸膜摩擦音の計**5つの音**しかありません．聴取した音により対処は異なるため，臨床では副雑音の原因をアセスメントすることが重要です．

① **連続性低調性副雑音（Rhonchi：ロンカイ，Rhonchus：ローンクス）**

気道（中枢の太い気道，気管や主気管支）が狭くなっているところを空気が通ることによって起こります．

表13　呼吸の副雑音の特徴

| 副雑音名 | 聴取相 | 音源 | メカニズム | |
|---|---|---|---|---|
| 連続性低音性ラ音<br>Rhonchi（Rhonchus）<br>いびき音 | 吸気<br>呼気<br>全相 | 主に<br>気管<br>気管支 | 粘稠な分泌物の振動音<br>（いびき様） | 多数の固い分泌物や壁の肥厚／グーグー／吸気／呼気／（吸気は短い）／複雑な連続性副雑音（呼気も延長） |
| 連続性高音性ラ音<br>Wheeze<br>笛声音 | 呼気優位<br>吸気<br>全相 | 主に<br>気管<br>気管支 | 狭窄部の空気の振動音<br>（すきま風様）<br>（口笛様） | 気管支壁の分泌物付着あるいは肥厚や腫瘤／ピーピー／吸気／呼気／単調な連続性副雑音（呼気も延長） |
| 断続性低音性ラ音<br>Coarse crackles<br>水泡音 | 吸気初期<br>呼気<br>全相<br>体位で変化 | 主に<br>細気管支〜<br>肺胞 | 分泌物の膜や泡が破れる音<br>（ストロー遊び様） | 比較的小さな水泡音は吸気相に多く，比較的細い気管支で発し，大きな水泡音は比較的太い気管支で発する．細い気管支腔内の希薄な分泌液／プツプツ／破裂／吸気／呼気／断続性副雑音 |
| 断続性高音性ラ音<br>Fine crackles<br>捻髪音 | 吸気終末期<br>のみ | 主に<br>細気管支〜<br>肺胞 | 閉塞末梢気管支が開通して肺胞に共鳴する音<br>（捻髪様） | 吸気／呼気／バリバリバリバリ／吸気相後期の細かい断続性副雑音 |

原因は痰の貯留や舌根沈下です．気道の通りをよくするために，痰を除去したり，気道を確保することによって音は消失します．

### ②連続性高調性副雑音（Wheeze：ウィーズ）

　気道（比較的太い気管支）が狭くなっているところを空気が通ることによって起こります．

　原因は気管支喘息や気管内異物などです．気管内異物が原因の場合には除去します．一方，気管支喘息の場合には，吸引によって気管を刺激することより狭窄させることがあるため安静・薬剤投与が必要となります．

### ③断続性低調性副雑音（Coarse crackles：コースクラックル）

　空気が気道内の水分がある部分を通過することによって起こります．

　心不全や胸水，痰の貯留などの水分があると聴取されます．痰の貯留が原因の場合には，体位ドレナージ（図26）にて痰を中枢気道に移動させることによって消失します．胸水による場合には，重力によって水分は下に貯まるため，体位によって音の聴かれる場所が変化します（側臥位では下側の肺．仰臥位では背側．坐位では下肺）．

### ④断続性高調性副雑音（Fine crackle：ファインクラックル）

　線維化して硬くなった肺胞が膨らむときや，潰れてしまった末梢気道（細気管支）に空気が通過するときに起こります．空気が入ることによって生じる音で，吸気の終末に聴取されます．

　間質性肺炎や肺線維症，肺炎の初期にほとんど背側で聴取されます．体位や咳払いによっても音は消失しません．肺炎の場合は炎症が落ちつけば音は消失します．末梢気道が潰れて無気肺になると呼吸音が聴こえなくなります．腹臥位や陽圧換気などを行った後にこの音が聴取されると末梢気道が開通したことを示し，治療の効果を評価することもできます．

---

**アドバンス！**

**副雑音を聴き取るときのコツ**

副雑音を聴き取るには，次の3つの段階を踏みます．

1st step
　　連続性 or 断続性
2nd step
　　高調性 or 低調性
3rd step
　　呼気時 or 吸気時

報告する際はこの3つをおさえておけば，正確に相手に伝えることができます．

　たとえば，「連続性/高調性/呼気時の副雑音」と伝えると，「連続性高調性副雑音：ウィーズ」であることがおのずとわかり，患者さんに何が起こっているのかが推測できます．

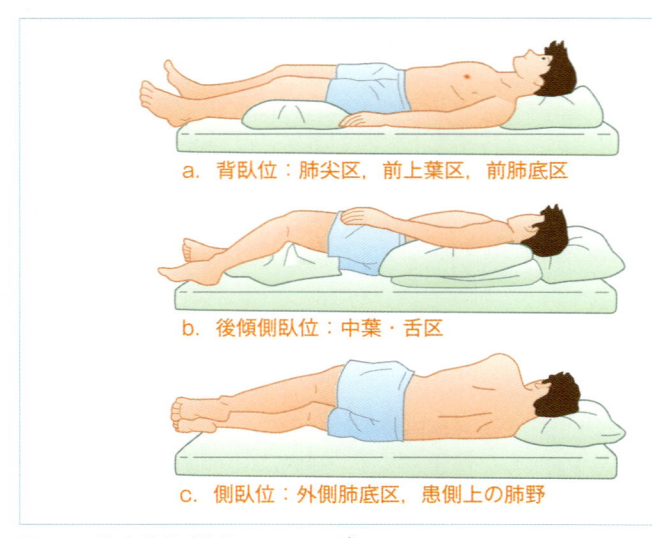

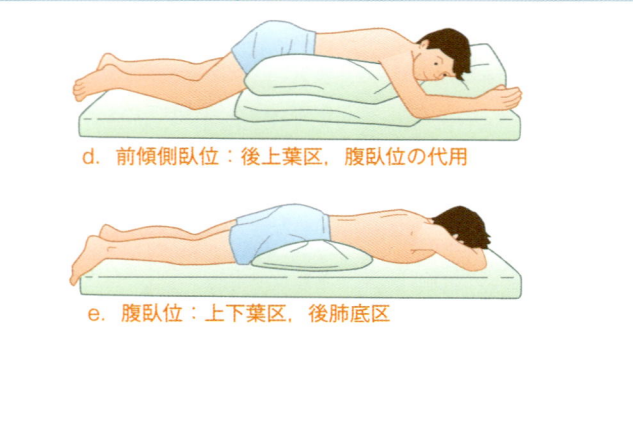

---

a．背臥位：肺尖区，前上葉区，前肺底区

b．後傾側臥位：中葉・舌区

c．側臥位：外側肺底区，患側上の肺野

d．前傾側臥位：後上葉区，腹臥位の代用

e．腹臥位：上下葉区，後肺底区

**図26　排痰体位（体位ドレナージ）**

#### ⑤胸膜摩擦音

肺由来の副雑音ではなく，胸膜の表面同士がこすれ合うことによって起こります．胸膜の炎症や多量の胸水が貯留しているときに起こります．

原因となる疾患を治療し炎症を鎮静化させる必要があります．胸膜の炎症で痛みを生じている場合は，患者さんが最も楽に呼吸できる体位に整えます．

## 3 呼吸パターンの変調とは？

呼吸の回数や深さ・パターンの変調は，呼吸器疾患だけでなく，心臓疾患や腎臓疾患，内分泌疾患などさまざまな疾患で起こり，全身の状態や病態の重症度などを予測する因子となります．とくに，呼吸パターンの変調は脳障害がどこで起こっているのかを推測する重要なサインであるため，呼吸パターンと障害部位，危険度についての知識を得ておく必要があります（**表3，図27**）．

**図27**の①**チェーン-ストークス呼吸**は，尿毒症や低酸素症，重症心不全，急性アルコール中毒や睡眠薬中毒の患者さんでも認めます．今まで正常な呼吸をしてい

① 間脳障害（視床・視床下部）
縮瞳
対光反射（＋）
除皮質硬直
チェーン-ストークス呼吸

正常な呼吸から①への変化と神経学的所見を認めた場合，ただちに医師に報告！

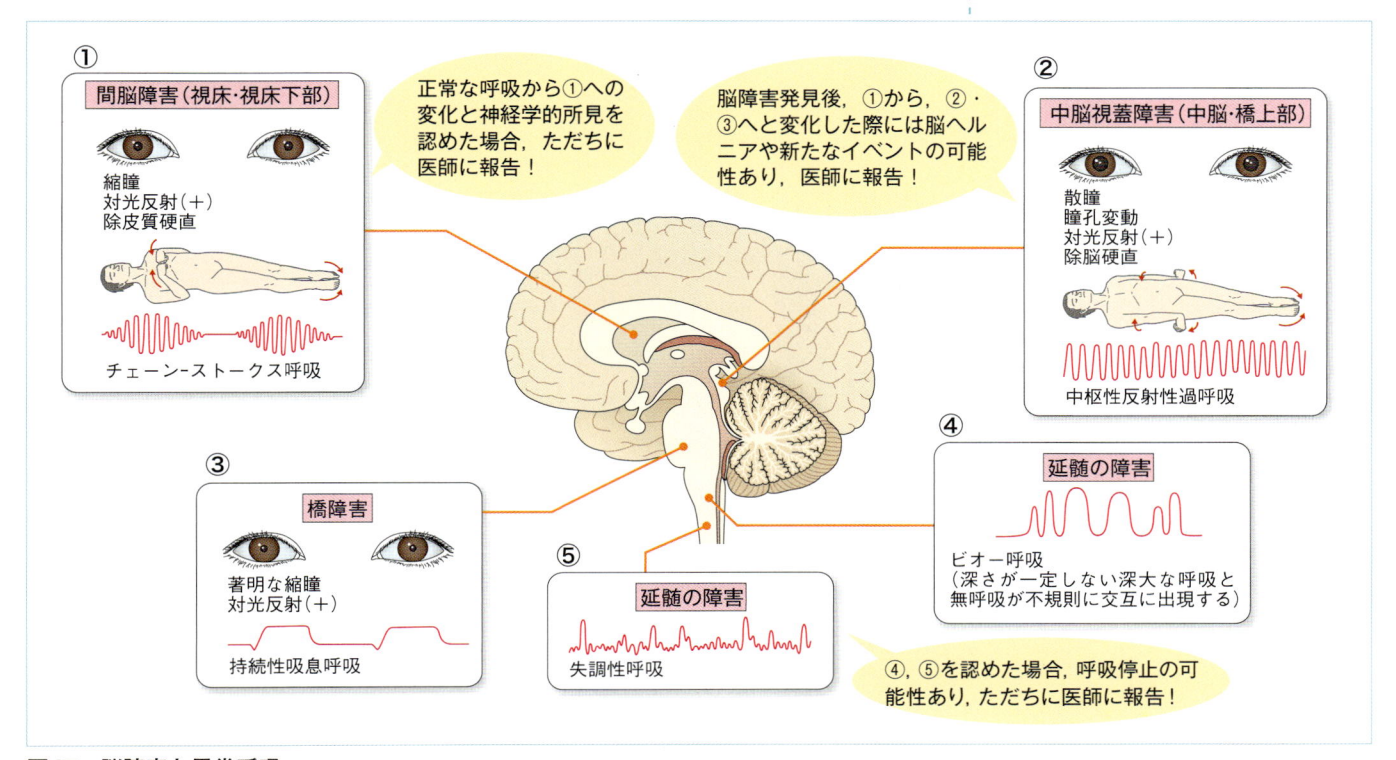

脳障害発見後，①から，②・③へと変化した際には脳ヘルニアや新たなイベントの可能性あり，医師に報告！

② 中脳視蓋障害（中脳・橋上部）
散瞳
瞳孔変動
対光反射（＋）
除脳硬直
中枢性反射性過呼吸

③ 橋障害
著明な縮瞳
対光反射（＋）
持続性吸息呼吸

⑤ 延髄の障害
失調性呼吸

④ 延髄の障害
ビオー呼吸
（深さが一定しない深大な呼吸と無呼吸が不規則に交互に出現する）

④，⑤を認めた場合，呼吸停止の可能性あり，ただちに医師に報告！

図27 脳障害と異常呼吸

た患者さんが急にチェーン-ストークス呼吸になり，さらに意識障害や縮瞳（しゅくどう）などの神経学的所見が認められた場合には，視床や視床下部に障害が起きていることが推測されます．

②**中枢性反射性過呼吸**，③**持続性吸息呼吸**は中脳・橋レベルでの障害をあらわします．下位の脳障害を示唆する呼吸パターンへの変調を認めた場合には，脳障害の進行が疑われます．

④**ビオー呼吸**，⑤**失調性呼吸**は延髄の障害をあらわします．延髄は呼吸を司る中枢であるため，この部位が障害されると呼吸が停止する可能性があり，**きわめて危険**です．この呼吸を認めた場合には，ただちに救急カートなど心肺蘇生の準備をする必要があります．

## 4 酸素投与方法

低酸素血症時（$PaO_2 < 60Torr$）には酸素投与が必要になります※．

酸素吸入を行う器具として，低流量システム（鼻カニュラ，簡易酸素マスク，リザーバー付き酸素マスク，ベンチュリーマスク）と高流量システム（ネブライザー付きベンチュリー装置）があります（**図28，表14**）．

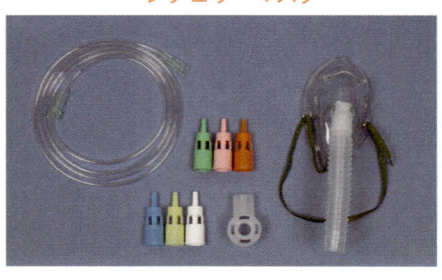

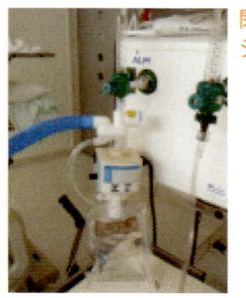

※心臓疾患患者，小児や妊婦，病状が不安定な場合は$PaO_2$ 80Torr，$SpO_2$ 95％以上を目標としてもよい．酸素療法の適応は，重度の外傷，急性心筋梗塞，手術後なども含まれる．

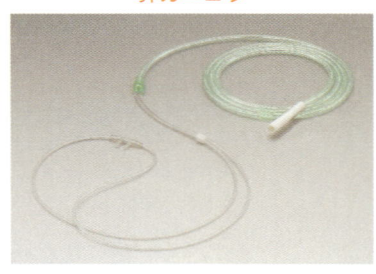

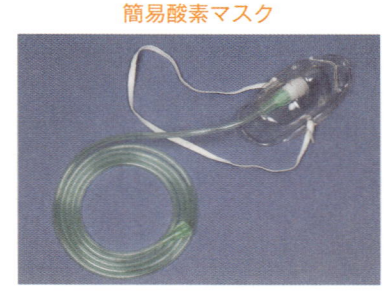

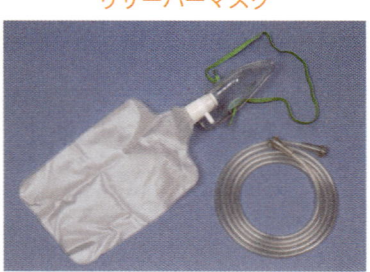

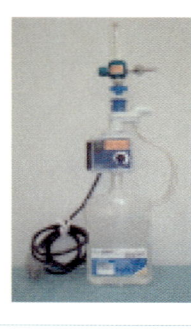

**図28 酸素吸入器具**

表14 酸素流量の吸入酸素濃度の目安

| 鼻カニュラ | | 簡易酸素マスク | | リザーバー付き酸素マスク | |
|---|---|---|---|---|---|
| 酸素流量<br>(L/分) | 吸入酸素濃度<br>の目安(%) | 酸素流量<br>(L/分) | 吸入酸素濃度<br>の目安(%) | 酸素流量<br>(L/分) | 吸入酸素濃度<br>の目安(%) |
| 1 | 24 | | | | |
| 2 | 28 | | | | |
| 3 | 32 | | | | |
| 4 | 36 | | | | |
| 5 | 40 | 5〜6 | 40 | | |
| | | 6〜7 | 50 | 6 | 60 |
| | | 7〜8 | 60 | 7 | 70 |
| | | | | 8 | 80 |
| | | | | 9 | 90 |
| | | | | 10 | 90〜 |

↓低酸素解消されなければ → 簡易酸素マスクへ

↓低酸素解消されなければ → リザーバー付き酸素マスクへ

↓低酸素解消されなければ → 人工呼吸器での陽圧管理へ

　加湿に関して低流量システムでは流量が3L/分まで，高流量システムでは酸素濃度40%までは必要はないとされています．

### ①低流量システム

　酸素濃度の設定はなく，指示された酸素流量を投与します．患者さんの吸気流量（1回換気量×吸気時間）が増加している場合などでは，周囲のガス（空気）を取り込んでしまうため，実際に投与される酸素濃度が想定よりも低下してしまうことがあります．

### ②高流量システム

　ベンチュリー効果を用いて総流量を30L/分以上にすることによって，患者さんの呼吸の回数や深さによる影響を取り除くことができ，安定した酸素濃度を投与することができます（図29）．

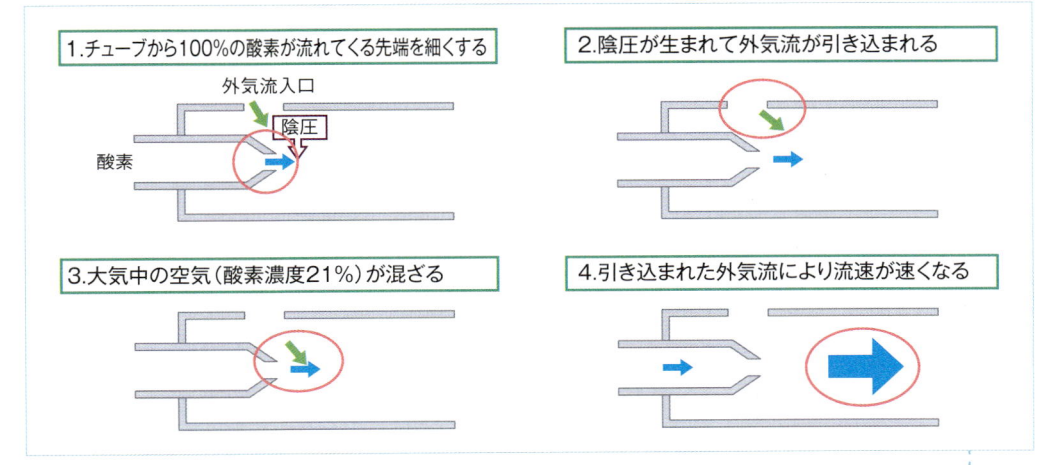

図29　ベンチュリー効果

1. チューブから100%の酸素が流れてくる先端を細くする（外気流入口／陰圧／酸素）
2. 陰圧が生まれて外気流が引き込まれる
3. 大気中の空気（酸素濃度21%）が混ざる
4. 引き込まれた外気流により流速が速くなる

## Column

### 高流量ってどういう意味？

　高流量システムとは，単に低流量システムより流量が多いことではありません．患者さんの1回換気量よりも，送っている酸素の総流量が多いかどうかで分別されています．

● 低流量システム：投与している酸素の流量が，患者さんの1回換気量より少ない（投与している100%酸素に加えて周囲の空気を吸うため，実際に吸っている酸素濃度は低くなる．また，患者さんの1回換気量によって吸う酸素濃度は異なる）．

● 高流量システム：投与している酸素の流量が，患者さんの1回換気量より多い（投与している酸素のみ吸うため，投与したい酸素濃度を確実に投与することができる）．

これらの酸素吸入器具で低酸素血症が改善しない場合や自発呼吸が低下・消失した場合，呼吸努力の強い場合などには人工呼吸が必要になります．

人工呼吸には気管挿管・気管切開をして人工呼吸療法を行う方法と，鼻マスクやフルフェイス（鼻口）マスクなどのマスクを用いた非侵襲的陽圧換気療法（NPPV）があります（図30）．

NPPV：noninvasive positive pressure ventilation，非侵襲的陽圧換気療法

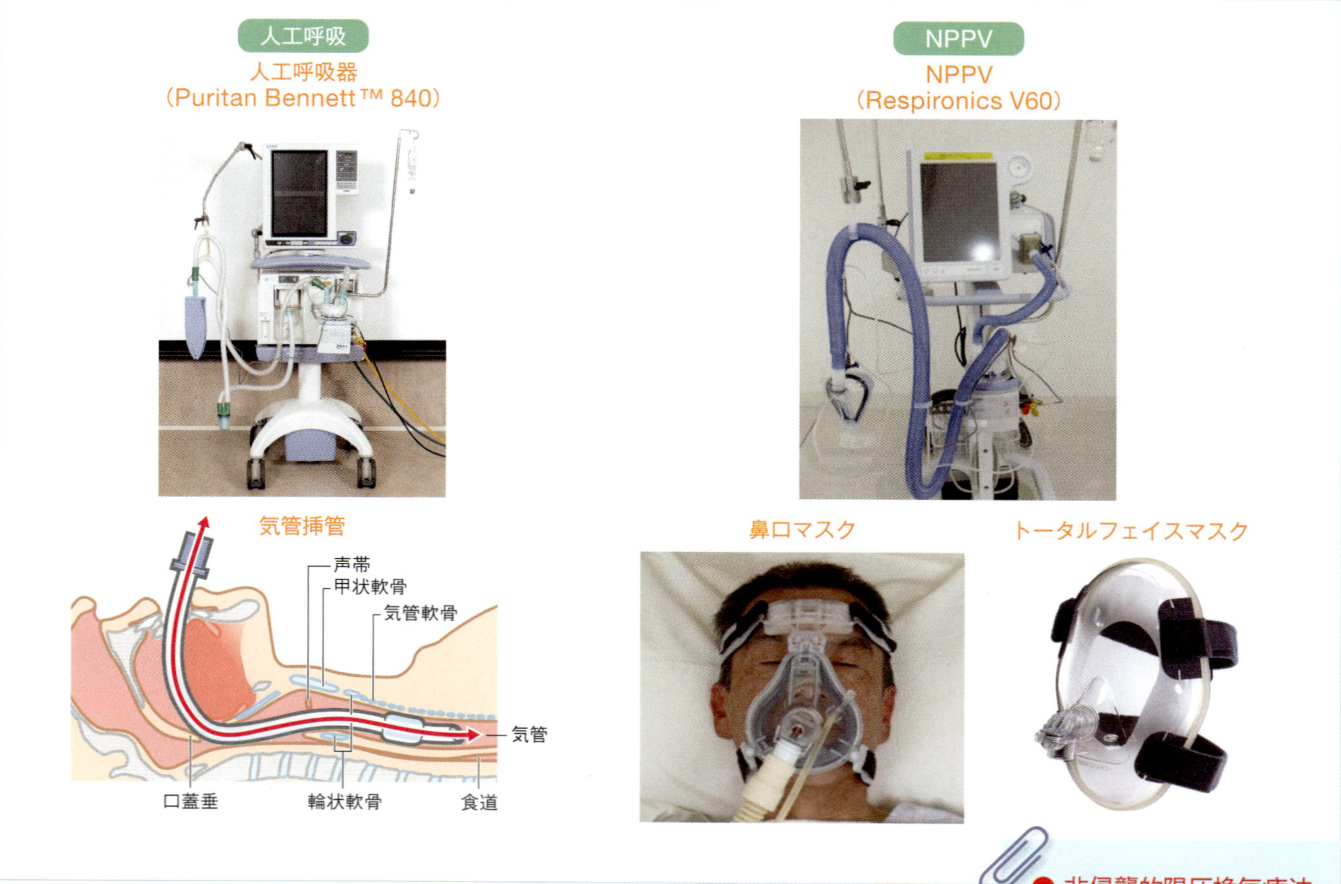

図30　人工呼吸器とNPPV

臨床現場で患者さんの呼吸状態を評価するためには，一方向だけの情報でなく五感から得られるすべての情報と，「いつもとは何かが違う？」という第六感で得られる情報など，さまざまな視点から多くの情報を得て，それらの情報を統合して判断しケアへつなげます．得られた情報がどういった病態を示す徴候であるのかを理解しておくことは臨床での判断，対処に役立ちます．

● 非侵襲的陽圧換気療法（NPPV）

急性・慢性呼吸不全，および閉塞性睡眠時無呼吸症候群の患者の自発呼吸を補助する鼻マスク式の人工呼吸法．自発呼吸があることを原則として使用され，いわゆる生命維持としての人工呼吸器ではありません．

# 事例 実習で受け持つかも！
## 呼吸測定から危険を察知できた例

第4章 呼吸　事例

| 事例 | Dさん，76歳，女性 |
| 診断名 | （転倒による）大腿骨骨折 |

**経過**　Dさんは入院3日目で，現在は直達牽引中で床上安静中です．自分での体動は少なく，看護師が体位変換を施行しています．挨拶のためDさんを訪室したところ，口を少し開けて呼吸をしており，眉間にしわをよせ，少し苦しそうな表情でした．バイタルサイン測定を行ったところ，意識レベルはJCS：Ⅰ-1，腋窩温：37.2℃，心拍数：128回/分，血圧：108/62mmHg，呼吸数：24回/分でした．

また，pH 7.413，$PaO_2$ 71.3，$PaCO_2$ 40.8，$SaO_2$ 98，$HCO_3^-$ 21.1，BE －3.5でした．

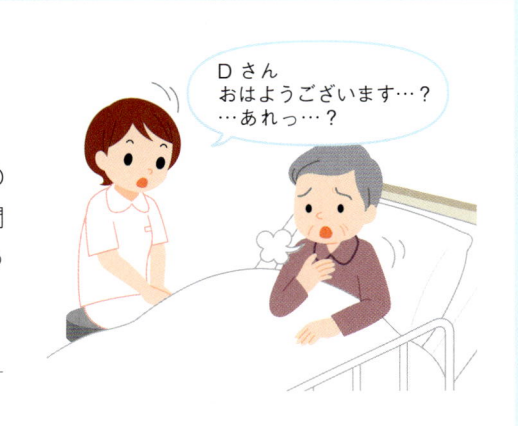

> Dさん　おはようございます…？　…あれっ…？

## ■観察のポイント　まず，どう考える？

- 第一印象で，姿勢，表情・顔色，チアノーゼの3つのポイントをおさえる
- 第一印象とバイタルサインから，緊急性を判断する

　第一印象では，①姿勢，②表情・顔色，③チアノーゼの有無の3つのポイントをおさえましょう．

### ①姿勢
　姿勢は，呼吸困難の重篤さを知るための1つの目安となります．呼吸が苦しいときは，頭部を挙上することで横隔膜が仰臥位のときよりも下がり，肺が拡張しやすくなるため，無意識のうちに起坐位をとる場合が多くあります．高度の気胸や胸水の貯留，一側性の呼吸器疾患がある場合は，少しでも呼吸を楽にしようと，患者さん自ら患側を上あるいは下にして一定の姿勢を保とうとします．

### ②表情・顔色
　呼吸状態に異常のある患者さんでは，表情は険しく，苦しさに汗ばんでいることもあります．なるべく，抵抗の少ない楽な呼吸をしようと，口を開いて呼吸をしたり，逆に口をすぼめて（口すぼめ呼吸）呼気に抵抗を与え，気道がつぶれるのを無意識に防ごうとします．呼吸困難感が最大になれば，患者さんは目を閉じ，何かに耐

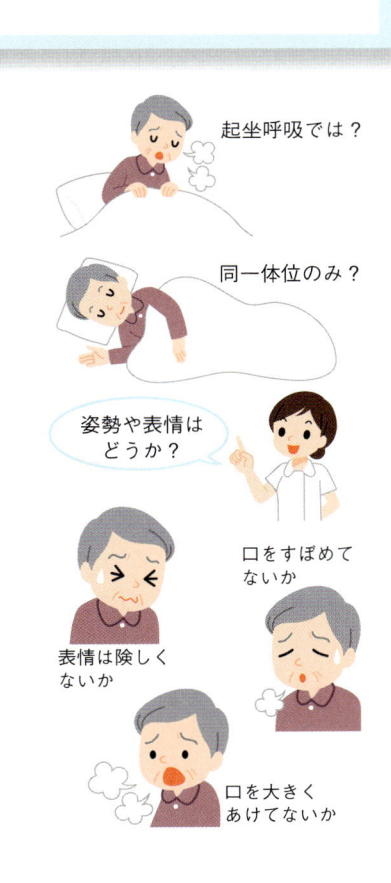

- 起坐呼吸では？
- 同一体位のみ？
- 姿勢や表情はどうか？
- 口をすぼめてないか
- 表情は険しくないか
- 口を大きくあけてないか

え抜こうとするような表情がみられることもあります．

③チアノーゼの有無

　組織の酸素化が悪化すると，顔面は蒼白で口唇のチアノーゼが出現します（**表15**）．これは，血中の酸素含量が正常以下に減少し，還元ヘモグロビンが増加するためです．チアノーゼは，酸素欠乏の状態をあらわす1つの指標になりますが，貧血や出血でヘモグロビンが減少しているときは出現しにくいので注意が必要です．

**表15　一般的なチアノーゼと動脈血酸素分圧（$PaO_2$）の関係**

- $PaO_2$　55Torr以上：出現しにくい
- $PaO_2$　40〜55Torr：出現する場合がある
- $PaO_2$　40Torr以下：出現しやすい

● チアノーゼ

組織の酸素化の悪化により，口唇が青紫色になる，チアノーゼが出現します．

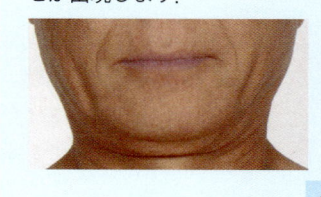

　第一印象とバイタルサインからDさんの状態をアセスメントしてみましょう．Dさんは大腿骨頸部骨折による安静中で，自分で姿勢を調整することは難しい状態でしたが，口をあけた呼吸や苦しそうな表情から，呼吸に何らかの異常があることが予測できました．しかし，意識状態がJCS Ⅰ-1，さらにバイタルサインで血行動態が維持されていたこと，強い呼吸困難やチアノーゼは出現していなかったことなどから，緊急の状態ではないと判断しました（**表16**）．

**表16　緊急と判断される呼吸状態の指標**

①強度の呼吸困難，②チアノーゼ，③頻呼吸，④下顎呼吸，⑤意識障害（JCS Ⅲ），⑥高二酸化炭素血症，⑦血液ガスデータ上，$PaO_2$が60Torr未満や$PaCO_2$が45Torr以上，⑧胸部Ｘ線写真上の両側広範囲強度の陰影

## アセスメントのポイント

- 呼吸状態のフィジカルアセスメントを行い，呼吸状態の悪化を判断する
- 問診，視診，触診，聴診，打診を行う
- 検査の結果も指標とし，評価する

　次に呼吸状態のフィジカルアセスメントを行い，呼吸状態の悪化を判断してみましょう．「呼吸測定の基本手順」（p.106）を振り返りながら考えてみましょう．

①問診

　呼吸の問診は，会話により酸素消費量を増大させることになるので，必要最小限にとどめるなどの注意が必要です．

　Dさんに呼吸困難感を聴くと，「言われてみれば少し息苦しい感じがするかしら

（**what**）．急に苦しくなった感じはあまりないんだけど……（**when**）．今日は熱っぽいみたいで，それもあるのかしらね．少し体を起こしたほうが楽かもしれない（**why**）」と答えました．話をしている間も，Dさんの呼吸は「ハァハァ」と速迫しています．

### ②視診
Dさんの呼吸数は24回/分と頻呼吸でした．口唇や末梢にチアノーゼの出現は認めませんでした．

### ③触診
触診で，Dさんの胸郭の動きに左右差は認めませんでした．触覚振盪温音（音声伝導）を触知すると，左の振盪音は正常で右が増強しているように感じました．

### ④聴診
聴診では，右肺の上葉で粗い断続性副雑音（coarse crackle）が聴取できました．また，右下葉では，呼吸音の低下を認めました．

### ⑤打診
打診では，清音が聴かれました．

### ●フィジカルアセスメント，どうとらえる？
呼吸状態のフィジカルアセスメントからDさんをアセスメントしてみましょう．Dさんの呼吸困難感は非常に強いものではないようでした．痰はみられませんでしたが発熱しています．触診で，触覚振盪音が右で増強していること，聴診で右肺の上葉で粗い断続性副雑音が聴取されたことからも肺炎を発症している可能性が高いことが考えられます．

またDさんは直達牽引中で安静度制限があり，自由に体位を変えることがむずかしい状態であったため，背側で無気肺を起こしやすいことが推測できます．右下葉で呼吸音の低下を認めていることからも裏付けられます．

またフィジカルアセスメントの結果を交え，医師へ検査を依頼し評価します．呼吸状態が悪化する原因は多岐にわたります．このため，フィジカルアセスメントだけでなく，動脈血ガス分析と胸部X線検査などの結果を指標とし，詳しい病態を考え早期に有効な治療を開始する必要があります．

### ●動脈血ガス分析，胸部X線写真からどうとらえる？
#### ①動脈血ガス分析
Dさんの動脈血ガス分析の結果から考えてみましょう．$PaO_2$は年齢や体位を考慮すると正常範囲内にあると考えられます．$PaCO_2$も正常範囲内です．血液中のpHも正常ですが，$HCO_3^-$とBEがやや低下しており，代謝性に呼吸を代償していることがわかります．このままの呼吸状態を放置しておくと，しばらくすると動脈血ガス分析の結果も正常から逸脱が多くみられるようになると予測できます．

さらに，注目するべきは$SaO_2$の値です．$SaO_2$は動脈血酸素飽和度のことで，

---

● **無気肺**

空気量が少なく，肺胞が萎縮した肺のことをいいます．肺の拡張が制限され，肺の中に空気が入らないことが原因です．胸膜炎，気胸，腫瘍などにより外部から肺が圧迫を受けて生じるものと，異物，気管支のがんにより気管が閉塞し，空気の流入が妨害されて生じるものに分けられます．

血液中のヘモグロビンの何％が酸素と結合しているかを表すのでしたね．普段は非侵襲的に経皮的動脈血酸素飽和度（$SpO_2$）としてパルスオキシメーターで簡易的に測定することができます（p.165第6章「$SpO_2$」参照）．$SaO_2$がやや低い値を示していますので，酸素療法の適応を考慮します．

#### ②胸部X線検査

Dさんに挿入されているCVライン，胃管の挿入位置を確認しました．骨格についても，骨折などの異常は認めませんでした．心胸郭比（CTR）は48％で，血管陰影も確認することができました．気管や気管支の偏位や，縦隔の拡大も認められませんでした．

肺横隔膜角（CP）は鋭角（sharp）でしたので胸水貯留はないと予測できました．また，気胸もありませんでした．右肺の下のあたりに湿潤影を確認できたので，炎症を生じていると考えられました．

### ■ 対応のポイント

- 呼吸困難感を増強させないよう，落ち着いて穏やかな言動をとるよう心がける
- 患者さんが呼吸をしやすい体位を整える

Dさんは話をしている間も，呼吸は「ハァハァ」と速迫していました．このため問診では最低限のことを聴き，「話すと呼吸がつらそうなので，無理に話さなくてもよいですよ」と伝えました．さらに，呼吸困難感は，死への恐怖に直結し，不安や興奮は酸素消費量を増加させ，呼吸困難感を増強させます．看護師のかかわり方によっては，不安がさらに呼吸への影響としてあらわれる可能性が高いため，Dさんとのかかわりでは，できるだけ落ち着きのある穏やかな言動をとるように心がけました．看護師がついているので安心してほしいことを伝え，Dさんの不安を取り除くようにかかわり，精神的な安定をはかるように努めました．

Dさんが呼吸をしやすい体位を整えるために，セミファウラー位としました．頭部を挙上することで横隔膜が仰臥位のときよりも下がり，肺が拡張しやすくなるため，呼吸が楽に感じるようになるためです．

ここで，頭部を挙上することで呼吸が楽に感じるようになる機序を説明します．仰臥位では，横隔膜は呼気時に腹腔内臓器に押されて頭側に移動します．このとき，横隔膜は下方の背側で大きく，上方の腹側で小さく動きます（図31）．

立位から仰臥位になると，横隔膜は4cm程度挙上し，この横隔膜の挙上が肺の機能的残気量（FRC）を15〜20％程度減少するといわれています．このFRCは，安静時の呼気終末に肺の中に残っている肺気量で，ガス交換に大きく関与するといわれています．FRCは側臥位や腹臥位では仰臥位に比べて増加し，坐位ではさらに増加するとされています（図32）．

Dさんは直達牽引中であり，セミファウラー位をとることが精一杯でしたが，可

---

CTR：cardio thoracic rate，心胸膜比
CP：angle costophrenic angle，肺横隔膜角

#### ● 心胸比（CTR）

胸部X線写真正面像で心臓の最大横径と胸郭内側の最大横径の比のことをいいます．この比が50％異常を心拡大と判定します．

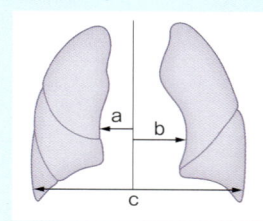

心胸郭比は心臓の最大横径（a＋b）と胸郭最大内頸（c）との比で求められます．

$$CTR = \frac{(a+c)}{C}$$

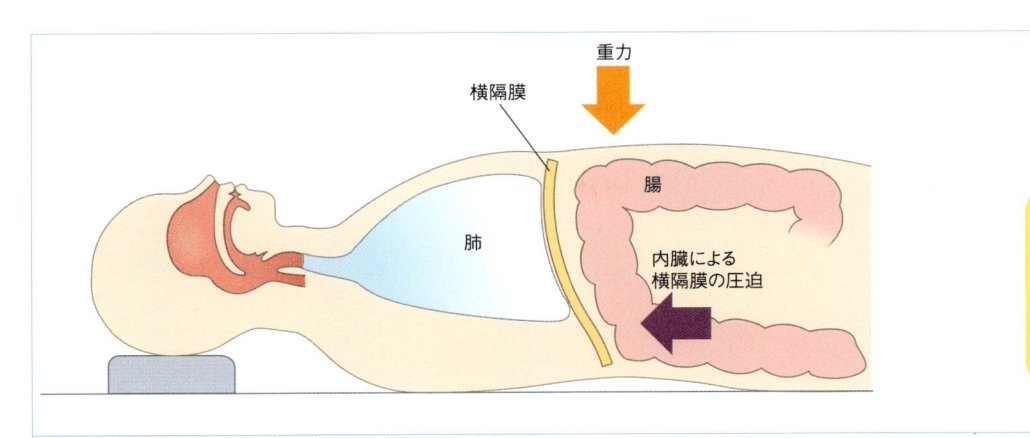

図31　仰臥位での横隔膜の動き

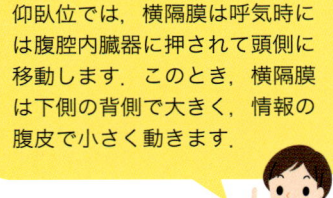

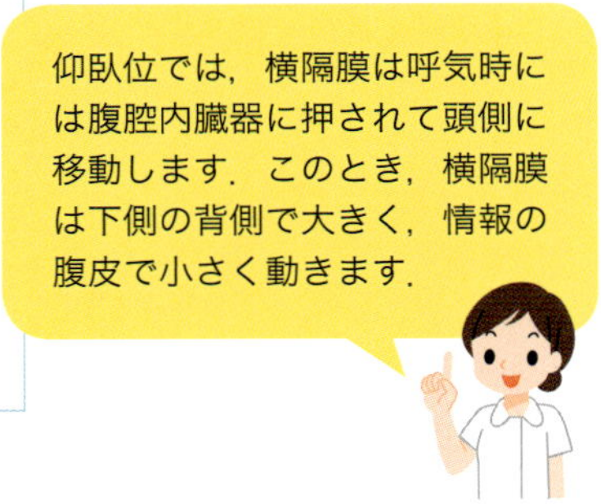

仰臥位では，横隔膜は呼気時には腹腔内臓器に押されて頭側に移動します．このとき，横隔膜は下側の背側で大きく，情報の腹皮で小さく動きます．

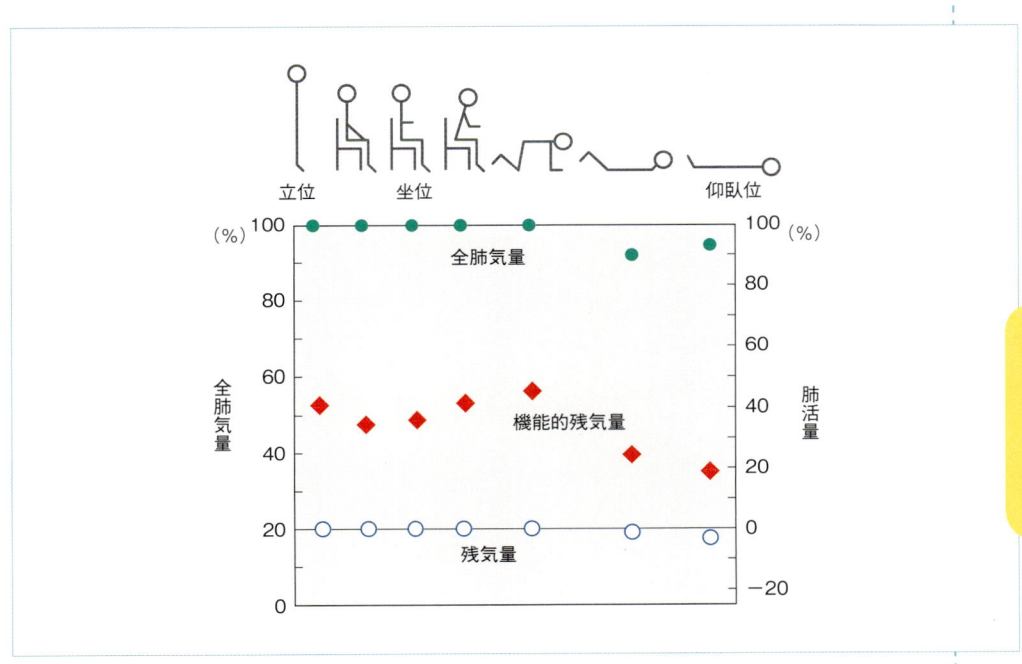

図32　体位とFRCの関係
Agostoni E, et al：Statics of the respiratory system. In：Handbook of Physiology. Respiration. Fenn Wo, et al eds. p.387〜409, Am Physiol Soc,1964.より引用

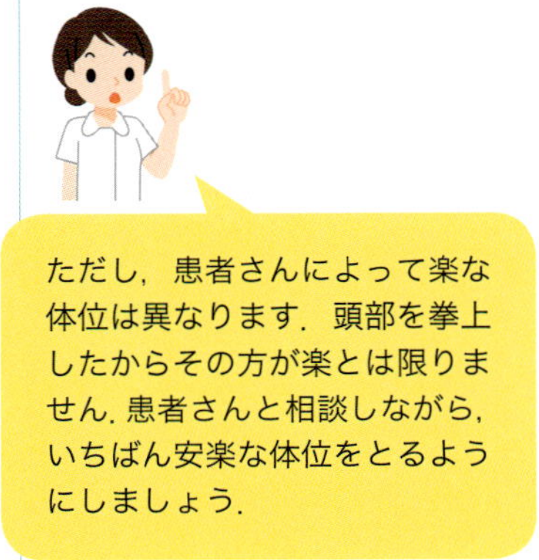

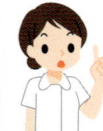

ただし，患者さんによって楽な体位は異なります．頭部を挙上したからその方が楽とは限りません．患者さんと相談しながら，いちばん安楽な体位をとるようにしましょう．

能であればファウラー位，もしくは起坐位をとるようにすると，より呼吸が楽に感じる場合もあります．

　動脈血ガス分析と胸部X線検査の結果から，Dさんは肺炎を生じていることがわかりました．

　また，右下葉に無気肺を生じていることが考えられました（無気肺の診断は胸部

X線検査よりCT検査のほうが有効です).

　Dさんには，動脈血ガス分析の結果をふまえ酸素療法が開始され，肺炎に対する抗菌薬投与，無気肺に対して呼吸理学療法を行うため理学療法士などの介入が開始されました.

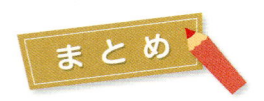

## まとめ

　Dさんの呼吸が何となく苦しそう，という第一印象の小さな変化に早期に気づいたことが，呼吸状態の異常を早期に把握することにつながり，その後，スムーズな治療を行うことができました.

　呼吸状態の異常は急変につながる可能性が非常に高いため，何か変だな，いつもと違うなと敏感に感じられるよう第一印象や呼吸のフィジカルアセスメントを怠らないようにしましょう.

● 呼吸理学療法

　包括的呼吸リハビリテーションの一部．呼吸器の病気によって生じた障害をもつ患者さんに対して，残された肺の機能や呼吸筋を使い，上下肢の筋力訓練を行うなど，呼吸困難を改善するためのリハビリテーションをいう．

### 参考文献
1) 道又元裕ほか編：人工呼吸管理実践ガイド．照林社，2009．
2) 小澤瀞司ほか編：標準生理学　第7版．医学書院，2009．
3) 道又元裕：ICUディジーズ―クリティカルケアにおける看護実践．学研メディカル秀潤社，2013．
4) 山内豊明：フィジカルアセスメントガイドブック―目と手と耳でここまでわかる　第2版．医学書院，2011．
5) 阿部俊子編：病態関連図が書ける―観察・アセスメントガイド．照林社，2006．
6) 阿曽洋子ほか編著：基礎看護技術　第7版．医学書院，2011．
7) 髙橋仁美ほか：フィジカルアセスメント徹底ガイド呼吸．中山書店，2009．
8) 髙橋甲枝：呼吸困難．特集　知れば，気づける！対応できる！症状別フィジカルアセスメント．看護技術，59(4)：10〜19，2013．
9) 牛木辰男ほか：カラー図解 人体の正常構造と機能1呼吸器，改訂第2版．日本医事新報社，2012．
10) 三上剛人監：ナースができておくべきまず，やる技術．月刊ナーシング，33(1)：60〜78，2013．
11) 佐藤憲明編：臨床実践フィジカルアセスメント―急変対応力10倍アップ．南江堂，2012．
12) 寺町優子ほか編；クリティカルケア看護―理論と臨床への応用．日本看護協会出版会，2010．
13) 宇都宮明美：体位と呼吸管理．人工呼吸，27(1)：64〜67，2010．
14) 山元恵子監修；写真でわかる整形外科看護―受傷期のケアから社会復帰への支援まで，写真で体験！．p.50，インターメディカ，2010．
15) 深谷智恵子ほか編：クリティカルケアを必要とする人の看護．中央法規出版，2006．

第 5 章

# 意　識

**基礎**のバイタルサイン
意識って何ですか？

**臨床**のバイタルサイン
臨床実践における意識

**事例**
意識状態から危険を察知できた例

## 基礎のバイタルサイン

# 意識って何ですか？

## 1 意識とは？

意識とは，外界に対する人の反応力といわれ，「覚醒」と「認知」の2つの要素によって成立しています．目を覚ましていて，外からの刺激に何らかの反応を示し，その刺激を正しく認識して適切に対応することができ，そのときの行動を覚えている，という一連の働きを保つ機能を「意識」とよびます[1]．

意識を，解剖学的にとらえてみましょう．意識は，大脳皮質と上行性網様体賦活系（脳幹網様体，視床の非特殊核，視床下部までを含めた経路）によって維持されています．手足からの知覚，目や耳，舌などからの視覚，聴覚，味覚など末梢から知覚刺激の入力があると，神経線維を伝わって脳幹（延髄，橋，中脳）をとおり，視床下部，つまり上行性網様体賦活系をとおっていく中でさまざまな感覚の情報が整理・統合されます．

統合された刺激は視床の特別な場所を経て視床，大脳皮質，大脳辺縁系に送られます．この指令がこれらの部位を刺激して，それぞれの知覚領野で「痛い」「明るい」「うるさい」「からい」などといった感覚，つまり意識の本質である覚醒の維持，注意力や記憶の保持をして，知覚刺激の認知をすることになります[2]．

それゆえ，上行性網様体賦活系は意識を活発にする装置であり，大脳皮質や大脳辺縁系は認知機能ととらえることができます（図1）．

### ● 大脳皮質

ヒトの大脳皮質には，古くから発達した大脳辺縁系と新しく発達した大脳新皮質があります．

大脳辺縁系では食欲・性欲などの欲求・情動に関与し，大脳新皮質では主に視覚，味覚などの他に言語，認知，判断など高等な精神機能に関与しています．大脳辺縁系での欲求・情動を大脳皮質の知性，理解で抑制しているといえます．

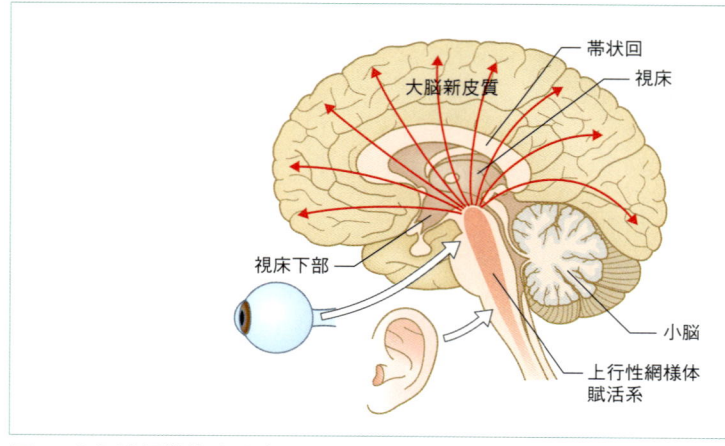

### ●意識を保つための伝導路

- 脳幹網様体は，目，耳，手足からの感覚刺激の情報が集まる伝導路．その情報は視床から大脳皮質へと伝導される．
- 視床は覚醒と睡眠に関与し，視床が障害されると睡眠状態が続く．
- 大脳皮質は覚醒の状態維持に関与し，認知，思考，記憶，行動などを担い，意識レベルの質に影響を及ぼす

図1　上行性網様体賦活系と大脳皮質，大脳周辺系

## 2 意識の状態から何がわかるの？

### 1 "意識がない"状態とは？

　まず，意識がある（覚醒状態）場合，何を観察したらよいでしょうか．覚醒している状態は，知覚刺激は入力されている状態と考えてよいでしょう．つまり，上行性網様体賦活系の障害はないと考えられます．

　次に，その人は自分のことや，周囲の状況，話している相手のことなどを理解しているでしょうか．具体的には，自分の氏名，年齢，今いる場所，日付などがわかっているかを確認します．

　また，呼びかけや命令に対する反応はすばやいか，集中力や注意力が低下しているかを確認することも大切です．これらによって，大脳皮質の障害があるのか，シグナルの伝達があるのか，あるとしても強いのか弱いのか，などが想像できます．

　今度は，意識がない場合を考えてみましょう．覚醒していない状態は，知覚刺激が入力されていない，もしくは刺激を刺激ととらえていない状態であり，上行性網様体賦活系の障害か，大脳皮質の障害か，もしくはその両方の障害が考えられます．どの程度の刺激で覚醒するのかによって障害の程度が違います．強い呼びかけで覚醒するのか，痛みなどの不快な刺激で覚醒するのか，目は開かないが手足は動くのかなど，"意識がない"状態にもさまざまな違いがあります．

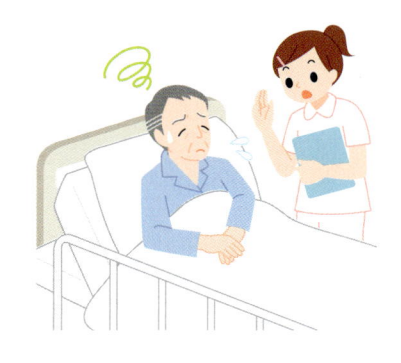

①おなまえは言えますか？
②お年はおいくつですか？
③ここがどこだかわかりますか？
④今日は何月何日かわかりますか？

### 2 意識障害の程度と原因

　これらを意識障害という点でとらえてみましょう．覚醒度と認知機能の両方が正常に保たれている場合を「意識清明」とよび，どちらか一方もしくは両方が障害された場合を「意識障害」とよびます．一般に，意識障害の程度は5段階（清明，傾眠，昏迷，半昏睡，昏睡）で表されます（**表1**）．

**表1　意識障害の程度**

| | |
|---|---|
| ①清明 | ●周囲の状況を的確に判断できる正常の覚醒した状態である<br>●検者の質問に対してもスムーズに反応できる |
| ②傾眠 | ●意識障害の軽いもので，すぐにうとうとするが，時に清明になる<br>●病的な眠気の状態で，外界からの刺激に対して容易に覚醒する<br>●検者の質問に対しては，自分の名前，年齢など，ごく簡単なことは応じられるが，日時，場所などのやや難しい内容への返答は困難である |
| ③昏迷 | ●軽い刺激に対しては，覚醒は困難で，皮膚をつまむなどの中等度の疼痛，大きな音，明るい光に対して反応がみられるが，刺激が与えられないとすぐに意識がなくなる<br>●検者の質問に対しては，返答困難で，「目を開けてください」などの簡単な命令には一時的に反応できるが，すぐに座ってしまう |
| ④半昏睡 | ●いかなる状況であっても，外界からの刺激に対する反応は困難となるが，自動的な開眼や体動は残っている状態である |
| ⑤昏睡 | ●自動的な動きもなくなり，外界からの刺激に対する反応は，反動的なもののみとなる |

また，急性期では同様に5段階でも無欲状態，傾眠，昏迷，せん妄，半昏睡，昏睡と表すものもあります(**表2**).

**表2　意識障害の程度(急性期)**

| 意識障害の程度 軽→重 | | |
|---|---|---|
| | 無欲状態(apathy) | 開眼しているが眼はうつろで空間に向け，ぼんやりしている状態<br>最も軽い意識状態 |
| | 傾眠(somnolence) | 刺激がないと眠り込む状態 |
| | 混迷(stupor) | 強い呼びかけがないと眠り込む状態 |
| | せん妄(delirium) | 運動不穏や幻覚を伴った中等度の意識障害 |
| | 半昏睡(semicoma) | 強い外的刺激にかろうじて反応する |
| | 昏睡(coma) | 外的刺激に覚醒不能<br>各種の反応が全く見られない状態 |

山本隆充：意識障害の急性期病態，BRAIN 1(4)：305〜310，2011．より引用改変

また，意識障害の原因ですが，大きく「1次性中枢神経系障害」「2次性中枢神経系障害」の2つに分類されます．

1次性中枢神経系障害は，脳そのものに原因がある場合をさします．

2次性中枢神経系障害は，脳以外の臓器に機能障害があり，これによって2次的に脳全体がおかされる場合をさします．

これらの原因は多数ありますが，一般的に「AIUEO TIPS」(アイウエオ チップス)と覚えて鑑別診断に活用します(**表3**).

**表3　AIUEOTIPS(アイウエオチップス)**

| | | | |
|---|---|---|---|
| A | Apolexy(脳卒中) | T | Trauma(外傷) |
| | Alcohol(アルコール) | | Temperature(体温) |
| I | Insulin(インスリン) | I | Infection(感染症) |
| U | Uremia(尿毒症) | P | Psychiatry(精神疾患) |
| E | Electrocardiography(心電図) | | Poisoning(中毒) |
| | Endocrinopathy(内分泌障害) | S | Shock(ショック) |
| | Encephalopathy(脳症) | | Sepsis(敗血症) |
| O | Oxygen(低酸素) | | |
| | Opiate(麻薬) | | |

# 3 意識レベルの評価方法の基本手順

## 1 GCS, JCSを使った評価方法

私たちは，意識を評価するのに「意識レベル」という言葉をよく使います．意識レベルは程度や経時的変化を客観的に評価することが重要なため，指標が必要です．そのため，意識障害の状態を指標化して表されたもので，**グラスゴー方式（GCS：Glasgow Coma Scale）** と **3-3-9度方式（JCS：Japan Coma Scale）** が一般的に使用されています．

### ① GCSでの評価方法

GCSは「開眼機能（Eye）」「言語機能（Verbal）」「運動機能（Motor）」を用いて表現します．これは，覚醒状況と刺激に対する反応を別々に評価していて点数が低いほど状態が悪いことを示します．最良で15点，最悪で3点となります．重症度を判定するには，合計点だけではなく，内訳を見ることも大切です．（**表4**）

**表4　GCS**

| 開眼（E）eye opening | 点数 | 言語機能（V）verbal response | 点数 | 運動機能（M）motor response | 点数 |
|---|---|---|---|---|---|
| 自発的に開眼 | 4 | 正確な応答 | 5 | 命令に従う | 6 |
| 呼びかけにより開眼 | 3 | 混乱した会話 | 4 | 疼痛刺激を払いのける | 5 |
| 疼痛刺激により開眼 | 2 | 不適当な言語 | 3 | 疼痛刺激に対して四肢屈曲・逃避 | 4 |
| 開眼しない | 1 | 理解不明の声 | 2 | 疼痛刺激に対する四肢異常屈曲（除皮質硬直） | 3 |
| | | 発語なし | 1 | 疼痛刺激に対する四肢異常屈曲（除脳硬直） | 2 |
| | | 気管内挿管，気管切開 | T | まったく動かない | 1 |

GCSでは，合計スコアが低いほど重症度は高くなり，またスコアが同じでも病態は異なるため，開眼・発語・運動の3要素をそれぞれを数値で把握します．呼びかけに対する反応だけでなく，発語や運動機能をあわせてみるため，患者の予後とよく相関するスケールとされています

### ② JCSでの評価方法

JCSは，覚醒の有無で3段階に分け，さらにその中で刺激に対する反応で3段階ずつに分けることで合計9段階に分類して評価します．これは覚醒状況と刺激に対する反応を同時に評価しています．意識レベル清明で異常のないものは0と表現され，点数が高いほど状態が悪いことを示します．

また，Ⅰ桁の場合，認知症や失語と間違う可能性もありますので，患者さんの既往や経過を知ることも必要です（**表5**）．

また，意識障害の特殊型として，**無動性無言**と**失外套症候群**があります．これらは，開眼してあたかも覚醒しているように見えながら発声がなく，眼球運動を除い

● **無動性無言（むどうせいむごん）**

まったくの無言で，眼球運動を除いて身体の動きが一切みられない状態をいいます．刺激によって開眼したり，対象を目で追ったりします．また，嚥下反射は存在します．

主病変は脳幹網様体，視床，視床下部の一部であり，意識障害の1型とみなされます．

て自発的な身体の動きがない病態です．

　無動性無言は，主な病変が脳幹網様体や視床にある部分的な障害であり，失外套症候群は広範な大脳白質，皮質病変に基づく病態です[3]．

表5　3-3-9度方式（JCS）

| | | | |
|---|---|---|---|
| Ⅰ | 刺激しないでも覚醒している状態 | 1 | だいたい意識清明だが今ひとつはっきりしない |
| | | 2 | 見当識障害がある |
| | | 3 | 自分の名前，生年月日が言えない |
| Ⅱ | 刺激をすると覚醒する状態 | 10 | 普通の呼びかけで容易に開眼する |
| | | 20 | 大きな声または，体を揺さぶることにより開眼する |
| | | 30 | 痛み刺激を加えつつ，呼びかけを繰り返すとかろうじて開眼する |
| Ⅲ | 刺激をしても覚醒しない状態 | 100 | 痛み刺激に対し払いのける動作をする |
| | | 200 | 痛み刺激で少し手足を動かしたり，顔をしかめたりする |
| | | 300 | 痛み刺激に反応しない |

JCSは，Ⅰ桁からⅢ桁へと数値が大きくなるほど意識障害は高度となり，障害の程度を臨床現場で一般的・簡便に把握できます

## 2 意識レベルの評価のタイミングと注意点

　いつ，どのようなときに意識レベルを評価するかについてですが，意識障害は急に発症するものや徐々に意識が変化するものなどさまざまです．少しずつ刺激に対する反応が悪くなっているのか，急に意識がなくなったのかによって評価が違ってきますが，意識障害の原因によっては，その時間や意識障害の程度をすばやくキャッチすることが患者さんの予後や治療に大いにかかわってきます．

　発症したとき（搬送されたときや患者さんを初めて見たとき）にはどのような意識レベルだったのか，その後の患者さんの変化はどうなのか，といった変化の度合いを見ることが必要です．徐々に変化する際には，たとえば同じ呼名である開眼でも，その反応の速さ，遅さなどから少しの変化をみて取れるでしょう．

　また，患者さんが眠っているのか意識レベルが悪くなっているのか，一見してわからない場合があります．このような場合には，ほかの神経学所見とあわせてなるべく複数の評価者で判定するようにしましょう．

　なお，意識レベルの判定は，いつ，どんなときでも行う必要があります．意識障害の患者さんは重篤な身体状況であり，病期によっては生命の危機におちいる可能性が高い場合があります．「眠っているから」「夜中だから」判定できないということではなく，いつでも「患者さんの変化を見つける」ことのほうが優先されます．

---

● **失外套症候群**

　外傷によるびまん性損傷，一酸化炭素中毒，脳血管障害，腫瘍などにより大脳半球の表面を取り囲む外套の機能が失われた状態です．全身は痙性ないし硬直性で動きません．

　一点を凝視し，対話も反応もまったくみられない無動無言の状態です．

# 4 意識レベルの評価と初期対応

## 1 意識レベルの評価

　前述したJCSやGCSで意識レベルを判定し，患者さんの変化が急にみられた場合には対応が必要になります．意識レベルが悪化した何らかの原因があり，原因を突き止め早急に治療する必要があります．

　意識レベルが悪いということは，上行性網様体賦活系の障害か大脳皮質の障害，もしくはその両方の障害があると考えられます．つまり，両側の大脳半球が器質的に障害された場合，脳幹網様体が器質的に障害された場合が想定されます．両側の大脳半球が器質的に障害された場合は，脳出血，くも膜下出血，広範囲脳梗塞，脳腫瘍，硬膜下血腫，硬膜外血腫が考えられ，脳幹網様体が器質的に障害された場合は，脳幹部の出血，梗塞，腫瘍などが考えられます．

　それ以外では，代謝異常，中毒，体温異常，低酸素血症や高二酸化炭素血症などで脳全体にびまん性に障害をきたす場合があります（**表3**）．

## 2 意識レベル悪化の際の初期対応

　では，意識レベルの悪化を発見した場合，どうしたらよいでしょうか？　脳幹網様体の障害，とくに延髄は呼吸・循環などの生命維持を支配しているため，生命の維持が困難になります．そのため，意識レベルが悪化した患者さんを前にしたときには，自発呼吸があるか，心拍があるかの確認が必要になります．自発呼吸があっても，その障害部位によって，異常呼吸となっている場合もあります．これらは，脳の障害部位の鑑別にも役立ちます（**図2**）．

　脳の障害部位の鑑別を行い，生命維持機能が破綻しているようであれば，すぐに救命処置を行います．加えて，瞳孔所見を観察したり，異常体位がないかどうかの観察，CTやMRIなどの画像検査が追加されます．代謝異常なども考えられる場合には「AIUEO TIPS（**表3**）」に沿って進めます．

　実際は，救急外来に搬送された際にすでに意識がなく救命措置が必要な場合や，JCS1，GCSE3V5M6/14点程度で意識があったものが，処置中に急にJCS100，GCSE1V1M4/6点になるなど意識がなくなることがあります．原因として，脳で広範囲な障害が起きてから搬送された，まさに障害が起きている最中でどんどん意識レベルが低下した状態などが考えられます．

　患者さんの重篤度合いを早急に察知し，生命維持をしながら原因を突き止めることが必要です．

---

● **器質的**

ある障害や病変の原因などについて，身体の器官のどこかが物質的，物理的に特定できる状態であるということ．

### 図2 脳の障害部位と異常呼吸

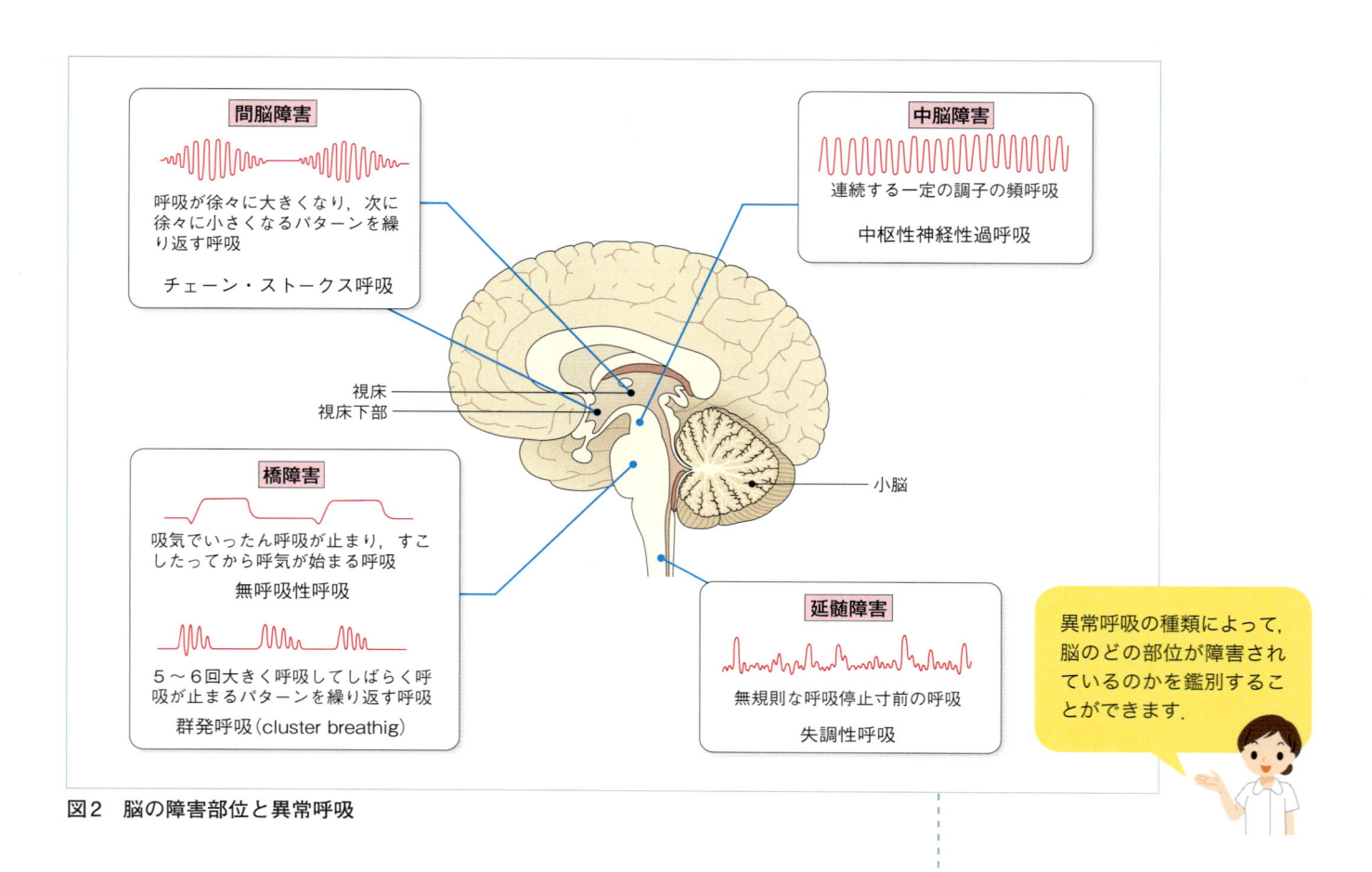

**間脳障害**
呼吸が徐々に大きくなり、次に徐々に小さくなるパターンを繰り返す呼吸
チェーン・ストークス呼吸

**中脳障害**
連続する一定の調子の頻呼吸
中枢性神経性過呼吸

**橋障害**
吸気でいったん呼吸が止まり、すこしたってから呼気が始まる呼吸
無呼吸性呼吸

5〜6回大きく呼吸してしばらく呼吸が止まるパターンを繰り返す呼吸
群発呼吸（cluster breathig）

**延髄障害**
無規則な呼吸停止寸前の呼吸
失調性呼吸

視床
視床下部
小脳

> 異常呼吸の種類によって、脳のどの部位が障害されているのかを鑑別することができます。

# 5 瞳孔径と対光反射の観察の方法と解釈

## 1 瞳孔径と対光反射の観察の方法

　意識障害のある患者さんの場合は、瞳孔所見を観察します。なぜなら、瞳孔は脳の状態を反映することがあり、それを予測するためです。瞳孔を観察する際には、大きさ、対光反射、左右差、眼球運動、形などを観察します。正常な瞳孔は2.5〜4mmであり、瞳孔不同とは、左右の差が1mm以上とされています（0.5mm以上とするものもあります）。瞳孔の大きさは、周囲の明るさにもよりますが、暗いところでは散瞳しているので夜間に観察するときには、瞳孔径が4mm以上あってもすみやかに縮瞳すれば正常です（図3）。

　意識障害がある患者さんに対してよく行う簡便な検査に、「対光反射」があります。対光反射は光を当てたときの瞳孔の収縮をさします。対光反射は以下のように観察します。

①目を開けて正面を見てもらいます（患者さんに意識がない場合は，眼瞼を指であけます）
②（患者さんに意識があれば）遠くを見つめてもらいます．
③視野の外側から，ペンライトなどで光を入れます．正常ならば，すぐに瞳孔が縮瞳します[4]（図4）．

| | | |
|---|---|---|
| 👁👁 | 正常径 | 3～4mm |
| 👁👁 | 縮瞳 | 2mm以下 |
| 👁👁 | 散瞳 | 5mm以上 |
| 👁👁 | 瞳孔不同 | 瞳孔の大きさに0.5mm以上の左右差がある |

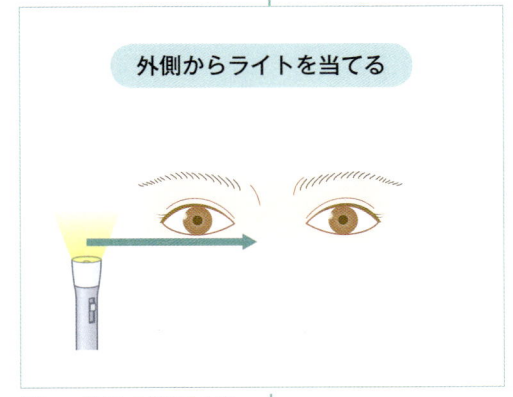

図3　瞳孔径

図4　瞳孔の確認方法

## 2 瞳孔径と対光反射の解釈

### ●瞳孔径と対光反射の観察

　目から入った光刺激は網膜の神経節細胞に始まる視神経を通ります．刺激は視神経管を通って頭蓋内に入り，視交叉を経て中脳の視蓋前域核へ到達し，シナプスの接続がされ，動眼神経核を通り，瞳孔を収縮させる副交感神経（瞳孔括約筋支配）を含んでいる動眼神経へといたり，瞳孔の収縮が起こります（図5）．

　光を一方の眼に直接当てると縮瞳しますが，これを「直接対光反射」といいます．光が当たっていないほうも縮瞳します．これが「間接対光反射」です（図6）．

　たとえば，左の視神経のみが障害されている患者さんの場合は，左眼に光を当てても光刺激が脳に到達しないため，左の直接対光反射も右の間接対光反射ともに見られません．しかし，この患者さんに右眼に光を当てると，右からの光刺激が脳に到達するので右の直接対光反射，左の間接対光反射が見られます．

　左の動眼神経の障害がある場合は，左眼の光刺激に対して脳まで到達するものの瞳孔括約筋が収縮しないので左の直接対光反射は消失し，右の間接対光反射は見られます．右眼の光刺激に対しては，脳までの到達があり，右の直接対光反射は見られますが，左の瞳孔括約筋が収縮せず，間接対光反射は消失します．

　また，瞳孔の反射にはほかにもあり，近くで物を見ようとすると，正常であれば寄り眼の状態になり，瞳孔は縮瞳します．このような瞳孔の反応を「輻輳反射（調節反射，近見反射）」といいます．ほかに疼痛刺激により瞳孔が散大する反射を「毛様体脊髄反射」といいます．

### ● シナプス

　刺激伝達のために，神経細胞の神経線維（軸索）の終末部が他の神経細胞，または筋肉などの効果器と結合している部分をいいます．
　インパルスが到達すると，次の細胞を興奮させる化学物質を出します．

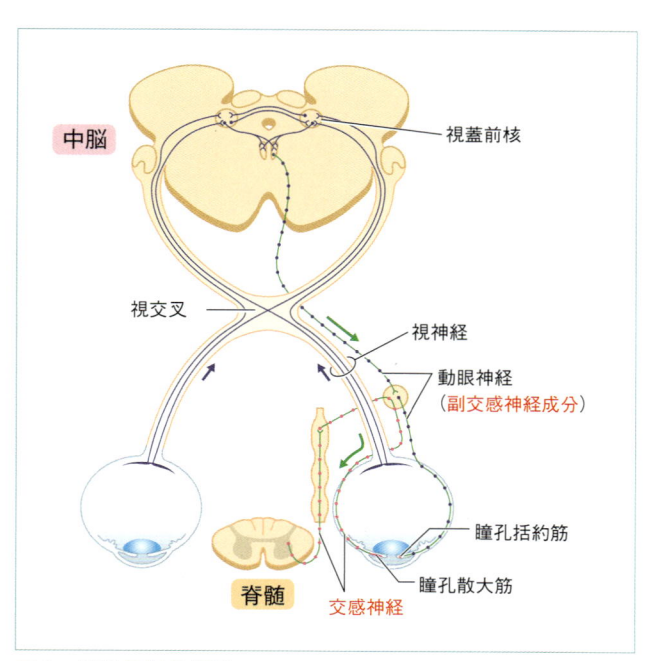

図5　対光反射の経路

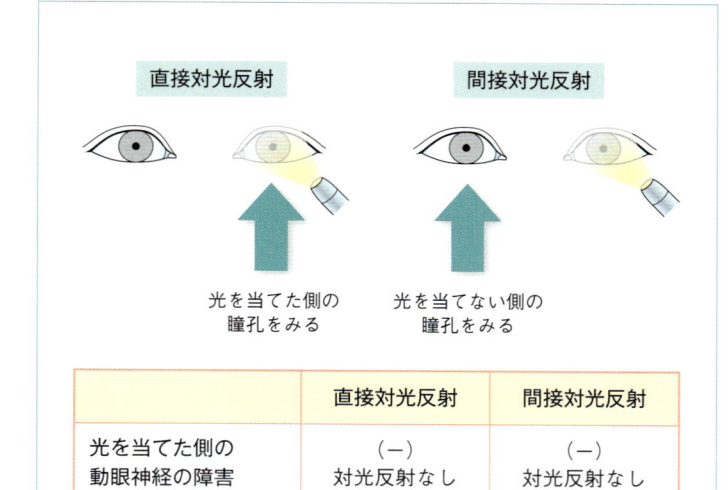

図6　直接対光反射と間接対光反射

|  | 直接対光反射 | 間接対光反射 |
|---|---|---|
| 光を当てた側の動眼神経の障害 | （−）対光反射なし | （−）対光反射なし |
| 光を当てた側の視神経の障害 | （−）対光反射なし | （＋）対光反射あり |

> 瞳孔の収縮は，光刺激→視神経管→頭蓋内→視交叉→中脳の視蓋前域核→動眼神経→副交感神経を含む動眼神経→瞳孔の収縮といった流れで起こります．

● 眼位と眼球運動の観察

　ほかに瞳孔所見とあわせて観察するのは，眼位と眼球運動です（図7）．意識障害のある患者さんに施行するものとして眼球頭位反射があります．「人形の眼現象」ともよばれ，頭位を左右上下に動かすと動かした方向とは反対に眼球運動が誘発されます．この反射が存在すれば，内耳神経，動眼神経，外転神経の反射機能が正常で，

図7　眼位と眼球運動の異常

| 位置の異常 | 共同偏視 | 偏位側の大脳障害 |
| | 内下方偏視 | 視床出血 |

| 動きの異常 | 上下の眼振 | 下位脳幹障害 |
| | 左右の眼振 | 小脳・脳幹障害 |

> 瞳孔所見を確認する際には，瞳孔の大きさだけでなく，眼球の位置や動きの異常も，脳の障害によって生じます．しっかり覚えておきましょう．

脳幹機能が保持されていることになります．

また，意識障害では眼球の緩やかな左右への振り子様の運動を見ることがあります．これを眼球彷徨とよび，脳幹障害がないことを示します．眼球頭位反射は薬物中毒でも欠如することがあり，眼球彷徨は代謝性疾患でも見られることがあります．

このように，瞳孔所見は脳の状態を反映することがあること，また簡便で患者さんへの侵襲が少ないこともあり，頻繁に観察できる検査です．

## Column

### JCSをGCSで表す方法

JCSは刺激に対する覚醒の有無を評価したもので，評価結果が構造化されているのでその桁数と数字を見ただけで重症度がわかるというメリットがあります．

一方GCSは刺激に対する言語反応（見当識が保たれているか，発語ができるかなど），刺激に対する動き（疼痛に対しての動きや指示に従うかなど）の組み合わせで評価するので，合計点数が同じでも状態が異なることがあります．たとえば同じ9点でもE2V3M4/9点の場合とE1V3M5/9点である場合など，9点という結果から特定の状態を表すことはできません．

しかし，それぞれの項目について，患者さんによっては「刺激で目は開けない（JCSで厳密にいうとIII桁となってしまう）けれども指示に従える」「開眼していて（JCS I）質問にうなずくけれども発語がない」などという，多岐にわたる患者さんの状態をみるために役立ちます．

どちらのスケールもメリット，デメリットがありますし，JCSとGCSは上記に示したように同じ状態を示すものではありません．GCSで見当識ありの15点と判断していても，JCS1清明でないと判断することもあり，決して相関するものではないこととして注意する必要がありますが，双方で評価するほうがよいといえるでしょう（表6）．

**表6 JCSとGCS**

| JCS* | | GCS | | |
|---|---|---|---|---|
| | | E：開眼 | V：発語 | M：最良運動反応 |
| 刺激しなくても覚醒している状態 | | | | |
| 0： | 意識清明 | 4：自発的に | 5：見当識あり | 6：命令に従う |
| 1： | 大体意識清明だが，今一つはっきりしない | 4 | 5 | 6 |
| 2： | 時・人・場所がわからない（見当識障害） | 4 | 4：混乱した会話 | 6 |
| 3： | 自分の名前・生年月日がいえない | 4 | | |
| 刺激すると覚醒する状態 | | | | |
| 10： | 普通の呼びかけで容易に開眼する | 3：呼びかけにて | 3：混乱した言葉 | |
| 20： | 大きな声または体を揺さぶると開眼する | 3 | | |
| 30： | 痛み刺激にてかろうじて開眼する | 2：痛み刺激にて | 2：理解不能な音声 | |
| 刺激しても覚醒しない状態 | | | | |
| 100： | 痛み刺激に対して払いのけるような動作をする | 1：まったくなし | | 5：疼痛部へ |
| 200： | 痛み刺激で手足を動かしたり，顔をしかめる | 1 | | 4：逃避<br>3：異常屈曲<br>2：以上伸展 |
| 300： | 痛み刺激にまったく反応しない | 1 | 1：まったくなし | 1：まったくなし |

JCSの各スコアの右側に，それに対応するEVM各要素の点数を示す．GCSのV（発語）については，JCS3から200のスコアに対応する点数が特定されないため，V3・V4（網掛け）はそれぞれ仮にJCS10・30の行に記載した．GCSのM（最良運動反応）については，JCS3から30のスコアに対応する点数は特定されない．
＊意識清明をJCSでは"0"と表現するため，これを表に追加した．
並木淳ら：GCSによる意識レベル評価法の問題点．JCSによる評価との対比．日本臨床救急医学会雑誌，10(1)：20〜25，2007．より引用

# 臨床のバイタルサイン

## 臨床実践における意識
### 臨床現場の考え方と対応方法

## 1 臨床現場での意識の観察では何が重要？

### 1 意識の観察のポイント

　臨床現場では，意識レベルの判断が人によって異なることがあります．とくにJCSでいうⅡ-20とⅡ-30の差異がわかりにくく，評価者によって変化することがあり，簡便な反面ばらつきがでることがあります．

　前に観察した人がどのように評価したか，評価しにくいときには数人の評価者で判断する，多角的にみることができるGCSを使い評価するなどしましょう．

　JCSは，意識がある（開眼している）患者さんの認知の評価に適しています．その際にはⅠ桁となりますが，見当識障害の内容（場所がわからない，日付がわからないなど）や看護記録などで詳細に表現することも必要です．

　さらに，前述したように意識障害を評価するときには経時的変化が大切です．意識障害の原因が何であろうと，治療により変化があるのか，また病状の経過によって変化があるのかを観察していく必要があります．これは，レベルが低下したときもそうですが，治療により改善したときも同様です．

### 2 とくに注意が必要な症状

　脳出血や広範囲の脳梗塞では，意識障害が突然発症する場合があります．これは，出血や梗塞による頭蓋内圧亢進（ずがいないあつこうしん）によってテント切痕部のヘルニアが起こり，覚醒できなくなること（上行性網様体賦活系が働かなくなる）から意識障害として現れます．例として，脳出血を起こし意識清明で病院へ搬送され，手術待機している患者さんが，搬送後に急激に意識レベルが悪化したときには，再出血を起こしたか，急激に脳浮腫が進行してきたかなどといった急激な病状の悪化が考えられます．また，急な不穏状態への変化も重大な意識レベルの変化ととらえ，身体に何か重篤な変化が起きる前兆の場合があり，注意が必要です．

　一方で，代謝性疾患などの脳の器質的な疾患ではない意識障害は，大脳半球の障害が先行するので覚醒状態は保たれていますが，認知障害から起こると考えられます．しかし，劇症肝炎や糖尿病ケトアシドーシスなどでは頭蓋内圧亢進症状をきたす場合もあります[5]．

　また，脳疾患患者さんでも徐々に意識レベルが低下する場合もあります．この場合は，傾眠がちになった，名前を呼んでも反応が遅くなったなど，大きな変化ではな

---

● **頭蓋内圧亢進**

　頭蓋内圧とは，頭蓋骨内の圧力のことで，脳圧と同義です．基準値は5～15mmHgである．軽度の場合は，頭痛，悪心，嘔吐，視力障害などの症状が生じ，長期化すると，うっ血乳頭，外転神経麻痺が生じます．重症化すると意識障害が進行し，脳ヘルニアが生じると不可逆性になり，致命的となります．

　なお，頭蓋内圧はmmHg，あるいはcmH$_2$Oで表記されます．脳脊髄圧は腰椎穿刺を行い，ガラス棒を立て水柱圧で計測していたため，慣用的に使われています．ただし，圧トランスジューサーのモニターでは「mmHg」で表記されています．

● **糖尿病ケトアシドーシス**

　インスリン作用不足による高血糖，高ケトン血症，アシドーシスを特徴とする糖尿病急性合併症であり，初発の糖尿病以外では，感染やインスリン注射の中断などによって高頻度に引き起こされます．

　口渇や多尿，体重減少，嘔吐，腹痛などの症状を伴うことも多いです．

いためGCSやJCSで表すと同じことも多く，変化に気づきにくいことがありますが，実際に画像上はわずかに脳浮腫が悪化しているなど，追加治療を必要とする場合もあるため，わずかな変化も見逃さないようにする必要があります．

● **劇症肝炎**

肝臓全体が急速に壊死におちいり，発症から8週間以内に肝不全を起こしたものです．

## 2 意識の異常はどのように見抜く？どこで気づく？

### 1 意識の異常を見抜くには？

「意識」をとらえるには，発症したときからの経時的変化を追っていくことが大切であることを繰り返し述べてきました．

たとえば，はじめからGCSでE1VTM1/3点の患者さんが，次の日も同様の意識レベルであって，ほかのバイタルサインが同様であれば，「変化をきたした」とはいえません．

「異常」とは，変化があり，改善した場合も含め，明らかに意識レベルが変化している場合，もしくは全身状態の悪化などがあった場合には変化（異常）ととらえる必要があるでしょう．このような意識の変化は，病態の進行とあわせて観察し，身体にどのようなことが起こるかの可能性の予測も必要になってきます．

意識障害の原因となる代表的な疾患とその病態を示します（**図8**）．

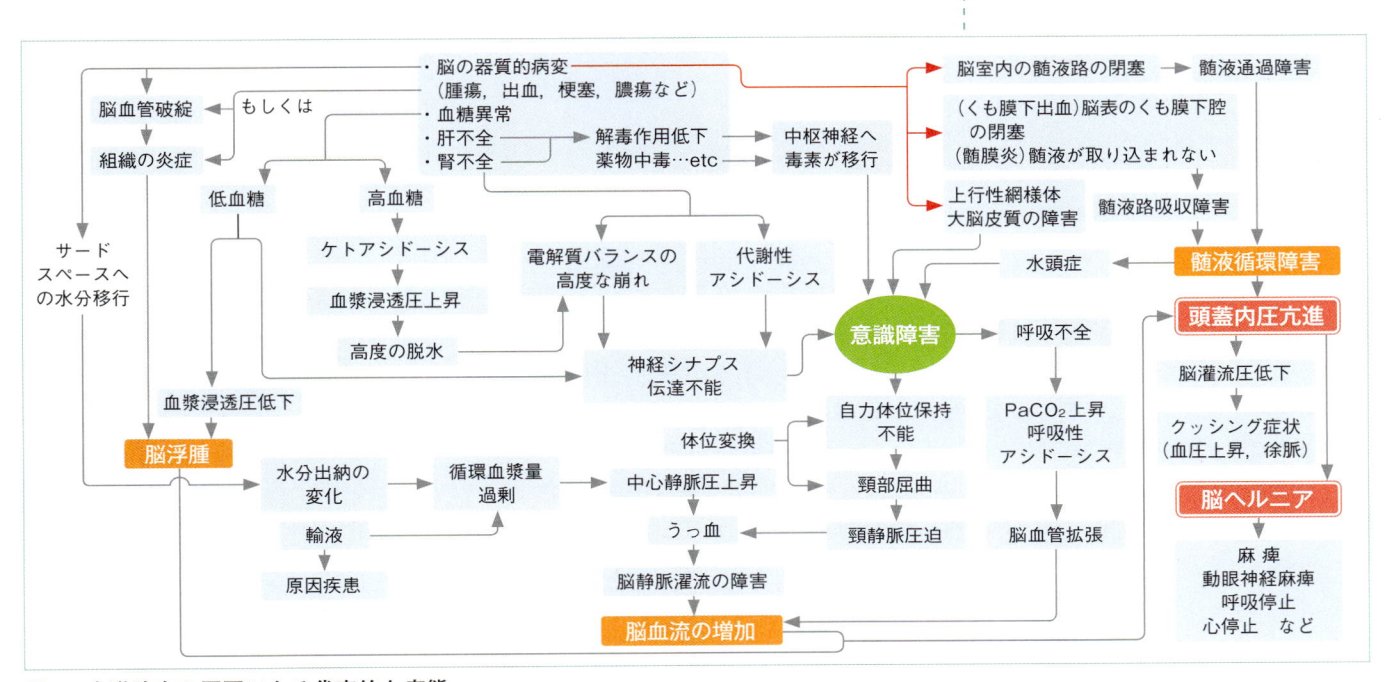

図8　意識障害の原因になる代表的な病態

担当している患者さんが，たとえばこのような病状におちいる過程を考えていきましょう．

頭蓋内圧亢進の病態としては，脳浮腫，髄液循環障害，脳血流の増加が主な原因です．脳浮腫を起こすものとしては，脳腫瘍，脳出血，脳梗塞，脳膿瘍などがあります．

髄液循環障害は血腫や腫瘍などによる脳室内の髄液路の閉塞（通過障害）やくも膜下出血によって脳表のくも膜下腔が閉塞されること，髄膜炎などで髄液がうまく取り込まれないこと（吸収障害）などで髄液がうまく循環しないことによります．脳血流の増加は，呼吸障害（酸素分圧の低下，二酸化炭素分圧の上昇，アシドーシス）による脳血管の拡張，うっ血（頸静脈の圧迫，中心静脈の上昇など）で起こります[6]．このような急性症状が出現した場合には，早急に減圧処置の必要性があります．

逆に考えてみると，たとえば呼吸状態の悪い急性期の脳梗塞の患者さんは，占拠している病変がもともとあることや，呼吸不全により二酸化炭素分圧が上昇する可能性があるため，頭蓋内圧亢進症状を起こし，その結果，意識レベルの低下があるかもしれないことが想像できます（**表7**）．

**表7　頭蓋内圧亢進の原因**

①**脳容積の増加**
・頭蓋内占拠病変：脳腫瘍，頭蓋内・脳内出血など
・脳浮腫：外傷，脳梗塞急性期など

②**脳脊髄液の増加**
・髄液の過剰産生：脈絡叢乳頭腫など
・髄液通路の狭窄，閉塞：中脳水道狭窄症など
・髄液の吸収障害：髄膜炎，くも膜下出血など

③**脳血流の増加**
・脳血管の拡張：呼吸障害など
・うっ血：中心静脈圧の上昇，内頸静脈の還流障害など

伊藤博希：脳循環管理．重症集中ケア，9(2)：83，2011．より引用改変

また，頭蓋内圧亢進が進むと，脳灌流圧が低下してしまうため，代償的に血圧をあげようとする作用が起こります．その際にホメオスタシスが働いて反応性に徐脈を生じることがあり，これを「クッシング症状」とよびます．引き続き，頭蓋内圧亢進を放置しているとやがて脳ヘルニアを引き起こします．

脳ヘルニアとは，頭蓋内病変により，脳の一部が本来あるところからほかの部分へはみ出し，圧迫している状態です．脳ヘルニアにはさまざまな種類がありますが，いずれも意識障害を起こし，徐々に進行し死にいたるものもあります（**図9**）．

● **脳灌流圧**

平均動脈圧と平均頭蓋内圧の差を脳灌流圧といいます．
脳血管が狭窄や閉塞によってふさがり，血流量が不足すると脳灌流圧は低下し，脳虚血を引き起こします．

**図9 脳ヘルニアの種類**

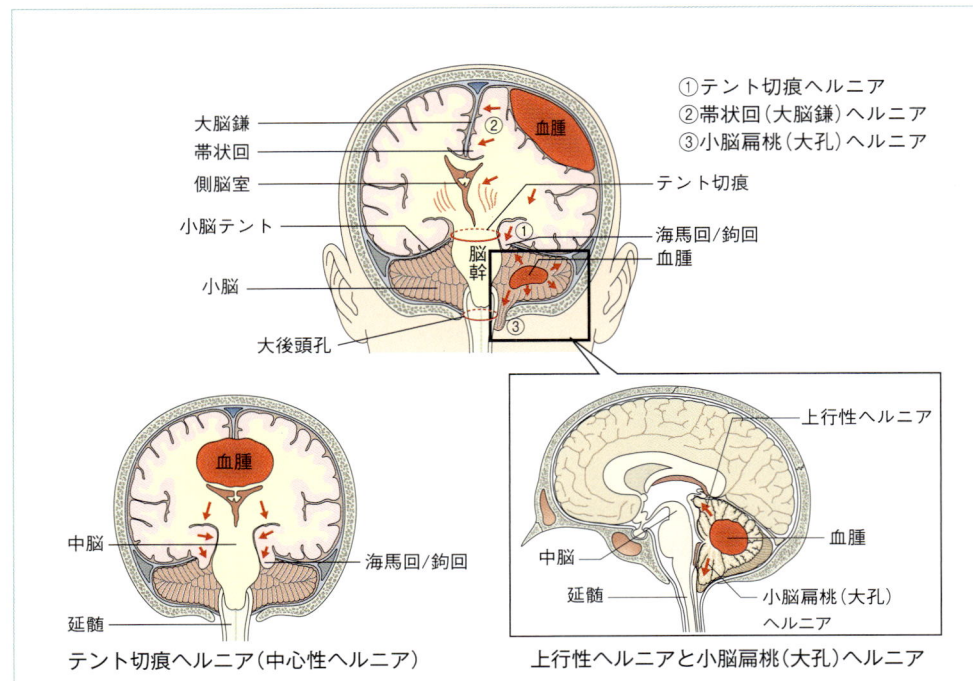

①テント切痕ヘルニア：海馬鉤回がテント切痕へ押し出され、脳幹を側方より圧迫することにより、致命的な症状が引き起こされる．中心性ヘルニアは、脳幹障害による意識障害、両側の眼瞼下垂、上方注視麻痺、対光反射の消失などをみる

②帯状回（大脳鎌）ヘルニア：主に大脳半球の病変により引き起こされるが、通常は重篤な症状を引き起こさない

③小脳扁桃（大孔）ヘルニア：後頭蓋窩病変で起こりやすい．延髄圧迫により意識障害、呼吸障害をきたし致命的となる

> 小脳テントの位置から考えると、それぞれの容積の位置の違いが一目瞭然です．
> テント下部のほうが脳ヘルニアを生じやすく、すぐに悪化することがわかりますね！

## 2 意識の異常はどこで気づく？

これら前述した意識の異常は、患者さんの意識がある場合は頭痛、悪心・嘔吐の有無など、ほかの頭蓋内圧亢進症状と合わせてみることが大切です．

また、意識レベルの急激な低下を起こさない場合でも、認知症に類似した精神症状がみられる場合もあります．このように急に認知症状の変化がみられる、記憶障害などがある場合にも頭蓋内に病変がみられることがあり、頭蓋内を占拠している病変が進行していくにつれ、緩徐に意識障害が出現することがあります（脳腫瘍の増大や慢性硬膜下血腫）．

また、意識が低下していると気づき、患者さんが変化していると判断するには、ほかの神経学的所見とあわせて考えることが必須ですので、瞳孔所見や麻痺の有無、バイタルサインなども観察し、必要であれば画像判断などの検査が追加されます．

# 3 意識レベルの評価と対応方法

　GCSやJCSといった意識レベルのスケールを使った評価に関して前述しましたが，これらのスケールを使用して，意識レベルが低下していると評価したら，ただちに医師へ報告します．意識レベルの数値ではさほど変化がなくても，「何となくおかしい」「反応がここ2時間ほど悪い」といった具体的な変化があらわれていれば，医師に報告する場合があります．この際にも，ほかの神経学的所見をあわせて総合的にフィジカルアセスメントをしたうえで医師に報告します．

　病状の進行速度によっては，呼吸停止や心停止の急変の可能性もあるため，ほかの看護師とともに急変対応の準備も必要になることもあります．

　医師の診察を受け，緊急の検査が必要とされたら，その準備を行います．たとえば患者さんに頭蓋内病変がある場合，その部位の悪化がないかどうかを確かめるため頭部CTへ出棟したり，腎不全や肝不全が原因の意識障害の場合には血液検査を行ったりすることなどが考えられます．迅速な検査の施行が望まれますので，意識レベルが低下した時点で，検査の準備を始めてもよいでしょう．

　また，CTなどの搬送中に患者さんが急変することも十分考えられますので，搬送可能な酸素ボンベ（十分な残量があるもの），生体モニターやバッグバルブマスクなどの準備もします．

　さらに，検査結果によっては追加の治療，緊急透析や緊急手術になることもあります．緊急手術や透析など，侵襲があり急を要する対応の場合は，患者さん本人に行えないため家族へ迅速にインフォームドコンセントを行うこと，家族の精神面のケアも必要になります．

　また，はじめから昏睡状態でも自発呼吸があり気管挿管されていない患者さんの場合は，意識の変化はなくとも呼吸・循環が変化する場合があります．

　呼吸・循環機能を司る延髄付近まで頭蓋内圧亢進などで病変が及ぶ場合などが考えられますが，このような場合は，意識レベルの変化が先行して病状の変化をとらえることができません．発症直後の急性期の場合には，患者さんの生命維持に関する変化が大きいため，持続的にモニタリングができ，かつ頻繁な観察ができる場所での療養が必要です．

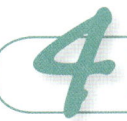

## 4 瞳孔径と対光反射の使い方と臨床現場での解釈

意識障害のある患者さんに瞳孔所見を観察することで，脳の状態を反映することがあることは前述しました．

瞳孔の大きさの変化として，瞳孔括約筋が収縮すると縮瞳，瞳孔散大筋が収縮すると散瞳します．瞳孔括約筋は動眼神経に含まれる副交感神経成分，瞳孔散大筋は頸部交感神経節を経た交感神経に支配されています．

瞳孔異常と主な原因について，**表8**に示します．

また，眼位，対光反射，瞳孔の大きさをあわせた所見でわかる脳の障害の状態・疾患を示します（**表9**）．

### 表8 瞳孔異常と主な原因

| 対光反射 | 縮瞳 | 散瞳 |
|---|---|---|
| 障害 | ●アーガイル・ロバートソン瞳孔 ●橋出血 ●アヘン中毒 ●有機水銀中毒 ●有機リン中毒 | ●動眼神経麻痺 ●アディ瞳孔 ●三環系抗うつ薬 ●ベラドンナ中毒 ●脳ヘルニア |
| 正常 | ●加齢 ●ホルネル症候群 ●虹彩炎 | ●幼少期 ●興奮時 |

### 表9 眼位，対光反射，瞳孔の大きさからわかる脳障害・疾患

| | 被殻出血 | 視床出血 | 橋出血 | 小脳出血 |
|---|---|---|---|---|
| 典型的な症状 | （右被殻出血の場合） | | | （右小脳出血の場合） |
| 眼位 | 病側への共同偏視 | 内下方への偏位（鼻先凝視） | 正中位で固定 | 健側への共同偏視 |
| 眼瞼 | 正常 | 正常 | 正常 | 正常 |
| 瞳孔 | 正常 | 両側の縮瞳（ときに左右不同） | 両側の著しい縮瞳 | 両側の縮瞳（ときに左右不同） |
| その他 | 対側同名半盲 | 対光反射減弱または（−） | ・対光反射あり ・眼球浮き運動 | ・対光反射あり |
| 全身症状，特徴 | ・対側の片麻痺 ・対側の感覚障害など | ・対側の片麻痺 ・対側の感覚障害 ・視床症候群 | ・四肢麻痺 ・強い意識障害 | ・同側の運動失調 ・めまい ・激しい頭痛 ・嘔吐 |

これらの疾患だけではなく，頭蓋内に近い部分の手術でも瞳孔所見が大切な観察項目になることがあります．

脳に隣接している部位のがんや膿瘍などで切除した場合でも，後出血があり，脳を圧迫したときには脳ヘルニアが生じます．そのときには，切除側の瞳孔径の変化がみられることがあり，すみやかに脳を圧迫している血腫を取り除かなければなりません．

## Column

### 意識障害の患者さんをみる際のポイント

意識障害の患者さんをみるときに、患者さんがどのような体位、どのような動きをしているかは重要です。頭蓋内病変の部位や脳浮腫の状況によって、患者さんはさまざまな体位をとり、病変を表すこともありますし、麻痺が出現していることもあります。これらの変化をみることで、病状の進行や改善を観察できます。

#### ●異常肢位の有無

異常肢位として認められるのが大脳半球や間脳の障害でみられる除皮質硬直、中脳や橋の障害でみられる除脳硬直があります（図10）。

除脳硬直にいたってしまう場合、意識の回復はきわめてむずかしいとされています。

また、筋トーヌスという症状があります。筋トーヌスとは、筋緊張のことで、通常筋肉はとくに意識して力を入れていなくても適度に力が入っているような状態となっていますが、大脳に障害が起こると、その状態が制御されなくなり筋肉が曲がることも伸びることもできない状態になってしまいます。その結果、筋肉が突っぱってしまう状態をさします。この筋トーヌスの亢進した肢位が前述の異常肢位でもあるのです[7]。

#### ●麻痺出現の有無

頭蓋内病変の状況によっては、麻痺があらわれることがあり、これらを観察する方法が「徒手筋力テスト」です。これは検者が加えた抵抗に抗して患者さんに力を入れてもらうか、患者さんが入れた力に検者が抵抗するかにより筋力の程度を点数化し、6段階で評価したものです（表10）。

#### ●体位の観察

また、意識障害患者の場合、頭蓋内圧亢進予防や誤嚥予防のために頭位を挙上した体位をとっている場合がありますが、このときの患者さんの体位を観察すると麻痺の状態がよくわかることがあります。

たとえば左片麻痺の患者さんの場合、次第に体幹が左側に傾き、頸部も左側にうなだれる姿勢になってしまいます。仰臥位では、左上下肢が外旋して力が入っていない様子がわかります（図11）。

●除皮質硬直

大脳半球や間脳の障害でみられる

●除脳硬直

中脳や橋の障害でみられる

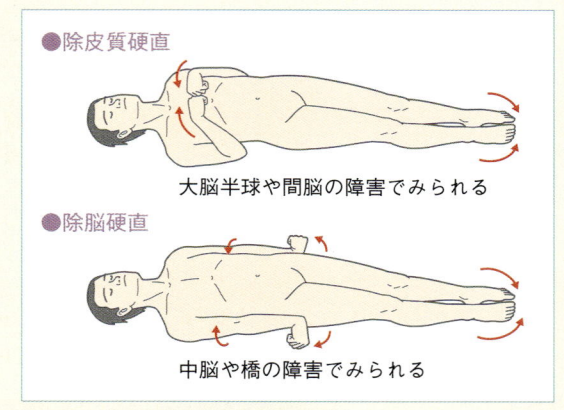

**図10　脳の障害部位と異常体位**

**表10　徒手筋力テストの段階評価**

| | |
|---|---|
| 5 | 正常、強い抵抗に打ち勝てる |
| 4 | 弱い抵抗なら打ち勝てる |
| 3 | 抵抗には打ち勝てないが、重力に抗して全可動域の運動が可能 |
| 2 | 重力には抗せないが、重力の影響を除けば全可動域の運動が可能 |
| 1 | 筋収縮は触れるが、関節の動きはない |
| 0 | 筋収縮がまったくない |

※4については、5とのあいだに4+、3とのあいだに4-が小分けされている。検者の力が弱いと、5、4+、4-の区別はしにくくなる

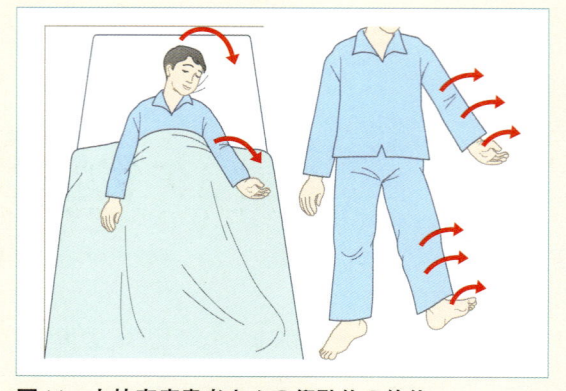

**図11　左片麻痺患者さんの仰臥位の体位**

# 意識状態から危険を察知できた例

**実習で受け持つかも！**

第5章 意識 事例

| 事例 | Fさん，83歳，男性 |
|---|---|
| 診断名 | 慢性硬膜下血腫 |
| 既往歴 | 狭心症（75歳のときに経皮的冠動脈インターベンション（PCI）を施行され，バイアスピリン，プレタールを自己管理で内服）ADLは自立 |
| 経過 | Fさんは自宅で転倒しましたが，変化なく過ごしていました．しかし転倒から20日後，質問に対しての返答が曖昧になり，妻はいつもと違うと感じていました．翌日，Fさんが朝起きてこないので妻が心配し起こしたところ左上下肢の力がだらんと抜けており，尿失禁していたため，救急車で来院しました．来院時に日付がわからず，自分の氏名は言えましたが生年月日が答えられませんでした． |

頭部CTで右の頭蓋の頭蓋骨直下と脳表（くも膜）の間に三日月形の血腫を認め，経過から慢性硬膜下血腫と診断され，脳外科病棟に入院し入院後3日目に手術が予定されました．

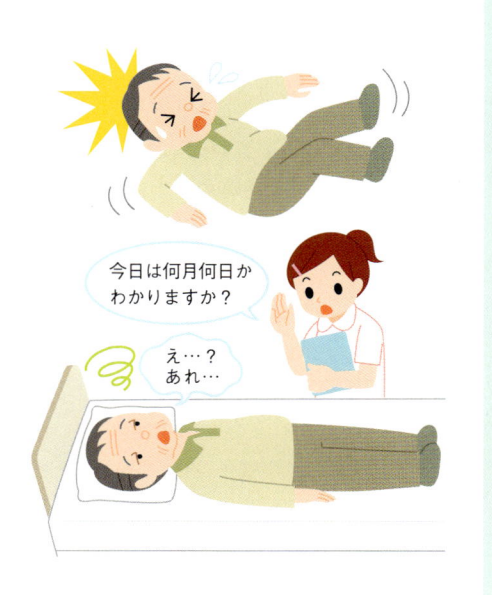

**入院後の経過**

入院時のバイタルサインは，血圧：132/70mmHg 脈拍：76回/分，整脈 呼吸：18回/分，規則的 体温：36.2℃ 皮下的動脈血酸素飽和度（$SpO_2$）98％ GCS：E4V4M6/14点 JCS：3でした．

入院2日目の午前中，Fさんは日付を答えることができませんでしたが，氏名は言うことができました．生年月日と年齢を聞くと，「えーっと……あれ」と考えこむ様子とはっきりしない発言がありました．入院時に認めていた左上下肢の麻痺は残存しています．10時に妻が来院して，次の日に予定されている手術のオリエンテーションを「うん，うん」とうなずきながら聞いていました．

午前中のバイタルサインは，血圧：134/69mmHg 脈拍：73回/分，整脈 呼吸：15回/分，規則的 体温：36.5℃ $SpO_2$ 98％ GCS：E4V4M6/14点 JCS：3でした．

13時に部屋へ行くと，Fさんは臥床していました．「Fさん」と声をかけましたが，すぐに目を覚ます様子はありません．肩をたたいて3回ほどしたところでうっすらと目を開けました．もういちど「Fさん」と呼びかけましたが，Fさんはそのまま閉眼してしまいました．

PCI：percutaneous coronary intervention，経皮的冠動脈インターベンション

## 観察のポイント　まず，どう考える？

- 経過から急性増悪を予想し，すぐに看護師を呼ぶ
- まずは呼吸・循環が保たれているか判断する
- 瞳孔所見をみる
- 呼吸パターンが変化していないかをみる

　事例の経過を読んで，「何か変だな」と感じましたか？　入院時すでに意識障害があり，頭蓋内病変があるFさんは，既往からも抗血小板薬を内服していたので，慢性硬膜下血腫の急性増悪型へと移行する可能性もあります．そのため，もっと頭蓋内で出血が進行し，頭蓋内圧亢進，脳ヘルニアへいたる可能性もありますので，この場合はすぐに看護師を呼ぶことが先決です．

　設置されているナースコールを押し，「学生の○○です．Fさんの意識が低下しているように見えるので，すぐ来てください」と言いましょう．もし，大部屋でほかに看護師がいたら，すぐに事情を説明しFさんのところに来てもらいましょう．

　看護師を呼び，それを待つ間に，フィジカルイグザミネーションを行います．この場合Fさんの意識は低下していますので，何か変化があったかもしれません．まず，呼吸・循環が保たれているかを判断します．

　この時点のバイタルサインは，血圧140/76mmHg，脈拍72回/分 整，呼吸数20回/分 規則的，SpO₂ 99％でした．どうやら少し血圧は高いですが脈や呼吸は大きな変化はないようです．

　では，意識はどうでしょう．『「Fさん」と声をかけましたが，すぐに目を覚ます様子はありません．肩をたたいて3回ほどしたところでうっすらと目を開け』たので，呼名反応はなし，身体をたたくと開眼したので，JCS20と判断できます．強めのよびかけにより目を開けました（E3〜2）．名前を言うよう促しますが「あぁ……」とはっきりしません（V2）．右手を握るように指示すると握り，離すように指示すると離し，指示動作に従えました（M6）．これらより，GCS E3V2M6/11点（もしくはE2V2M6/10点）と判断しました．

　次に，瞳孔所見を観察しましょう．このときのFさんはJCS20ですから，自力開眼は難しいでしょう．声をかけながら眼瞼を挙上して観察しましょう．右3mm/左3mmで対光反射は緩慢でしたがみられました．眼位は正中にあり，眼瞼を挙上するあなたの動作に嫌がって閉眼しようとする動作もみられます．

　これら一連の観察の間にも，Fさんの呼吸や循環が変化する可能性があります．呼吸パターンが変化していないかを観察しながら，フィジカルイグザミネーションを行います．

●意識状態の評価の流れ

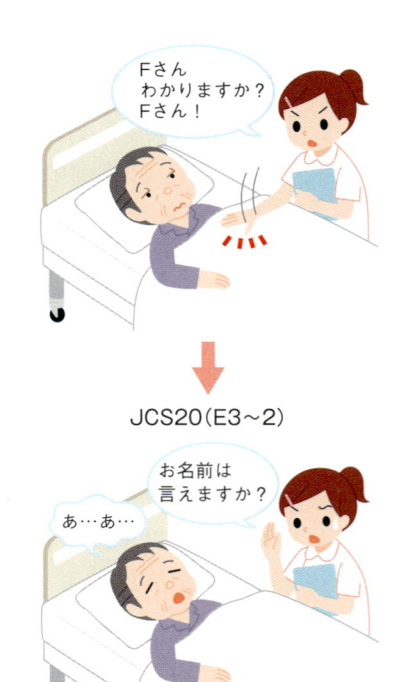

「Fさんわかりますか？　Fさん！」

↓

JCS20（E3〜2）

「お名前は言えますか？」
「あ…あ…」

↓

V2（はっきりしない応答）

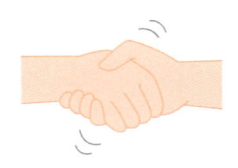

・右手は握れますか？
・握って下さい
・離して下さい

↓

M6（指示動作に従う）

## アセスメントのポイント

- バイタルサインからだけではなく，既往などもあわせて考える
- 急激に状態が悪化していることも考えられるので，刺激を与えすぎる観察は慎重に判断する
- 緊急度は総合的に判断する

観察した項目の変化をみてみましょう．

|  | 10時 | 13時 |
|---|---|---|
| 血圧 | 134/69mmHg | 140/76mmHg |
| 脈拍 | 73回/分　整 | 72回/分　整 |
| 呼吸 | 15回/分　規則的 | 20回/分　規則的 |
| 体温 | 36.5℃ |  |
| SpO$_2$ | 98％ | 99％ |
| GCS | E4V4M6/14点 | E3V2M6/11点<br>（もしくはE2V2M6/10点） |
| JCS | 3 | 20 |
| 瞳孔径(R/L) |  | 3.0/3.0 |
| 対光反射(R/L) |  | ＋/＋ |

　バイタルサインを見ると，10時，13時ともに生命維持に支障をきたすほどの数値は示していません．変動も前後でありませんが，前述したようにFさんの既往を考えると，急性増悪型慢性硬膜下血腫に移行している可能性があります．

　Fさんは片麻痺で発症しており，急激な意識障害をきたしているので，これ以上頭蓋内圧が亢進して脳ヘルニアの状態におちいると生命の危険もあります．13時の時点では血圧の上昇や脈圧の増大がなく，徐脈になっていないので，クッシング症状をきたしていませんが注意が必要です．

　さらに，もし血腫が増大して脳を圧排していたら，麻痺の状態や失語が悪化する可能性や瞳孔所見の変化が急激にあるかもしれません．麻痺は徒手筋力テスト（MMT）で判定可能ですが，急激にFさんの状態が変化し，しかも出血が起こっている可能性も高いので，刺激を与えすぎる観察は注意が必要です．

　このように，意識レベルの低下にあわせて，バイタルサインの変化までいたっているか，また変化へいたる可能性が高いかによって，緊急度が決まります．

MMT：manual muscle test，徒手筋力テスト

## 対応のポイント

- 看護師に観察内容をすばやく報告する
- 呼吸状態の悪化に備えて気道確保ができる体位にする
- 実習指導者の依頼を受ける

　実習指導者がFさんのベッドサイドに急いできました．観察できた内容の報告をすばやく行いましょう．実習指導者とともに呼吸状態の悪化に備えて気道確保ができる体位にします．

　また，実習指導者に「救急カートを持ってきてください」「ほかの看護師を呼んできてください」「モニターを持ってきてください」など，依頼されるかもしれません．こうした指示は，Fさんに急変の可能性があることを示しているのです．

## まとめ

　この場合，生命維持はできていますが，急変に近い状態ですのですぐに医師に報告する必要があります．実習指導者から，医師へ連絡をとり，医師の診察を受けました．医師も意識レベルの変化に注目し，緊急頭部CTを撮ったところ，血腫の増大とそれに押されて脳の正中が左側に偏位している所見がありました．そのため，予定を早めて夕方から穿頭血腫洗浄ドレナージ術を行いました．術後の意識レベルはJCS10，GCS E3V5M6／14点と改善を認めました．

　このように，意識レベルの低下は発見が早いこと，その後の判断，処置が迅速であることが必要になります．緊急であることを瞬時に見抜き，実習指導者，医師へとつないでいけるようにしましょう．

### 引用・参考文献

1) 馬場元毅：絵で見る脳と神経―しくみと障害のメカニズム（JJNブックス），第2版．p.70, 医学書院，2001．
2) 前掲1），p.72．
3) 杉本秀樹：意識障害．Super Serect Nursing．甲田英一ほか編：脳・神経疾患―疾患の理解と看護計画．p.42, 学研メディカル秀潤社，2011．
4) 山内豊明：フィジカルアセスメントガイドブック―目と手と耳でここまでわかる．p168, 医学書院，2005
5) 井上辰幸：意識の評価．重症集中ケア，9(2)：39, 2010．
6) 前掲3），杉本秀樹：頭蓋内圧亢進．p.43．
7) 前掲4），佐藤健一郎：手術療法．p.165．
8) 髙橋ひとみ：神経学的所見．重症集中ケア，9(2), 2010．

第 6 章

# $SpO_2$

**基礎**のバイタルサイン
## $SpO_2$って何ですか？

**臨床**のバイタルサイン
## 臨床実践における$SpO_2$

**事例**
## $SpO_2$測定から危険を察知できた例

# 基礎のバイタルサイン

## $SpO_2$って何ですか？

### 1 $SpO_2$とは？

　パルスオキシメーターが小型化され，病棟に急速に普及してからはまだ10年ほどですが，その有用性から，現在ではパルスオキシメーターで測定する「$SpO_2$（経皮的酸素飽和度）」は，臨床現場においては，バイタルサインの1つとして定着しつつあり，ほとんどの患者さんで日常的に測定されています．

　まずは，みなさんが教科書や実習などでよく目にする「$SpO_2$」がいったい何を意味しているのかを解説しましょう．

　$SpO_2$とは，「経皮的酸素飽和度」を意味します．

> S：SaturationのSで「飽和度」を指しています．
> p：パルスオキシメーターで計測することから「pulse oximeter」のpを指します．
> $O_2$：言わずと知れたoxygen，「酸素」のことです．

　つまり，$SpO_2$とは，「パルスオキシメーターで測定する酸素飽和度」ということになります．

　これに対し，「$SaO_2$」という表記もよく目にするかと思います．「a」はarteryで「動脈」を指しますので，「$SaO_2$」は「動脈血酸素飽和度」を意味します．

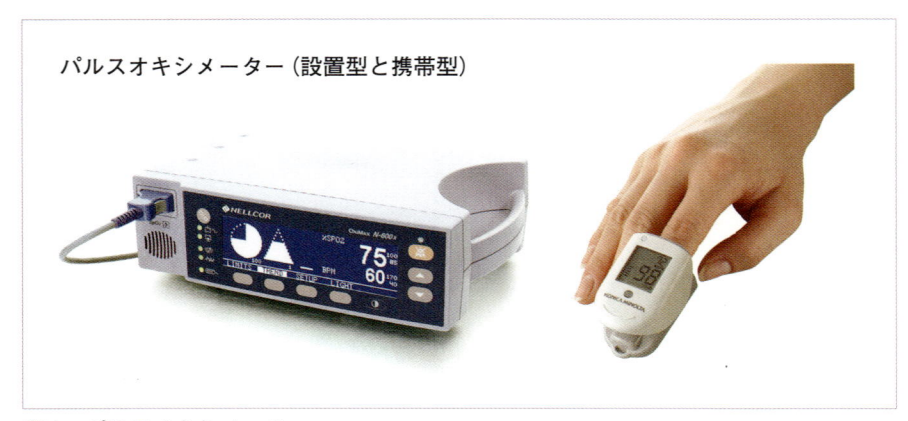

**パルスオキシメーター（設置型と携帯型）**

図1　パルスオキシメーター

そもそも，酸素飽和度とは「動脈血液中の酸素飽和度」を指しているため，本来は動脈採血をしなければ計測はできません．この代用（近似値）としてSpO₂が使われているわけです．「SaO₂≒SpO₂」と考えればわかりやすいでしょう．

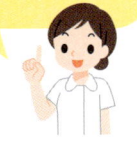

## 2 パルスオキシメーターのしくみ

ここで，パルスオキシメーターのしくみを説明していきましょう（図2）．

先述したように，本来であれば（動脈血）酸素飽和度は，動脈血ガス分析（ABG）を行わなければ測定することができず，動脈血採血が必要です．

しかし，動脈血採血は侵襲的な（身体に負担がかかる）ため，さまざまな合併症の危険があります．そこで，非侵襲的に動脈血の酸素飽和度を測定できないかと開発されたものが「パルスオキシメーター」です．

パルスオキシメーターは，簡便かつ非侵襲的で連続的に酸素飽和度を監視することができ，動脈血ガス分析で測定する実際の酸素飽和度に近似するように設計されています．

ABG：arterial blood gas，動脈血ガス分析

**知っておこう！**

**酸素化ヘモグロビン**

「酸素化ヘモグロビン」とよばれますが，ヘモグロビンが酸化しているわけではありません．したがって，正しくは「酸素加ヘモグロビン」といいます．

**還元ヘモグロビン**

「還元ヘモグロビン」とよばれますが，ヘモグロビンが還元されているわけではありません．したがって，正しくは「脱酸素ヘモグロビン」といいます．

● どうやって酸素飽和度を検出するの？

酸素と結合したヘモグロビン（酸素化ヘモグロビン）は鮮紅色を呈し，酸素を放出したヘモグロビン（還元ヘモグロビン）は，暗赤色を呈しています．そのため動脈血は鮮紅色を，静脈血は暗赤色を呈しているのです．さらに，酸素化ヘモグロビンは赤外光をよく吸収し，還元ヘモグロビンは赤色光をよく吸収するという特徴があります．

パルスオキシメーターはこの特徴を利用し，これら赤色光と赤外光の異なった

- SpO₂プローブから，赤色と赤外の2波長のLED光を測定部に当てる
- 受光部では測定部位を通過した2波長の光信号と脈波を検出する
- 動脈血（ヘモグロビン）での吸光度を光信号と脈波から求め，SpO₂を算出する

LED
赤外光 940nm　赤色光 660nm
受光部
→赤色光信号
→赤外光信号

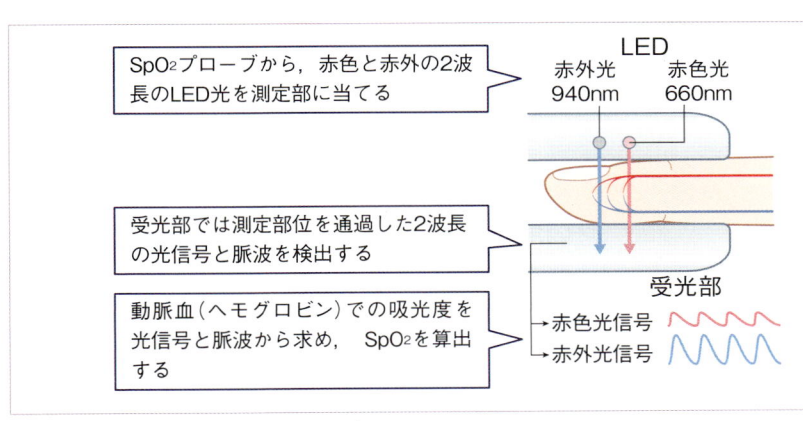

パルスオキシメーターは，酸素化ヘモグロビンの赤外光を吸収しやすく，還元ヘモグロビンは赤色光を吸収しやすいといった特性を利用して，SpO₂を測定します．

図2　パルスオキシメーターのしくみ

2種類の波長の光をあて，それぞれの透過率から酸素飽和度を求めています．

このとき，光の透過率の測定は動脈血の酸素飽和度だけでなく，静脈血や組織の値も含めて測定されてしまいます．それでは正確に動脈血の酸素飽和度の測定ができないため，静脈血や組織の成分を除去するように工夫がされています．

それは，静脈血や組織の容量成分がほとんど変化しないのに対し，動脈血は脈拍に同期して常に変動しているからです．その変化している分だけを検出すれば，動脈血のみの酸素飽和度を知ることができます．

● **測定時の注意点は？**

末梢循環が不良などで動脈の拍動がきちんととらえられない場合は，正確な測定ができません．また，センサーをきつめに装着してしまい，静脈拍動がみられるような場合も正確に測定できません．

なお，外から光を当てて吸光度を計測するという特性上，センサー部分に日光や照明などが直接当たるような場合や濃い色のマニキュアなどを塗っていると測定値に誤差が生じます．もしマニキュアなどが塗られている場合は，事前に除去してもらうことが必要です．

---

● **測定時のポイント**

□ 指にきちんと装着されているか？
□ 測定部位が血液循環不全になっていないか？（圧迫，末梢循環不全）
□ 体動がないか？（ふるえなど）
□ 爪にマニキュアなどを塗っていないか？

---

## 3 酸素飽和度って何？

酸素飽和度とは，赤血球中のヘモグロビン（Hb）のうちどのくらいが酸素と結合しているのかを表したものです．かんたんに言えば，「血液中にどの程度の酸素が含まれているか」ということです．

酸素の運搬は，①血液中に溶け込んで運搬される，②Hbに結合して運搬される，の2通りです．

しかし，血液中に溶け込む酸素量は微量であるため，そのほとんどがHbに結合して酸素運搬が行われています．

● **酸素が飽和するって？**（図3）

Hbにはいったいどれだけの酸素が結合することができるのでしょうか？

Hbの量は，みなさんが知っているように限りがあります（基準値：男性13.0〜16.6g/dL，女性11.4〜14.6g/dL）．ということは，「Hbと結合する酸素の量にも，限りがある」ということです．

Hbは，1分子あたり，4つの酸素分子と結合することができます．ですから，もし10分子のHbがあったとすると，酸素分子が結合できる数は最大で40分子ということになります．このすべてのHbに酸素分子が結合し，これ以上結合するこ

とができない状態が「飽和状態」です．

　酸素飽和度は，文字通り"酸素"の"飽和"の"度合い"ですので，酸素分子が最大限Hbと結合できる状態（飽和状態）を100とし，その割合（％）を表したものになります．

　なお，酸素分子がHbに対して1つ，2つ，3つといった結合状態は通常ありえません．Hb分子は，まったく酸素分子が結合していない状態か，4つの酸素分子が結合している状態が安定状態になります．

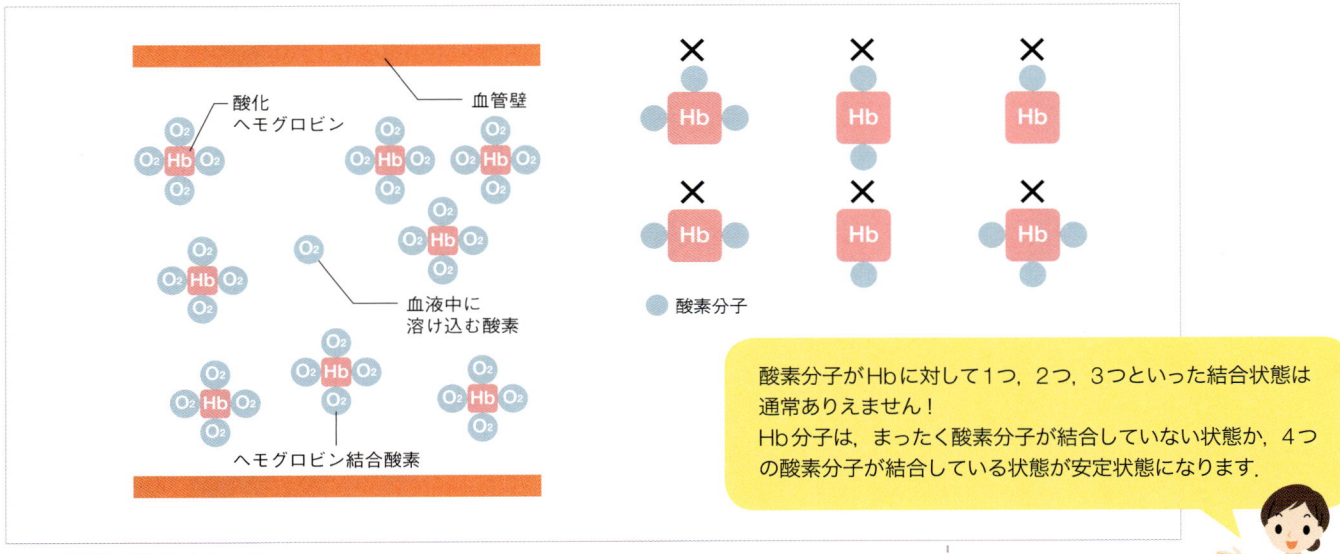

図3　酸素が飽和するとは

酸素分子がHbに対して1つ，2つ，3つといった結合状態は通常ありえません！
Hb分子は，まったく酸素分子が結合していない状態か，4つの酸素分子が結合している状態が安定状態になります．

## 4 酸素解離曲線ってどういう意味？ 何を表すの？

　みなさんは，「酸素解離曲線」というグラフを見たことはあるでしょうか？ $SpO_2$ を理解するためには，必ず知っておきたいものです．

### ● $PO_2$ と $SO_2$ の関係が酸素解離曲線

　酸素解離曲線は，酸素分圧（$PO_2$）と酸素飽和度（Hb結合酸素の割合のことで，$SO_2$といいます）の関係を示したものです．「$PO_2$が高くなれば$SO_2$も上昇し，$PO_2$が低くなれば$SO_2$も低下する」という関係にあります．この関係は，直線で表されるような比例関係ではなく，S字状の曲線を呈します．

　それでは，なぜ酸素解離曲線がS字状になるのでしょうか？　図4のグラフをみると$PO_2$がある程度高くなると一気に飽和状態へ向かい，逆に$PO_2$が60Torrより

も低下したあたりからは，急激にSO₂が低下することがわかります．つまり，PO₂が上昇すると酸素の取り込み（Hbへの酸素結合）がしやすくなるため，SO₂も急激に上昇します．

しかし，ある程度の飽和状態になると酸素の結合が減り，上昇の度合いが緩やかになるためS字状になります．

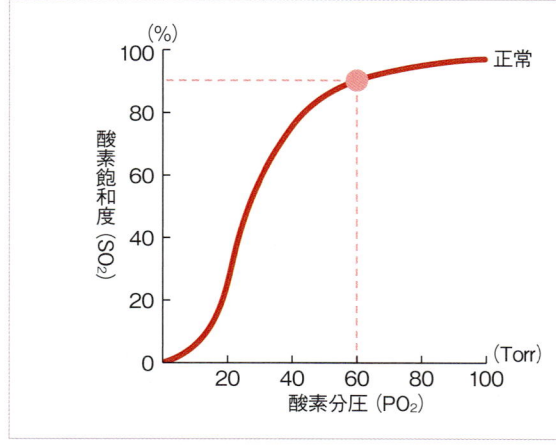

**図4 酸素解離曲線**

> PO₂が上昇すると酸素の取り込み（Hbへの酸素結合）がしやすくなるため，SO₂も急激に上昇し，ある程度の飽和状態になると酸素の結合が減り，上昇の度合いが緩やかになるためS字状になります．

● 酸素解離曲線の移動

また，酸素解離曲線は右に移動（図5の青線）したり，左に移動（図5の緑線）したりします．

その要因はpHなどの変動によるもので，代謝が亢進してpHが変動したときには右側に移動します．

たとえば，PO₂が40Torrのとき，正常であればSO₂は75％程度ですが（図5の

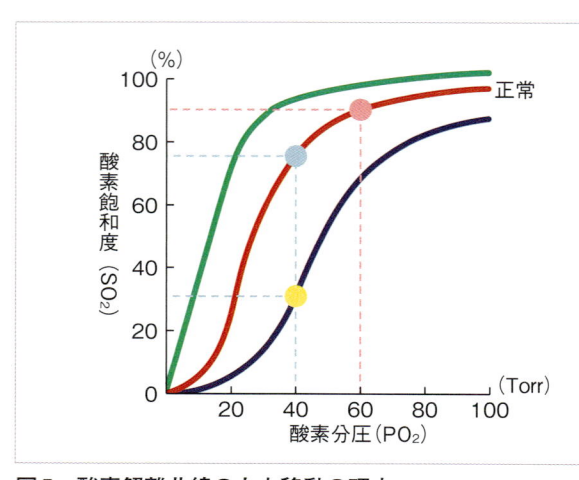

> PO₂が40Torrのとき，正常であればSO₂は75％程度です．しかし，何らかの原因で代謝が亢進すると曲線は右へ移動し，PO₂が40TorrでもSO₂は30％程度にまで低下してしまいます．

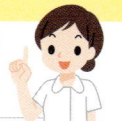

**図5 酸素解離曲線の左右移動の理由**

---

### 知っておこう！

### 「PO₂」「SO₂」と「SaO₂」「PaO₂」

ここまでで，「PO₂」「SO₂」という表示に「なぜSaO₂, PaO₂ではないの？」と違和感を覚えた人もいるのではないでしょうか？　こうした表示の違いが，もしかすると皆さんの理解をややこしくしているかもしれません．

しかし，その理由は単純です．血液ガス分析装置ではその検体（血液）が動脈血かどうかはわからないためです．動脈血かどうかは，採血した人にしかわかりません．だから「PO₂」「SO₂」という表示になるのです．

動脈血で分析したことが確かなら「PO₂」を「PaO₂」，「SO₂」を「SaO₂」と解釈すればOKです！

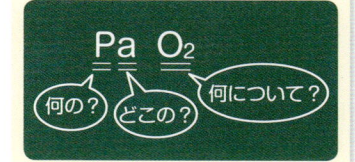

**Pa O₂**
（何の？）（どこの？）（何について？）

◆ 最初の文字は「何の値か」を表します．「P」であれば「pressure（圧力）」です．「C」であれば「content（含有量）」で，「S」であれば「saturation（飽和度）」です．
◆ 次の文字は「どこの場所か」を表します．「a」であれば「artery（動脈）」で，「v」であれば「venous（静脈）」です．
◆ 最後の文字は，「何についてか」を表します．酸素ならば「O₂」，二酸化炭素ならば「CO₂」となるわけです．

青の点），何らかの原因で代謝が亢進すると曲線は右方に移動し，同じ$PO_2$の値であっても$SO_2$が30％程度に低下しています（**図5**の黄色の点）．

このことは，代謝が亢進している状態にあるなかで，多くの酸素を組織に供給している，つまりHbからの酸素解離を示しています．

● 酸素の「運搬」と「放出」って？

酸素解離曲線は，$PO_2$と$SO_2$の関係を示したものです．そしてそこには，体内での酸素の受け渡しが大きく関係します．

それでは，酸素は身体にどのように取り込まれ，どのように各組織に運搬され，そして放出されるのでしょうか？

## 5 肺胞での酸素の取り込み

● 肺胞と毛細血管間での酸素の移動（**図6**）

肺胞は多くの毛細血管に取り囲まれています．肺胞壁や毛細血管壁はとても薄く，吸気によって肺胞に入った酸素は，$PO_2$の高い肺胞から$PO_2$の低い毛細血管内へ瞬時に移動します．これを「**拡散**」といいます．

また赤血球には，$PO_2$が高い場所で酸素（$O_2$）を受け取って二酸化炭素（$CO_2$）を吐き出し，$PO_2$の低い場所では$O_2$を放出して$CO_2$を受け取る，という性質があります．そのため，肺胞で拡散した酸素の多くは赤血球内のHbと結合し血液へ移動

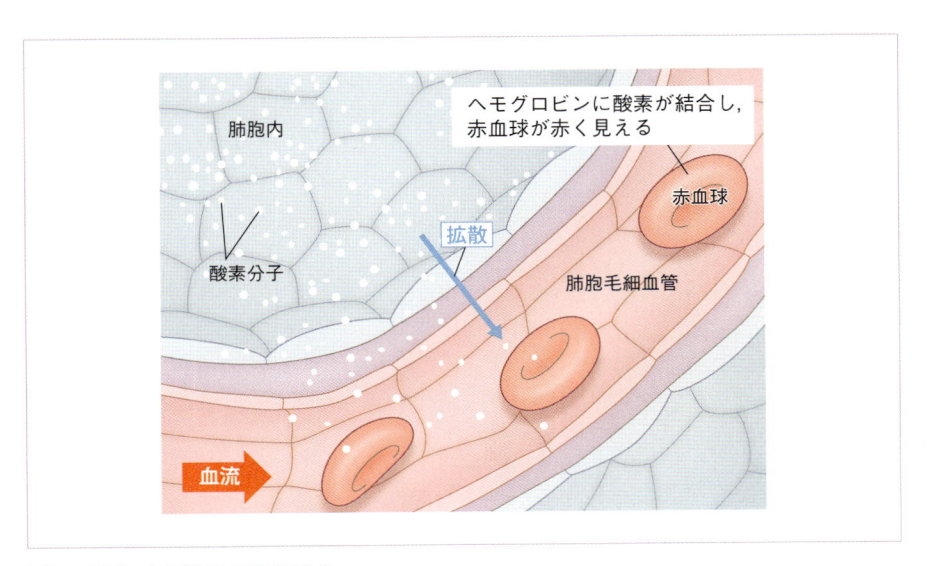

図6 肺胞での酸素の取り込み

> 肺胞に入った$O_2$は肺胞から毛細血管に移動します．流れは以下のとおりです．
> 肺胞内の$O_2$→毛細血管内に$O_2$が移動（拡散）→毛細血管内の$O_2$が赤血球内のHbと結合→血液中へ移動

します.

　なお，組織で生産された血液中の$CO_2$は肺胞内へ移動して，呼気として排出されます.このときに拡散した$O_2$の一部は血漿中に溶解しますが，その量は微量です.

● **毛細血管と組織間での$O_2$の運搬と放出**(図7)

　さて，肺胞で拡散された$O_2$を多く含んだ血液(動脈血)は，肺静脈から心臓の左心房・左心室を経て，心臓のポンプ機能により全身の各臓器に運ばれます.

　末梢へいくほど$PO_2$は低くなりますので，組織では$O_2$はHbから切り離され，毛細血管と組織間で$O_2$の受け渡し(組織細胞への酸素の放出)が行われます.

　この組織での$O_2$の利用ができなくなると，患者さんはいわゆる「低酸素状態」になります.

　このように，患者さんの「酸素不足」について考える際には，この「酸素運搬量」が大切なことがわかりますね！

　こうした酸素運搬量は，①$O_2$が100mLの動脈血中にどのくらい含まれているのか(酸素含量といいます)，②血液の流量である心拍出量，で決められます.酸素含量はHb量と酸素飽和度，酸素分圧によって計算できます.

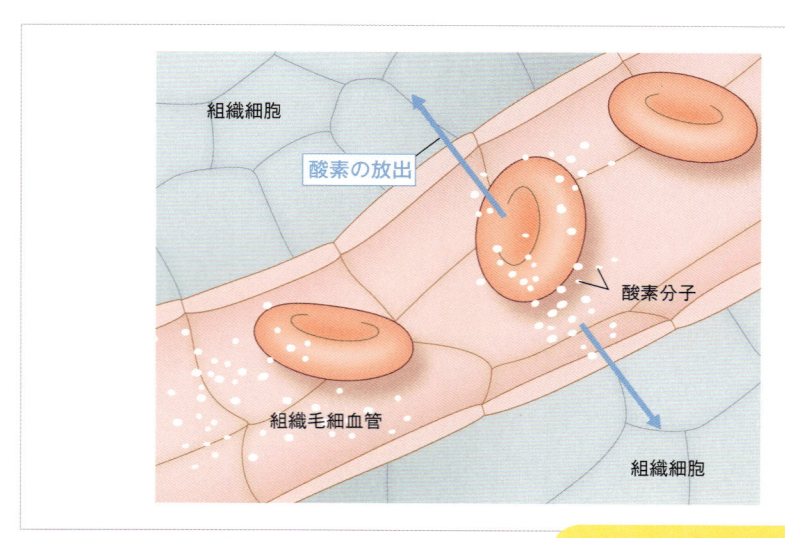

図7　毛細血管と組織間での酸素の運搬と放出

> 組織では，$O_2$はHbから切り離され，毛細血管と組織間で$O_2$の受け渡し(組織細胞への$O_2$の放出)が行われます.

● **酸素含量の計算式**

　まず酸素含量を求めます.酸素含量は「$CaO_2$」と表記され，以下の式で表されます.

$CaO_2$
　$= 1.34 \times$ ヘモグロビン $\times SaO_2 + 0.0031 \times PaO_2$

「$1.34 \times$ ヘモグロビン $\times SaO_2$」が前述したHb結合酸素量であり，「$0.0031 \times PaO_2$」が溶存酸素量(血液中に溶け込んでいる酸素量)になります.

　この式に正常なHb値と$PaO_2$値をあてはめてみると，
$CaO_2$
　$= 1.34 \times 15 \times 0.98 + 0.0031 \times 100$
　$= 19.7 + 0.3 = 20$

となります.これは，動脈血1dL(100mL)中に酸素が20mL含まれているということです.このことから溶存酸素量が微量で，Hb結合酸素量がより重要であることがわかります.

　なお，酸素運搬量は，$DO_2$と表記され，以下の式で表されます.

$DO_2 = CaO_2 \times CO$ (dL)

# 臨床のバイタルサイン

第6章 SpO₂
臨床のバイタルサイン

## 臨床実践における SpO₂
### 臨床現場の考え方と対応方法

## 1 臨床現場における SpO₂ のとらえ方

それでは SpO₂ を，臨床の場面ではどうとらえていけばよいのでしょうか？
先述したように SpO₂ は，酸素と Hb との結びつきを表したものでしたね．これは，酸素分圧と S 字状の曲線で表されるような相関関係にありました（p.170, **図4**参照）．

つまり，「SpO₂ は PO₂ によって規定」され，「SpO₂ がわかれば，PO₂ がどれくらいなのか推測することができる」ことを示しています．

### ●SpO₂ と PO₂ の変化を見逃さない！

**表1**を見てください．ここで最もポイントとなるのは，「SpO₂ 90％」という数値です．これは「PO₂ 60Torr」に相当し，PO₂ ≦ 60Torr は呼吸不全（低酸素血症）と定義され，一般的に酸素療法の適応となります．

> SpO₂ の変化は小さくても，PO₂ では数値が大きく変化します．この変化を見逃さないことが大切！

表1　SpO₂ と PO₂ の変化

| SpO₂ (%) | PO₂ (Torr) |
|---|---|
| 98 | 100 |
| 95 | 80 |
| 90 | 60 |
| 75 | 40 |

臨床現場では，計測している SpO₂ が PO₂ ではどこに相当するのか，ということを見当づけして患者さんをみていくことが重要になります．

SpO₂ は，あくまでも「血液中の Hb が O₂ と結合している割合」です．SpO₂ だけ見れば，95％ → 90％ とわずかな数値の動きしかしないにもかかわらず，PO₂ では 80Torr → 60Torr と大きく変化していることがわかるでしょう．

「数％の変化だから問題なし」というのではなく，PO₂ の変化はどうなのかを考えていくことが必要です．このことは，先に勉強した酸素解離曲線を見てもわかります．

また，正常な PO₂ や SpO₂ が維持されていれば安心とはいえません．なぜならば，PO₂ や SpO₂ が正常値であっても，血液の pH や PaCO₂ が異常であったり貧血が

あったりする患者さんでは，酸素含量が低下している場合があるからです．
　したがって，「酸素含量はどうなのか」という視点を常にもって患者さんをみていくことが重要です．

## 2 SpO₂の異常値はどう判断する？

　それでは，「SpO₂値が何かおかしい？」「いつもの数値と違う？」と思ったときには，どのように対応すればよいのでしょうか？
　まず，SpO₂の値が異常であると判断する前に知っておきたいことと，異常と判断したときには何をすべきかについて考えていきましょう．

### ●センサーの装着部位や装着方法が原因となって出現する異常値

　パルスオキシメーターは，必ずしも動脈血酸素飽和度と一致するわけではありません．バイタルサインや臨床症状，理学所見などから適正な値が表示されているのかをアセスメントしていくことが必要です．
　パルスオキシメーターは，動脈血酸素飽和度と近似するように設計されていますが，センサーの装着部位や装着方法によって値は異なる場合があります．
　パルスオキシメーターでは，四肢末梢にセンサーが装着されている場合は，末梢循環の状態により計測値が大きく影響を受けます．
　バイタルサインや臨床症状，理学所見などから適正な値が表示されているのかをアセスメントしていくことが必要です．

図8　さまざまな部位で測定できるSpO₂

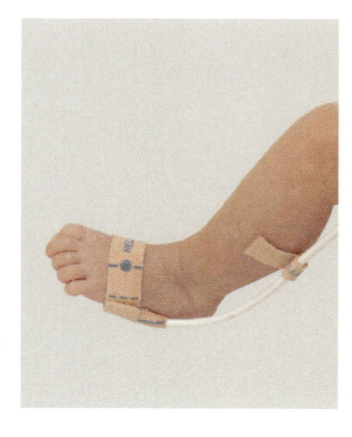

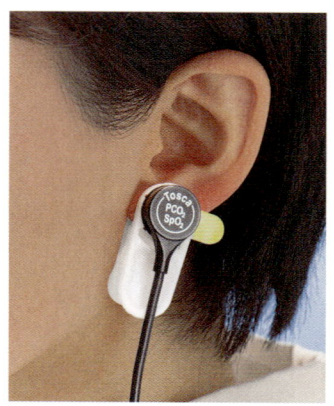

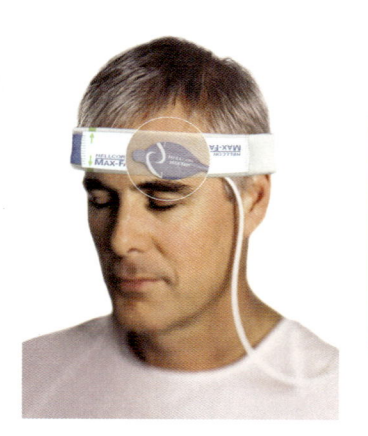

> たとえば，震えなどのある患者さんでは，末梢静脈も振動しているため，うまく測定できません．こうした場合には，指先以外の部位で測定することが必要です．

また，センサー装着部位を何か所か変更してみたりし，装着部位による計測値の違いがないかを確認して，その値が正しい酸素飽和度を反映しているのかを考えていきます．

● $SpO_2$ が90％を下回ったらとにかく危険？

慢性呼吸器疾患や循環器疾患の患者さんでは，平常時でも $SpO_2$ が90％を下回る場合もあります．

危険なのは，急激に低下した場合です．患者さんの $SpO_2$ の経過から，$SpO_2$ の値がどの程度あればよいのかを考え，急激に変化したときにはその原因を考えることが重要です．

$SpO_2$ は年齢とともに低下してきますが，健常者であれば大体95％以上はあるはずです．一般的には，$PaO_2$ が60Torr，つまり $SpO_2$ で90％を切る状態を呼吸不全と判断し，酸素療法の適応として扱います（p.173，**表1** 参照）．

正常下限域ぎりぎりの状態が $SpO_2$ で92～93％といわれていますが，慢性呼吸器疾患などでは，平常時でも $SpO_2$ が90％を下回る患者さんもいます．このような患者さんがすぐに酸素療法の適応になるかというと，そうではありません．

そのため，$SpO_2$ が同じ92％という値であっても，患者さんの状態によって値が意味する内容は異なり，対応のしかたも変わります．

重要なのは，患者さんの今までの $SpO_2$ の経過から，どの程度の $SpO_2$ であれば適切なのかをふまえ，値が急激に変化した場合はその原因を考えることです．

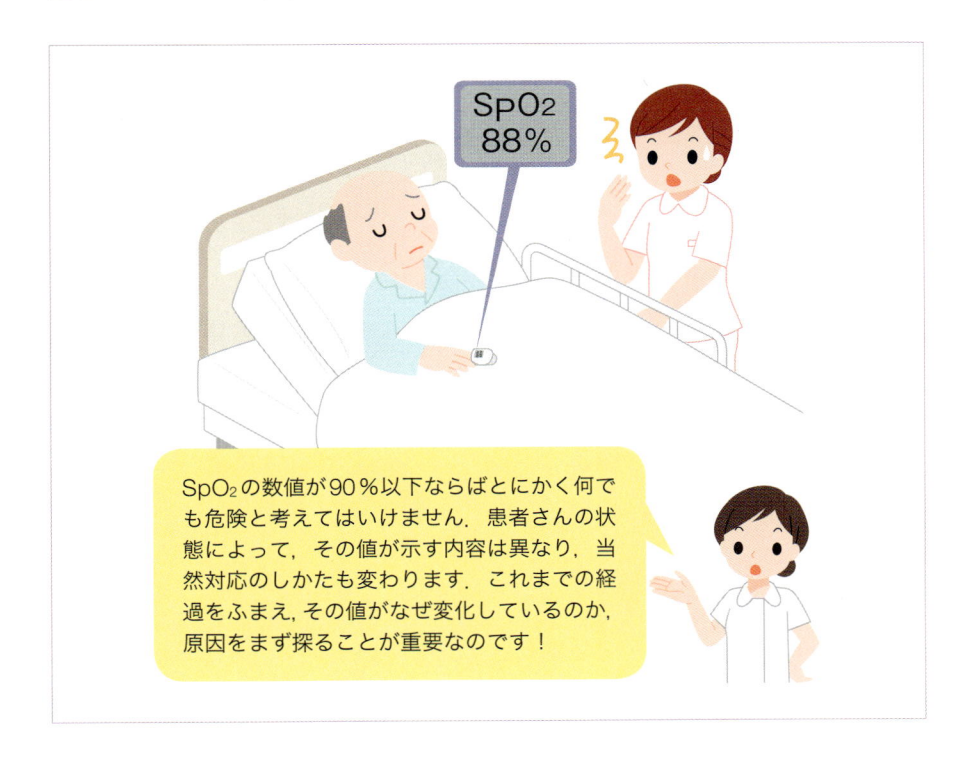

> $SpO_2$ の数値が90％以下ならばとにかく何でも危険と考えてはいけません．患者さんの状態によって，その値が示す内容は異なり，当然対応のしかたも変わります．これまでの経過をふまえ，その値がなぜ変化しているのか，原因をまず探ることが重要なのです！

## 3 SpO₂値に異常があったら，どうする？

　SpO₂値が明らかに異常があると判断される場合にまず行うことは，バイタルサイン（血圧・脈拍・体温・呼吸・意識）の確認です．SpO₂だけでなく，脈拍や血圧，呼吸に異常がないかを確かめます（図9）．

　通常，SpO₂が低下した場合は呼吸中枢が刺激され，呼吸数は増加します．また，酸素含量が低下するため酸素供給量を維持しようとし，心拍出量で代償するため脈拍や血圧は増加します．

　こうしたバイタルサインの変化が伴う場合は，医師に報告（看護学生の皆さんであれば，実習指導者に報告）し，血液ガス分析を測定してもらうことが必要です．

　もしバイタルサインに変化がみられなければ，センサー部の異常を考え，先述したように装着部位や末梢循環の確認を行います．

　血液ガス分析の結果，実際に酸素飽和度が低下していた場合は，看護師はまず低酸素血症であると考え，まずフィジカルイグザミネーションを駆使して，低酸素血症の原因検索を行います．

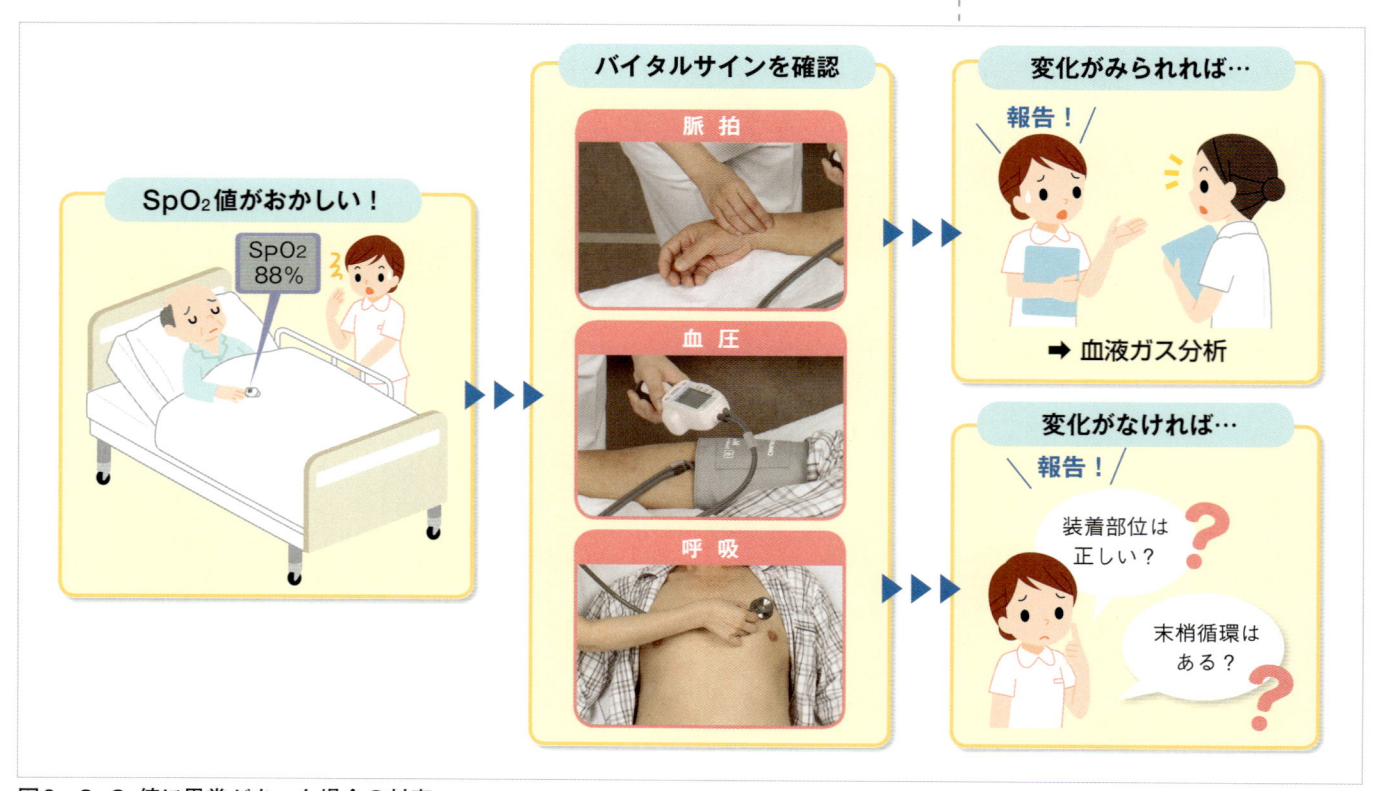

図9　SpO₂値に異常があった場合の対応

## 4 低酸素血症って何？

肺胞で取り込まれた酸素は，血液によって全身の組織に運ばれます．しかし，低酸素血症，つまり血液中の酸素が少ないということは，酸素が**組織にきちんと運搬されていかない**ということです．

それでは，血液に酸素が取り込まれない，ということはどのような病態によって引き起こされるのでしょうか．

低酸素血症をきたす病態は，**①肺胞低換気，②拡散障害，③換気血流比不均衡，④肺内シャント**，の4つです．この4つをまずはしっかり覚えましょう．

### ①肺胞低換気（図10）

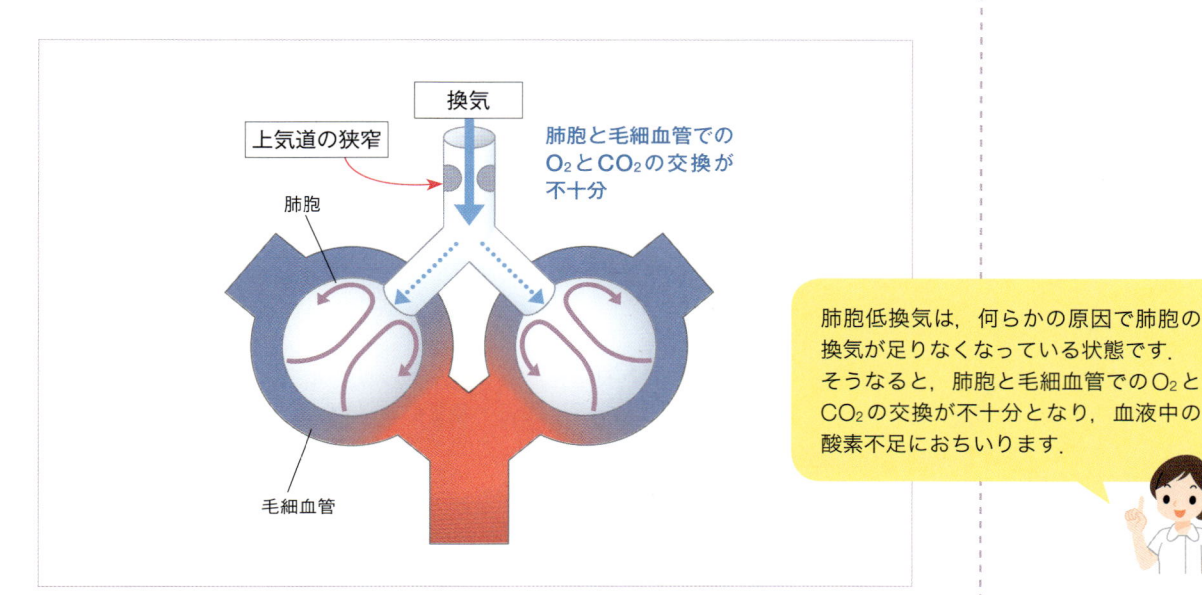

肺胞低換気は，「肺胞レベルでの換気量減少」を意味します．何らかの原因で換気が足りなくなっている状態です．

肺胞低換気は，以下のような場合に起こります．

- 呼吸の障害の（呼吸数が減少していたり，呼吸が浅くなったりしている）場合
- 換気量の減少の（血液ガス分析の結果で二酸化炭素分圧（$PaCO_2$）が上昇している）場合
- 気道狭窄の（気道異物や気道浮腫などがある）場合

なお，気道狭窄が疑われる場合は，緊急度が高くなります．喘鳴の有無，頸部での聴診を行って狭窄音が聴取しないか，吸気時の胸郭の拡張はどうかなどを確認します．

図10　肺胞低換気

> 肺胞低換気は，何らかの原因で肺胞の換気が足りなくなっている状態です．そうなると，肺胞と毛細血管での$O_2$と$CO_2$の交換が不十分となり，血液中の酸素不足におちいります．

## ②拡散障害（図11）

　酸素がHbと結び付くためには，拡散によって，肺胞上皮，間質，毛細血管内皮，血漿，赤血球膜を通過して赤血球内に入らなければなりません．その間のいずれかに病変や異常がある状態です．

　拡散障害は，以下のような場合に起こります．
- 肺胞と毛細血管の間に，何らかの障害がある場合

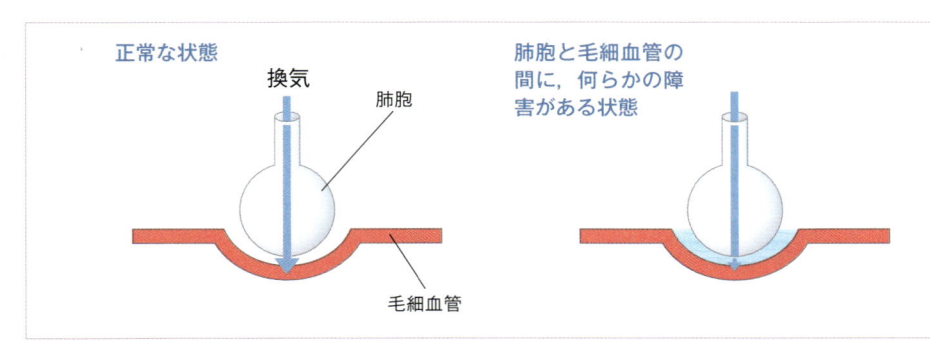

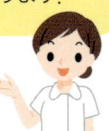

**図11　拡散障害**

> 拡散障害は，肺胞に入ってきた$O_2$が何らかの原因によって毛細血管に拡散されない状態をいいます．
> こうなると，血液中の酸素が不足してしまい，低酸素血症になります．

## ③換気血流比不均衡（図12）

　呼吸不全においては，換気血流比不均衡が低酸素血症の最大の原因です．換気血流比不均衡とは，肺胞換気と肺血流とが不均一であるため，ガス交換が非効率的になった状態をいいます．

　肺胞で換気がされると，肺胞のまわりの毛細血管内の血流でガス交換が行われます．ところが換気が良好であっても血流がない，もしくは換気がないところに血流が豊富であるといった場合，そのどちらでもガス交換は成り立ちません．

　換気血流比不均衡は，以下のような場合に起こります．
- 人工呼吸器下での仰臥位の維持や局所的無気肺などにより発生する場合
- 呼吸音が不均一に聴取される場合，体位により$SpO_2$が変動する場合など

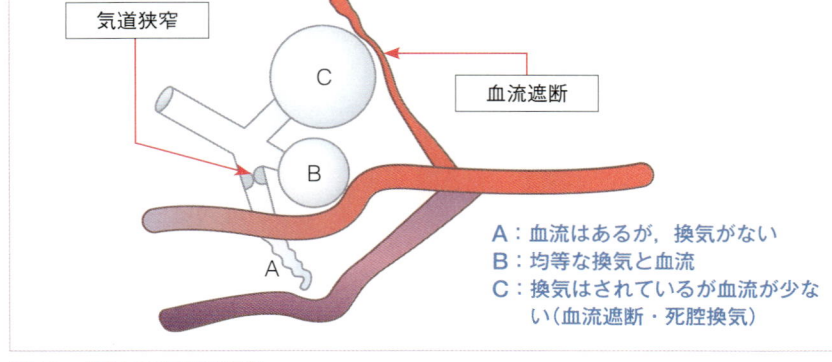

A：血流はあるが，換気がない
B：均等な換気と血流
C：換気はされているが血流が少ない（血流遮断・死腔換気）

**図12　換気血流比不均衡**

> 換気血流比不均衡は，肺胞換気と肺血流が不均一であるために，ガス交換が非効率的になった状態です．
> 換気があっても血流がなかったり，逆に血流があっても換気がなかったりする場合は，いずれもガス交換が成立せず，血液の酸素が低下します．

#### ④肺内シャント（図13）

　シャントとは，「短絡」を意味し，ガス交換されていない静脈血がそのまま動脈に入る現象をさします．

　また，肺胞が虚脱している場合に，血流だけが流れている状態を「肺内シャント」といいます．

　肺内シャントでは，静脈血が酸素化されないため，換気があるところの血流部分の酸素化が上昇しても，最終的に混合した血流の酸素化は低下します．

　肺内シャントは，以下のような場合に起こります．

- 急性呼吸窮迫症候群（ARDS），肺水腫，広範な無気肺など
- 100％酸素を吸入しても，なかなか低酸素血症が改善しない場合
- 限局した小さなシャントがある場合
- 広範囲に呼吸音が減弱し，低酸素血症が著明で，なかなか改善されない場合

ARDS：acute respiratory distress syndome，急性呼吸窮迫症候群

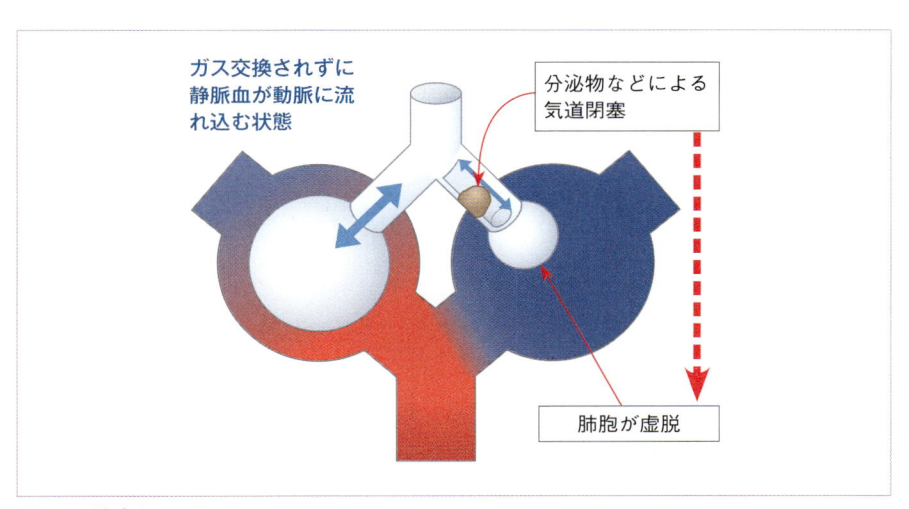

図13　肺内シャント

　肺内シャントは，肺胞が虚脱し，ガス交換されない静脈血がそのまま動脈に流れ込む状態です．
　静脈血が酸素化されないため，換気のある部分の酸素化はできても，混合した血液の酸素化はトータルで低下します．

## 事例 実習で受け持つかも！
# SpO₂測定から危険を察知できた例

臨床でSpO₂値の異常はどうあらわれ，看護師はそれについてどのように判断・対応しているのでしょうか？　具体的な事例を取り上げ，学んでいきましょう．

| 事 例 | Uさん，55歳，男性 |
|---|---|
| 診断名 | 椎間板ヘルニア．主訴：右肩・上腕痛，しびれ |
| 既往歴 | 深部静脈血栓症（DVT） |
| 経 過 | 1年ほど前から右肩から上腕にかけて痛みがあったが放置していた．1か月ほど前からしびれも出現し，痛みが改善しないため受診する．ミエログラフィーで頸椎6/7のレベルの圧迫を認め，手術目的で入院した． |

入院時バイタルサインは，体温36.0℃，脈拍60回/分，血圧128/76mmHg，呼吸12回/分，SpO₂ 98%（room air）．

手術：頸椎（C6/7）前方固定術，手術時間：105分

手術後，上腕痛やしびれ等の症状改善がみられた．しかし体動時の疼痛が強く，思うように離床がはかれなかった．

術後2日目までは，ほとんど床上生活だったが，鎮痛薬の使用などにより徐々に疼痛管理がはかれ，術後3日目から離床開始した．歩行器使用で歩行練習を行ったが開始直後に呼吸困難を訴え，SpO₂が89%に低下した．

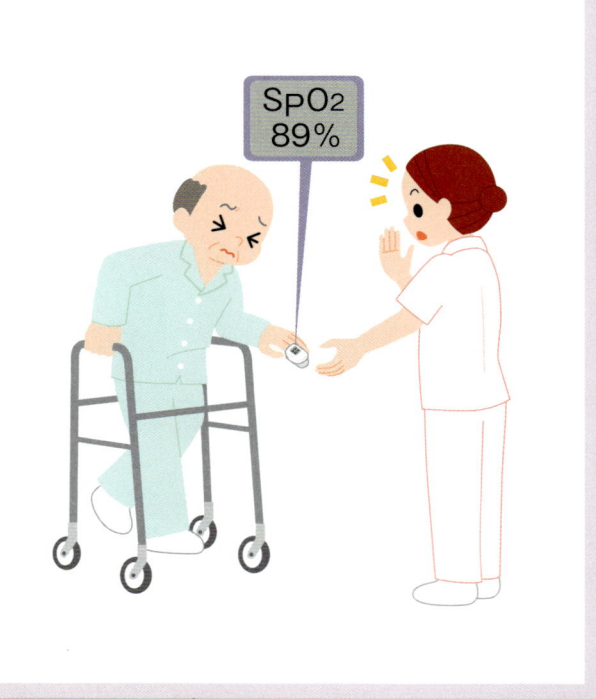

DVT：deep venous thrombosis，深部静脈血栓症

### 観察のポイント　まず，どう考える？

- 低酸素症へ移行しないようバイタルサインに注目する
- バイタルサインに異常を認めた場合は，低酸素状態がないか確認し対処する

Uさんは頸椎の椎間板ヘルニアで前方固定術をしました．術後経過は順調でしたが，疼痛に関連して離床が遅れ，術後2日間の床上生活が続いた後に歩行練習が開

始されています．そして歩行直後に呼吸困難と急激なSpO₂の低下を認めています．

　このSpO₂の低下は，低酸素血症の存在を示しています．SpO₂ 89％は，PaO₂ 60Torr以下を示唆し，急激に呼吸不全状態におちいったことを意味します．この状態がさらに進行すると顔面，口唇，爪床などにチアノーゼが出現しはじめます．また急激に酸素不足におちいることで，酸素供給を維持しようとして，頻脈，血圧上昇が起こります．これで代償しきれず組織の酸素不足（低酸素症）が進行すると不整脈，痙攣，血圧低下をきたし，心停止にいたる危険性をはらんでいます．

　逆にチアノーゼや頻脈，血圧変動，不整脈などが出現したら，低酸素はないかを確認することが重要です．そして組織が低酸素症におちいらないよう，迅速に対応することが必要です．

## アセスメントのポイント

- 深部静脈血栓症の既往患者は，再発することを念頭に考える
- 低酸素血症の原因を病態で考える

　それではいったいUさんに何が起こったのでしょうか？
　Uさんは，もともと呼吸状態に問題はありません．入院前のバイタルサインは，血圧，脈拍，呼吸ともに正常です．術後2日間の床上生活を経て，歩行開始した後に症状が出現しています．
　一般的に低酸素血症は，病態で考えると，肺胞低換気，拡散障害，換気血流不均衡，肺内シャントの4つが原因として考えられます．
　本事例においては，急性発症であり直前まで何の異常も認めなかったことを勘案すると，肺胞低換気，拡散障害，肺内シャントは考えにくくなります．それでは，残る1つの換気血流不均衡が原因で急激な酸素化の悪化をきたしたのでしょうか？
　換気血流不均衡は，換気があるのに血流がない状態や血流があるのに換気が少ない状態です．それではUさんはどうでしょうか？　そのヒントは，既往歴に隠されています．
　Uさんは深部静脈血栓症（DVT）の既往があります．静脈血栓の形成には，静脈の内皮障害，血液凝固の亢進や静脈の血流停滞の3つの成因があり，過去にDVTを患ったことがある人は，再発する可能性が高くなります．
　DVTは，下肢などの深部静脈に血栓が生じることで，それが浮遊し大静脈から右心房，右心室へと流入し，肺動脈内で塞栓を生じることが問題になります．
　肺動脈に塞栓が起こると，その部分が死腔換気（換気があるのに血流がない状態）となり，換気血流不均衡を生じ低酸素血症をきたします．Uさんの歩行開始後の呼吸困難とSpO₂低下は，この肺塞栓が原因と考えることができます．

〈参考〉DVT（深部静脈血栓症）

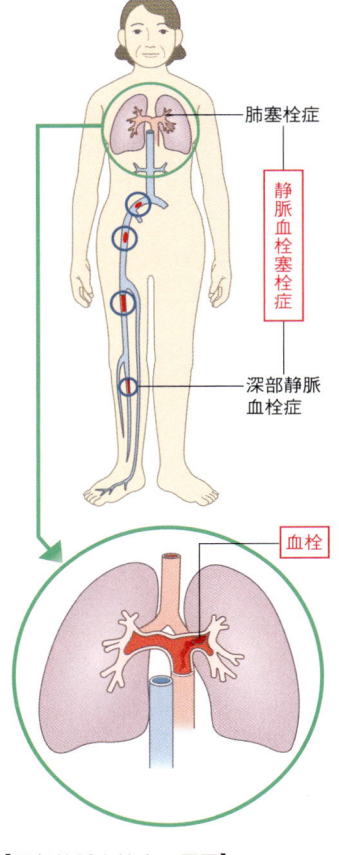

【深部静脈血栓症の原因】
下肢などの静脈に血栓が生じ，この血栓が何らかの原因で血流にのって肺に流れて肺動脈がつまると，肺塞栓症となります．

【深部静脈血栓症の症状】
・呼吸困難
・頻呼吸
・胸膜痛など

なお，重症例では失神や死亡例もあります．

## 対応のポイント

- 呼吸困難と低酸素血症の突然の同時発症は，まず肺血栓塞栓症か気胸かを考える
- 既往歴を把握し，フィジカルアセスメントをしっかりと行うことが対応の基本である

　Uさんは，手術後に長時間床上安静であったことで，血液の停滞が起こりやすくなっていました．DVTの既往もあり，肺血栓塞栓症を生じるリスクが高かったといえます．

　一般的に，突然起こる呼吸困難と低酸素血症の同時発症では，肺血栓塞栓症か気胸かを考えます．このとき，胸痛を伴う場合もあります．いずれも低酸素血症の原因は換気血流不均衡に起因するもので，それに対する酸素投与は共通しています．しかし，その後の対応が異なるため鑑別が重要になります．

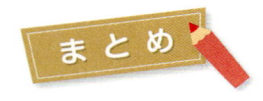

### まとめ

　本事例では，担当看護師がDVTの既往があったことを把握できていたため，突然の呼吸困難と$SpO_2$の低下から，まず肺血栓塞栓症を疑い，緊急性があると判断し，すぐにドクターコールを行っています．

　また$SpO_2$ 89％の意味を理解し，その旨を医師に報告し，医師到着前に電話で酸素投与の指示を受けていました．

　さらに，すぐに心電図などのモニター類を装着し，わずかな変化を見逃さないように観察を継続しています．その結果，循環動態に影響をきたすこともなく，低酸素症への移行を回避し，血栓溶解療法が行われました．

**引用・参考文献**
1) 日本呼吸器学会，日本呼吸管理学会編：酸素療法ガイドライン．メディカルレビュー社，2009．
2) 道又元裕編：人工呼吸ケア「なぜ・何」大百科．照林社，2005．
3) Paul L.Marino，稲田英一監訳：ICUブック第3版．メディカル・サイエンス・インターナショナル，2009．
4) 道又元裕，小谷透，神津玲編：エキスパートナースガイド　人工呼吸管理実践ガイド．照林社，2009．
5) 佐藤憲明監：誰にも聞けなかった　酸素投与のギモン解決Q&A．エキスパートナース，23(7)：23〜64，2007．
6) 山内豊明：フィジカルアセスメントガイドブック　目と手と耳でここまでわかる．医学書院，2007．

第7章

# 疾患別事例

こんなとき，どうする？
バイタルサインから見抜く
異常と対応

**事例 1**
脳腫瘍の術後で頭痛を訴えて
ぐったりしている患者さん

**事例 2**
肺がん術後に心房細動を発症し，
脈拍に不整が認められる患者さん

**事例 3**
急性心筋梗塞後に心不全を発症し，
呼吸不全におちいった患者さん

**事例 4**
嘔吐とともに呼吸苦を訴える
低心機能の患者さん

疾患別事例

# 4つのステップで学ぶ！バイタルサイン測定の実際

## 事例 1

### 脳腫瘍の術後で頭痛を訴えてぐったりしている患者さん

| 患者 | Aさん，69歳，女性 |
| --- | --- |
| 診断名 | 左蝶形骨縁髄膜腫（直径7cm） |
| 既往歴 | 高血圧症，糖尿病，脂質異常症（すべて内服加療中） |

5月，頭痛と物忘れ，歩行時の右側へのふらつきが目立つようになり近医を受診．CT，MRIにて上記の脳腫瘍が見つかりました．

7月，開頭腫瘍摘出術を施行．手術時間は10時間で，全身麻酔で行われました．手術前に予測されていた術中出血は認めず，術中の経過はおおむね順調でした．術直後の呼吸状態もよく，気管内チューブも抜去された状態で病室に帰室しました．帰室後は，血圧120〜130/60〜70mmHg，脈拍60〜80回/分で不整脈なし，呼吸数12〜18回/分，動脈血酸素飽和度（SpO$_2$）は99〜100％（6L 30％マスク投与にて）経過しました．

術後1日目の朝9時のCTでは，軽度の脳浮腫を認めていましたが明らかな術後出血はなかったため，担当医師から酸素中止と歩行可能の指示が出ました．しかしAさんは自室でぐったりしており，「頭も痛いし，歩く気にはなれないわ」と話すなど，離床に乗り気ではありませんでした．悪心はありませんでしたが，食事は半分程度しか摂取できておらず，離床もうまく進みませんでした．

術後2日目にAさんを訪室すると，昨日よりもさらに活気もなく「頭痛がつらい」「今日もゆっくりさせてほしい」と伝えてきました．

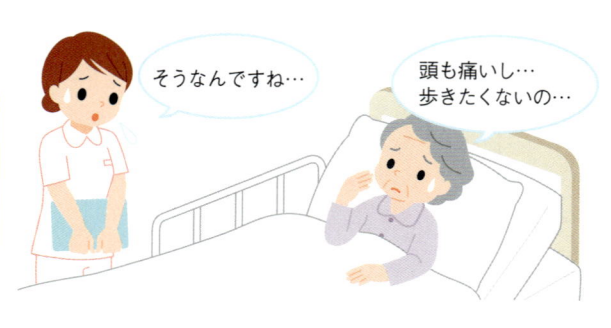

> 受け持ちであるあなたは，Aさんのこのような訴えにどのようにかかわっていきますか？
> Aさんは今どのような状態であり，どのようにバイタルサインを測定して，どのように看護していくのかを一緒に考えていきましょう！

そうなんですね…

頭も痛いし…歩きたくないの…

## STEP 1 まず何をみる？

### 「頭痛がつらい」という訴えと「活気のなさ」に注目！

●脳神経疾患を持つ患者のバイタルサインとは？

　脳神経疾患を持つ患者さんにとってのバイタルサインには，「血圧」「脈拍」「体温」「呼吸」に加え，「意識」を細かく測定することが非常に重要です．脳は頭蓋骨で覆われているため，たとえば脳出血や脳梗塞が起こった際など，脳に異常が起こっていても当然ながら目でみることはできません．

　したがって，バイタルサインを測定し，そこから脳の中で何が起こっているのかを推測・判断することが重要であり，そこから何かしらの異常が疑われる場合には，一刻も早く精査して診断や治療につなげていかなければなりません．

●病室に行く前に知っておくべき情報とは？

　Aさんは開頭腫瘍摘出術の術後2日目です．訪室前には，脳腫瘍の部位や大きさ，術前からの意識障害や麻痺の有無，術式や手術時間，水分出納など，術前術中を含んだ自分が受け持つまでのAさんの情報を必ず把握しておきます．

　まず，このような情報を把握しておくことで，脳腫瘍があった部位の支配領域が障害を受けた際に起こりうる症状をある程度予測したバイタルサイン測定や観察を行うことができるからです．

　また，脳腫瘍によって術前から認められる症状と，脳腫瘍が摘出された後，つまり術後に認められる症状を比較することで，小さな異変や状態の悪化に気づきやすくなるからです．

●Aさんが訴える頭痛と，活気のなさ（術後合併症）を見逃さない！

　Aさんが非常につらそうにしている症状は「頭痛」であり，「頭痛がつらいため，動いたり食事を摂取する気分になれない状態」と考えられます．

　Aさんに何が起こっているのでしょうか？
　脳神経外科の一般的な術後合併症を**表1**に示します．

表1　脳神経外科の一般的な術後合併症（一部）

| 術後出血 | 術後24時間以内に起きやすい |
|---|---|
| 脳浮腫 | 術後2〜3日がピークで，2週間程度持続する |
| 術後痙攣 | 開頭術後の痙攣発作は約7〜10％程度 |

　Aさんは脳腫瘍摘出術の術後であり，可能性として考えられる原因は術後出血と脳浮腫です．本日は術後2日目であり，Aさんの頭痛の原因としては，脳浮腫による頭蓋内圧亢進症状としての頭痛が最も疑われます．

　また同時に，ぐったりしている，活気がない様子も見受けられます．Aさんの発言内容からは，「無理に動かずじっとしていたほうが，頭痛が増強せず安楽である」ことがうかがえます．

　しかし本当にそうでしょうか？　患者さんの訴えをていねいに聴取することはとても重要ですが，一方で，「もしかしたら意識障害が始まっているのかも？」といった疑問を持つことも大切です．

　以上のように，Aさんの病室に入って頭痛と活気のなさにいち早く気づくことで，バイタルサインを測定する前から，何が起こっているかを推測できます．この推測をもとにしてバイタルサインを測定していきます．

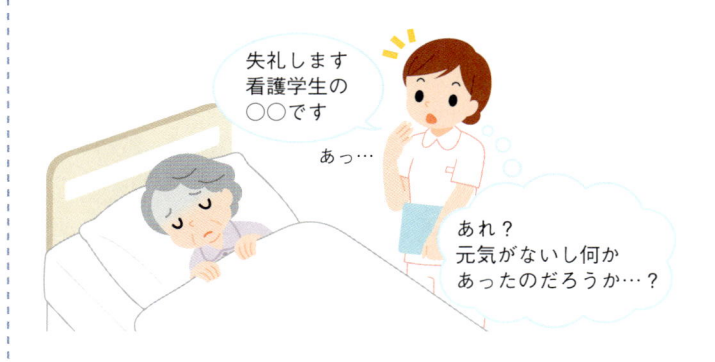

## STEP 2 どう対応する？

### 意識障害の進行や状態悪化のおそれがあるため，迅速かつ正確に測定

**バイタルサイン測定の結果**
GCS：E3V4M6，JCS Ⅰ
血圧：144/60mmHg　脈拍：64回/分，不整脈なし
呼吸：12回/分，異常呼吸なし　体温：37.5℃（腋窩温）
瞳孔所見：両側3.5mm，対光反射は正常
SpO₂：98％（酸素投与なし）
右上下肢MMT：3（バレー徴候，ミンガッチーニ徴候あり）

Aさんは頭痛と活気のなさが見受けられますが，自ら異常を訴えることができています．しかし，今後，意識障害の進行や状態悪化のおそれもあり，迅速かつ正確に一通りのバイタルサインを測定し，対応していく必要があります．

頭蓋内圧亢進が疑われますので，まずは頭部を15〜30°に挙上して，安楽な体位を取ってもらいます．

## STEP 3 どう解釈する？

### 頭蓋内圧亢進の徴候と呼吸異常の有無を観察

脳神経外科術後で最も避けたいことは，頭蓋内圧（ICP）亢進して脳ヘルニアに移行することによる脳幹圧迫からの呼吸停止です．

つまり，看護師に求められる重要な役割は，目の前の患者さんに頭蓋内圧亢進の徴候がないか，呼吸の異常がないかを観察し，ICP亢進によって脳ヘルニアを引き起こす最悪の状態を食い止めることです．

ICPの上昇の原因を表2に示します．

脳出血や脳腫瘍など頭蓋内占拠性病変が発生することでICPは上昇しますが，脳浮腫や術後出血が起きてただちに急激なICP亢進をきたすわけではなく，最初は代償機能が働きます（モンロー・ケリーの原則）．

しかし，ICPが代償機能を上回る（限界点を超える）と，急激に脳ヘルニアへと移行していきます（図1）．Aさんは，脳浮腫が増大した結果，ICPが亢進しているのでしょうか？

図2は，ICPの亢進が始まり，脳ヘルニアに移行するまでのバイタルサインの一般的な経過を示しています．この図とAさんの継時的なバイタルサインを比較してみると，Aさんの呼吸パターンは規則的で，瞳孔所見も異常はありません．しかし，術後1日目と比べるとごくわずかですが収縮期血圧の上昇によって脈圧が拡大し始めた直後にみえます．

脈拍もやや低下し，体温も上昇しています．加えて右上下

**表2　頭蓋内圧（ICP）が上昇する原因**

| 脳実質（脳容積）の増加 | 頭蓋内占拠性病変：脳腫瘍，頭蓋内・脳内出血など |
|---|---|
| 脳脊髄液の増加 | 髄液の過剰産生：脈絡叢乳頭腫など<br>髄液通路の狭窄，閉塞：中脳水道狭窄症，小脳腫脹など<br>髄液の吸収障害：髄膜炎，くも膜下出血など |
| 脳血流の増加 | 脳血管の拡張：呼吸障害など<br>うっ血：中心静脈圧の上昇，内頸静脈の還流障害など |

> 人間の頭蓋内は脳実質80％，血液10％，脳脊髄液10％の割合で頭蓋骨に覆われた密閉空間であり，頭蓋内圧の圧は平均5〜15mmHgの範囲で，常に一定に維持されています．これを頭蓋内圧（ICP：intracranial pressure）といいます．

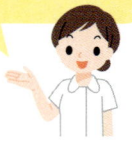

肢の麻痺もわずかながらに進行しています．

これらのバイタルサインから，Aさんに何が起こっているのでしょうか？　これはICPの亢進によるクッシング徴候の出現を示唆していることと，摘出した周辺の正常脳に脳浮腫が起こったことにより，神経脱落症状が出現している可能性がきわめて高いと判断できます．これらは緊急性の高い徴候であり，急いで医師に報告して対応しなければなりません．

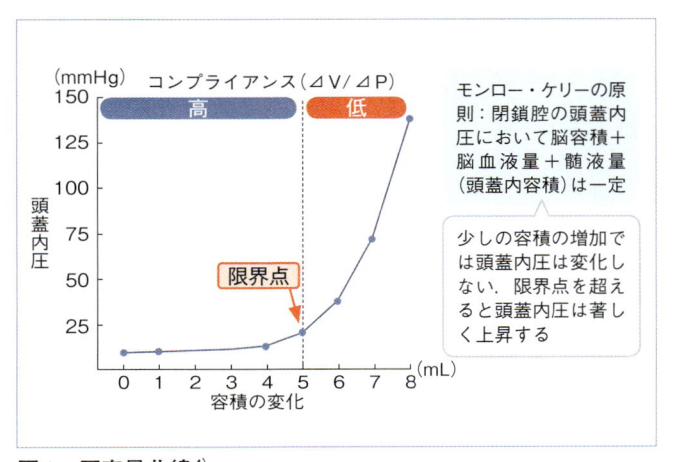

図1　圧容量曲線[4]

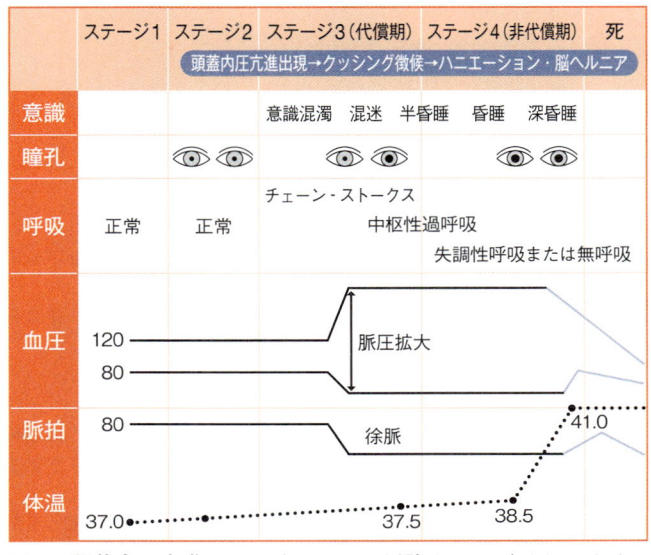

図2　頭蓋内圧亢進による脳ヘルニア以降までのバイタルサインの一般的な経過[5]

## STEP 4　どう報告する？

## 「I-SBAR-C」を活用して，適切かつ効果的に伝える

このような場合，「I-SBAR-C（アイエスバーシー）」を活用すると，患者さんの状況を医師（看護師，実習指導者）に適切に伝えることができます．

このコミュニケーションツールを活用することで，相手に状況を適切かつ効果的に伝えることができ，その結果として患者さんにとって的確な治療や指示を引き出すことができます．

医師も当然ながら，術後に最も気をつけるべき徴候としてICP亢進による脳ヘルニアが起こらないかを考えています．

I-SBAR-Cによる報告の流れ

| | |
|---|---|
| **I**dentify（報告者と患者の同定） | 報告者の所属と名前を名乗り，報告したい患者さんの名前を伝えます |
| **S**ituation（患者状態） | 患者さんがどのような状態なのかを伝えます |
| **B**ackground（臨床経過） | 患者さんの経過を要領よく伝えます |
| **A**ssessment（アセスメント） | 状況評価の結論を伝えます |
| **R**ecommendation（提言，要請） | どうしてほしいのかを具体的に伝えます |
| **C**onfirm（口頭指示の復唱確認） | 報告した相手からの指示内容や行動を復唱して確認します |

### I-SBAR-Cを用いて，医師に報告をしてみましょう

**I：報告者は？　患者さんは？**
→ ■■病棟の看護師の△△です．○○病室のAさんのことですが……．

**S：患者さんがどのような状態か？**
→ 髄膜腫の腫瘍摘出術の術後2日目です．
頭痛の訴えがあり，活気もない状態です．
意識レベルはE3V4M6，JSC Ⅰ，麻痺の程度は左上下肢のMMT3から4でした．
血圧144/60mmHg，脈拍64回/分で不整脈なし，呼吸数12回/分で異常呼吸なし，体温37.5℃でした．

**B：患者さんの経過は？**
→ 昨日までのバイタルサインと比較すると，ごくわずかに収縮期血圧の上昇と脈圧の拡大がみられます．麻痺もわずかに進行しています．
現在は指示に従って鎮痛薬の投与と，頭部を30°挙上して対処しています．

**A：状況評価の結論は？**
→ 術後出血，あるいは脳浮腫の増大による頭蓋内圧亢進が疑われます．

**R：どうしてほしいのか？**
→ 診察をお願いします．CT撮影の準備をしておきますか？

**C：指示の復唱と確認**
→ 5分程で先生は到着されるのですね．その間に，CTの準備と酸素投与の準備ですね．わかりました．

### 結果

上記の報告により，緊急で頭部CTを撮影することとなり，脳浮腫の増大が認められました．
ICPのコントロール目的で脳浮腫治療薬（グリセオール）が1日3回から6回に増量となり，安静度も一時的にベッド上へと変更になりました．
その後のAさんは頭痛も軽減して食欲も出てきており，順調な経過をたどりました．

**引用・参考文献**
1) 竹村信彦ほか：系統看護学講座 専門11 成人看護学7　脳・神経疾患患者の看護．医学書院，2003．
2) ジョアンヌ・V・ヒッキー，片山容一ほか監訳：脳神経外科臨床看護マネジメント．メディカ出版，2003．
3) 濱本実也ほか：先輩ナースが伝授　みえる身につく好きになる　アセスメントの「ミカタ」－臨床判断能力をアップするデータ＆症状「こう考える」速習ポイント33！．メディカ出版，2010．
4) 加藤康子ほか：ニューロナースのキャリアアップ ②医師が求めるニューロナースのキャリアアップとは．BRAIN 1（1）：37，2011．
5) 工藤孝子：フィジカルアセスメントとモニタリングデータの統合・評価，【意識障害患者】開頭術後．重症集中ケア12（1）：81，2013．

## 第7章 疾患別事例

バイタルサインから見抜く異常と対応

### 事例 2

# 肺がん術後に心房細動を発症し、脈拍に不整が認められる患者さん

| 患　者 | Bさん，72歳，女性 |
|---|---|
| 診断名 | 原発性右肺腺がん |
| 既往歴 | 高血圧（近医にて内服フォロー中） |

Bさんは，数年来，高血圧の治療のため近医に通院し，降圧薬が処方されていました．近医で撮影した胸部X線写真で右上肺野に腫瘤影（しゅりゅうえい）がみつかり，精密検査目的でS総合病院を紹介されました．

検査の結果，右肺腺がんの診断で，胸腔鏡下右肺上葉切除術とリンパ節郭清（かくせい）を受けることになりました．Bさんは，予定通り胸腔鏡下右肺上葉切除術とリンパ節郭清を実施．手術中はとくに問題となるイベントはなく回復室に入室し，術後から翌日まで心電図，経皮的動脈血酸素飽和度（$SpO_2$），観血的動脈圧を連続モニタリングしていました．

手術翌日の午前中，Bさんは手術後初めての歩行を行いました．

初回歩行前のバイタルサインは体温36.8℃，血圧114/72mmHg，脈拍72回/分（整脈），酸素は使用しておらず，ルームエアーで$SpO_2$ 96％，呼吸18回/分でした．点滴やドレーンなどの複数のルート類が挿入されている状態でしたが，問題なく初回歩行を終えることができました．

初回歩行後のバイタルサインは血圧124/80mmHg，脈拍90回/分（整脈），ルームエアーで$SpO_2$ 95％，呼吸22回/分でした．

その後も歩行する際にはルート類が挿入されていたため，歩行付き添いで移動をしていました．それまでにも何度かトイレに行ったりしていましたが，午後になりトイレからベッドに戻ったとき，Bさんから「手術が終わった次の日だからかな．疲れやすいし，トイレまでちょっと歩いただけなのに息が上がるし，胸がドキドキしているんだよね」という訴えがありました．

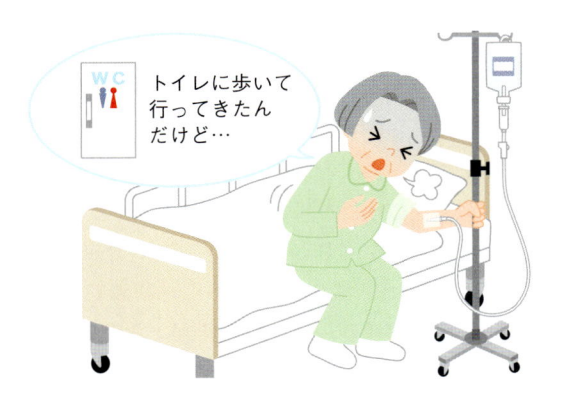

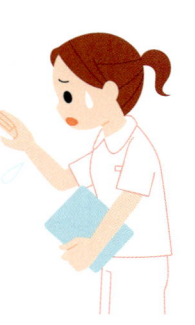

> トイレに歩いて行ってきたんだけど…

> 歩行後のBさんの訴えから，どのようなことを考えてバイタルサインを測定したらよいでしょうか？

基礎と臨床がつながるバイタルサイン　189

## STEP 1 まず何をみる？

### 「ちょっと歩いただけなのに息が上がる」という訴えから，労作時に呼吸苦ありと判断

　心臓から送り出された血液は全身をめぐり，各臓器や組織に酸素を受け渡し，二酸化炭素を受け取って心臓に戻ってきます．戻ってきた血液は心臓から肺に送り出されて，肺で二酸化炭素を受け渡し，今度は酸素を受け取って，また全身をめぐります．

　このように循環と呼吸のおおもとにあるのが心臓と肺で，それぞれ切り離して考えることができない臓器です．

　ここでは事例を通して，肺がんの手術後の患者さんに起こりうる合併症を患者さんの訴えとバイタルサイン測定から考えていき，呼吸と循環のつながりをみていきます．

　Bさんの「ちょっと歩いただけなのに息が上がる」という訴えから，労作時に軽度の呼吸苦を感じていると判断できます．

　Bさんは右肺上葉切除術を受け，肺容量が低下した状態です．肺容量の低下は結果として肺機能の低下を引き起こします．「息が上がる」などに表されるような，労作時の呼吸苦は，Bさんの手術後の状態から予想ができることです．

　では，「胸がドキドキしている」という訴えはどうでしょうか．これもトイレ歩行の労作に伴う症状なのでしょうか．

　この点を考えながら，バイタルサインを測定してみましょう．

## STEP 2 どう対応する？

### バイタルサイン測定時は実際に患者さんに触れて観察する

> **バイタルサイン測定の結果**
> 血圧：92/62mmHg
> 脈拍：109回/分（リズム不整で脈拍ごとに脈の大きさが異なる）
> 呼吸：20回/分　体温：36.5℃　SpO₂：95％（ルームエアー）

　体温とSpO$_2$は初回歩行時と大きく変化はありませんが，呼吸回数が若干増加しています．トイレからの歩行後の状態ということで，「息が上がる」という訴えからも呼吸回数が増加していてもおかしくありません．

　しかし，初回歩行時と比べて脈拍数が増加し，リズムの不整が認められ，なおかつ脈拍ごとに脈の大きさが異なっています．

　また，血圧も初回歩行時のときに比べて低下しています．

　Bさんはトイレからの移動という労作後に「息が上がる」「胸がドキドキ」すると訴えていましたが，バイタルサイン測定の結果からリズム不整のある頻脈性不整脈を生じているとアセスメントされ，不整脈に伴う動悸と血圧の低下をきたしていると考えられました（**図1**）．

　パルスオキシメーターや自動血圧計を使用すると自動的に脈拍数も表示されます．これらは，同時に複数のバイタルサインを測定してくれるため便利なのですが，表示される脈拍数の数値だけの確認にとどめてしまうと，Bさんのような不整脈に気づけなくなってしまう可能性があります．

　五感を用いて観察するからこそ判断できることがあるため，実際に患者さんに触れて観察することが大切です．

第7章 疾患別事例

バイタルサインから見抜く異常と対応

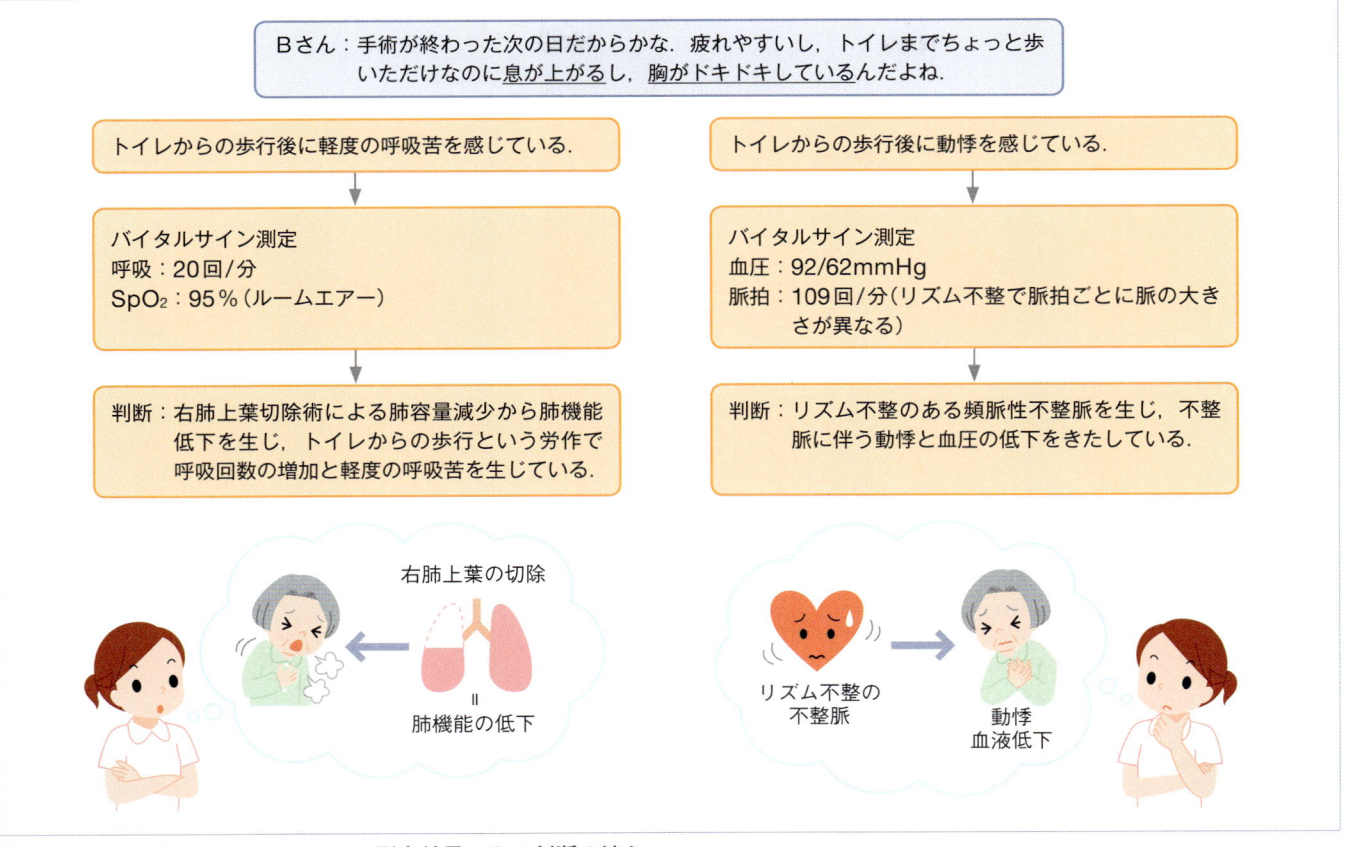

図1 Bさんの訴えとバイタルサイン測定結果からの判断の流れ

Bさん：手術が終わった次の日だからかな．疲れやすいし，トイレまでちょっと歩いただけなのに息が上がるし，胸がドキドキしているんだよね．

【左側フロー】
- トイレからの歩行後に軽度の呼吸苦を感じている．
- バイタルサイン測定
  呼吸：20回/分
  $SpO_2$：95％（ルームエアー）
- 判断：右肺上葉切除術による肺容量減少から肺機能低下を生じ，トイレからの歩行という労作で呼吸回数の増加と軽度の呼吸苦を生じている．

【右側フロー】
- トイレからの歩行後に動悸を感じている．
- バイタルサイン測定
  血圧：92/62mmHg
  脈拍：109回/分（リズム不整で脈拍ごとに脈の大きさが異なる）
- 判断：リズム不整のある頻脈性不整脈を生じ，不整脈に伴う動悸と血圧の低下をきたしている．

## STEP 3 どう解釈する？

### 自覚症状を伴い，頻脈と血圧低下というバイタルサインの変化が生じている
### →血栓塞栓症の発症にも注意して観察していく

● 肺がんの手術と不整脈との関連

　肺がんに対する手術として肺切除術があります．切除する肺の単位によって肺部分切除術，肺区域切除術，肺葉切除術，肺全摘術（左右どちらかの肺）とよばれます（図2）．

　左室から拍出され全身をめぐって心臓へ戻ってきた血液は，右房を経て右室から肺へ送り出されます．肺がんの手術では，肺の全体または一部を切除し肺の容量が減少しています．

　血液の受け手である肺の容量が減少しているにもかかわらず，右室から送り出される血液の量はそれまでと変わりない量が送り出されるため，右室から肺への血液のとおり道である肺動脈の圧が上昇します（肺血管抵抗の増加）．

　その結果，肺へ向けてスムーズに血液を送り出すことができなくなるため，右室や右房といった右心系に負荷がかかります（図3）．

　このような肺血管抵抗の増加に低酸素血症が加わることが，不整脈を生じさせる要因になるといわれています[1]．

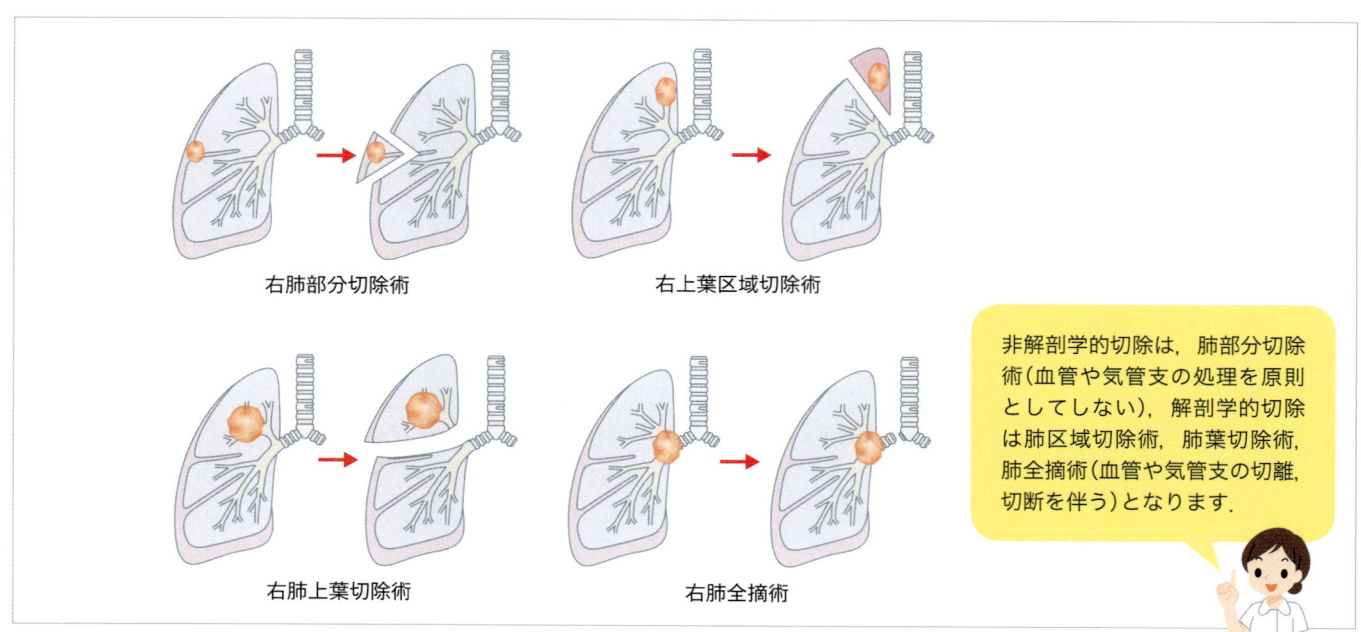

**図2　肺切除術の模式図**

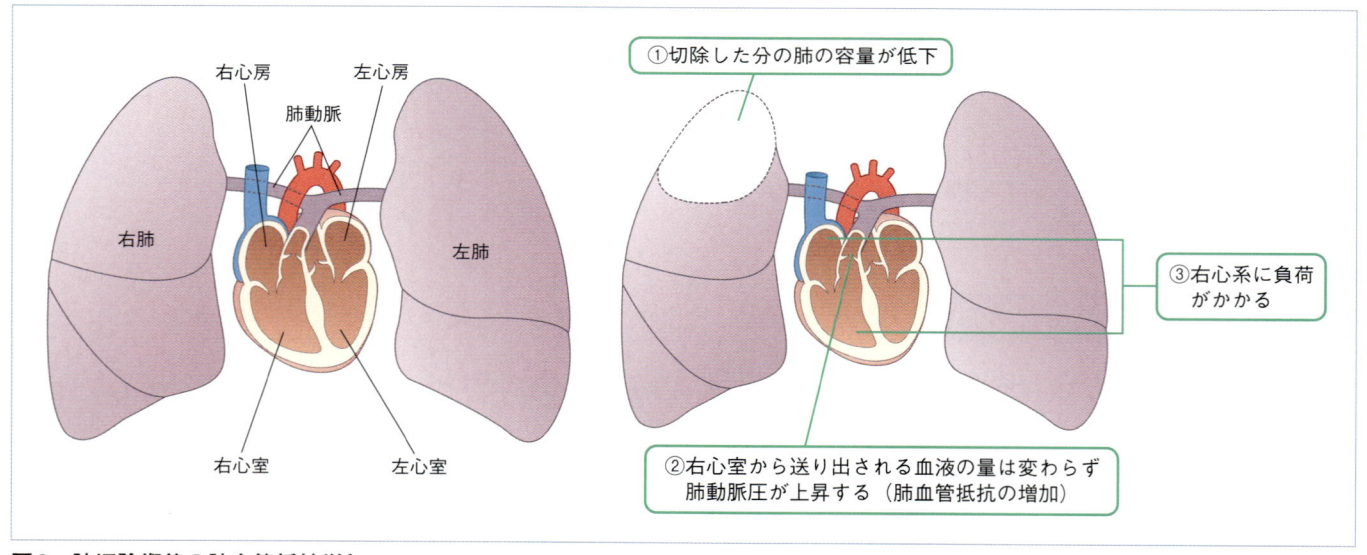

右肺部分切除術　　右上葉区域切除術
右肺上葉切除術　　右肺全摘術

非解剖学的切除は，肺部分切除術（血管や気管支の処理を原則としてしない），解剖学的切除は肺区域切除術，肺葉切除術，肺全摘術（血管や気管支の切離，切断を伴う）となります．

**図3　肺切除術後の肺血管抵抗増加**

右心房／左心房／肺動脈／右肺／左肺／右心室／左心室

①切除した分の肺の容量が低下
②右心室から送り出される血液の量は変わらず肺動脈圧が上昇する（肺血管抵抗の増加）
③右心系に負荷がかかる

● Bさんの場合

　Bさんは心房細動を生じていましたが，肺切除術の合併症として一般的な報告では10〜20%の頻度で不整脈を生じるといわれています[1]．

　心房細動は，心房の各部分で無秩序な電気的興奮が生じている状態で，心電図ではP波が消失し，心房は局所的には250〜350回/分，またはそれ以上の高頻度で興奮するようになります（図4）．

　無秩序な電気的興奮で不規則な心房の動きになるため，有効な心房の収縮はみられなくなり，心房内に血液がうっ滞し

血栓を形成する原因となります．

　また，心房から心室に送られる血液も減少するため，心拍出量が減少して血圧の低下を引き起こします．心房細動の症状として，Bさんが「胸がドキドキする」と訴えていたような動悸が認められます．さらに，心拍出量が減少することで血圧の低下を引き起こします．

　Bさんの初回歩行時の血圧は110〜120mmHg台でしたが，心房細動を発症してからは90mmHg台に低下していたのはこのためです．

　また，心房から心室に送り出される血液の量が一定にならないことで，測定する度に血圧の値が高くなったり，低くなったりと変化し一定に推移しないことがあります．

　Bさんのバイタルサイン測定で脈拍ごとに脈の大きさが異なって触知されていたのはこのためであり，心房細動のときにみられる所見の1つです．

　自覚症状を伴い，頻脈と血圧低下というバイタルサインに変化を生じている状態から，Bさんはすみやかな治療が必要な状態となっていました．このまま心房細動の状態が続くと心房内に血液がうっ滞し，心房内血栓（とくに左房にある左心耳に血栓を形成しやすい）を形成し塞栓症を引き起こす危険性が高くなります．

　そのため，継続して自覚症状やバイタルサインを観察していくとともに，脳梗塞や四肢の動脈塞栓などの血栓塞栓症の発症に注意して観察していくことが必要です．

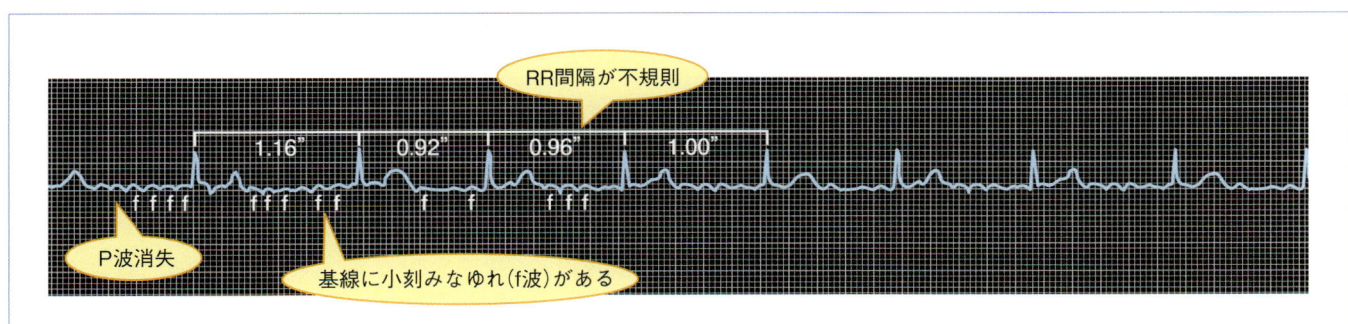

【基本波形】
● P波の消失と細動波（f波）の出現：洞結節から始まる心房の電気的興奮（P波）は消失し，基線の細かな揺れ（f波）が記録される
● RR間隔の不整：心室興奮間隔が不規則になるため，RR間隔が不整になる

図4　心房細動の心電図波形とその特徴

---

### STEP 4　どう報告する？

## すみやかに患者さんの訴え，バイタルサイン測定の結果，自分の判断を報告する

　脈拍のリズムが不整であり，109回/分の頻脈であることから，Bさんはリズム不整のある頻脈性不整脈を生じていると考えられます．

　動悸を伴い，血圧の低下が認められていることから，すみやかに実習指導者へBさんの訴えとバイタルサイン測定の結果，自分の判断を報告することが必要です．

　ここでの報告も，I-SBAR-Cにのっとって行いましょう．

> I-SBAR-Cを用いて，実習指導者に報告をしてみましょう

**I：報告者は？　患者さんは？**
→看護学生の○○です．回復室にいるBさんについて報告します．

**S：患者さんがどのような状態か？**
→Bさんのバイタルサインについてですが，脈拍測定で不整が認められています．

**B：患者さんの経過は？**
→先ほどトイレから歩いて戻ってきたのですが，易疲労感と息が上がる，胸がドキドキすると訴えられ，バイタルサインを測定したところ，脈拍109回/分でリズムに不整が認められ，脈の大きさが脈拍ごとに異なっていました．
→そのほかのバイタルサインは体温36.5℃，血圧98/62mmHg，ルームエアーで$SpO_2$ 95％，呼吸20回/分です．

**A：状況評価の結論は？**
→トイレへの移動の労作で，リズム不整の頻脈性不整脈が生じたのではないでしょうか．

**R：どうしてほしいのか？**
→一緒に確認をお願いします．

**C：口頭指示の復唱確認**
→実習指導者：一緒に行きます．脈拍が不整で頻脈性不整脈の可能性を考え，心電図モニターを装着し，12誘導心電図を実施しますので，準備をしましょう．

→学生：一緒に来ていただけるのですね．心電図モニターと12誘導心電図の準備をしていくのですね．

## 結果

　Bさんの状態を実習指導者とともに確認し，心電図モニターを装着して連続モニタリングを開始後，12誘導心電図を実施しました．心拍数110〜120回/分台の心房細動であることがわかり，医師へすみやかに報告し対処することができました．
　安静時，労作時を問わず「胸がドキドキする」という自覚症状は，見過ごすことのできない重要な症状です．
　患者さんから動悸の訴えがあった場合には，まずは脈拍測定をして確認することが大切です．
　しかし，心房細動のようなリズム不整のある頻脈性不整脈の場合は，不規則な脈のため触知しにくく，慣れていないと脈拍数を数えられないことがあります．
　そのため患者さんから動悸の訴えがあり，脈拍測定を行ってリズム不整が認められたら，患者さんにそのまま安静を保持してもらい，すみやかに実習指導者に報告したほうがよいでしょう．

**引用・参考文献**
1) 藤野昇三：呼吸器・循環器．図解で納得！ベッドサイドで役立つ呼吸器外科の実践知識．急性期ケア，11(3)：1〜8, 2011.
2) 渡邊直：呼吸器・循環器．心臓大血管外科領域ケアに生かす実践知識．急性期ケア，11(6)：1〜7, 2012.
3) 佐藤俊明：14 心房細動．赤石誠監：循環器ナースのための不整脈治療とケア．HEART nursing 2010年秋季増刊．p.66〜67, メディカ出版，2010.
4) 循環器病の診断と治療に関するガイドライン(2008年度合同研究班報告)：不整脈薬物治療に関するガイドライン(2009年改訂版). http://www.j-circ.or.jp/guideline/pdf/JCS2009_kodama_h.pdf　より2013年7月28日検索

## 第7章 疾患別事例

バイタルサインから見抜く異常と対応

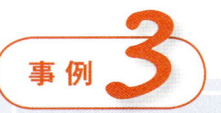

### 事例 3

# 急性心筋梗塞後に心不全を発症し呼吸不全におちいった患者さん

| 患　者 | Cさん，65歳，男性 |
| 診断名 | 急性心筋梗塞（左冠動脈前下行枝　完全閉塞） |
| 既往歴 | 高血圧症，脂質異常症 |

　Cさんは，早朝，自宅でトイレに起きた際に激しい胸の痛みを感じ，救急車を要請し救命救急センターへ搬送となりました．

　来院時，12誘導心電図で$V_1$〜$V_4$でのST上昇を認め，トロポニンT陽性であったため急性心筋梗塞と診断され緊急で冠動脈造影を行いました．左前下行枝#6の完全閉塞を認めたため，冠動脈インターベンション（PCI）を施行し，集中治療室へ入院となりました．

　病日3日目，Cさんは起坐位の状態でオーバーテーブルに寄りかかり苦しそうな表情をしていました．口唇は紫色になり，呼吸も速くなっています．やや興奮状態で「息がしにくい」と言って酸素マスクを自分で外してしまいました．

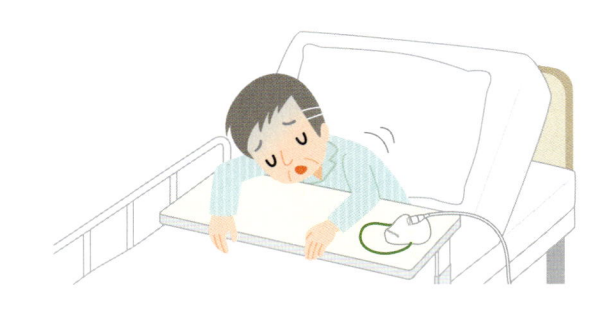

PCI：percutaneous coronary intervention，冠動脈インターベンション

### STEP 1 まず何をみる？

## いつもと違う様子をいち早く感じ取って，バイタルサイン測定につなげる

　Cさんの状態をみてみましょう．Cさんは苦しそうな表情でオーバーテーブルに寄りかかり呼吸していました．口唇も紫色であり呼吸は速くなっています．この様子から通常の呼吸状態ではないことがわかります．

　臨床では患者さんの表情や雰囲気，言動から「何かおかしいぞ」と感じ取る感性がとても大切になります．**いつもと違う様子をいち早く感じ取ること，そこから生命の優先度に配慮しながらバイタルサインを測定していくことが観察のポイント**です．

　Cさんの様子から呼吸系に異常が起きていることが予測されます．そこで何らかの原因で呼吸困難が起きていると判断し，呼吸状態に注意しながらバイタルサイン測定と視診，触診，聴診といったフィジカルイグザミネーションを行っていきます．

### STEP 2 どう対応する？

## バイタルサイン測定を行うときは，「循環と呼吸」を優先して観察する

> **バイタルサイン測定の結果**
> 血圧：86/50mmHg　心拍：110回/分，洞調律
> 呼吸：31回/分
> 体温：36.6℃，末梢冷感あり，口唇にチアノーゼあり
> SpO₂：90％，酸素マスク6L/分
> GCS：E4V5M6/15点
> 聴診にて両肺野で低調性断続性副雑音（ブツブツという肺雑音）を聴取．

「何かおかしい」と気づき，患者さんのバイタルサイン測定を行うときに循環と呼吸に関しては，優先して観察しましょう．なぜなら循環（血圧の低下）や呼吸（酸素化，換気）の悪化は状態急変の可能性が非常に高いからです．

呼吸状態や循環動態に異常をきたしている場合には生命の危機に直結するため，できるだけ早くバイタルサイン測定とフィジカルイグザミネーションを行いましょう．

不安な場合や患者さんの意識レベルが低下するなど状態が急変した場合，患者さんの状態から自分では対応できないと感じた際にはナースコールなどを使って応援をよぶことも大切です．

バイタルサイン測定とフィジカルイグザミネーションからさまざまな情報が得られたら患者さんの病態・症状などを組み合わせて「何かおかしい」と感じたことを客観的にアセスメントし，患者さんの体で今起きていることを紐解いていきます．

> Cさんの場合，呼吸状態を中心に循環動態にも十分注意しながら観察を行っていきます．

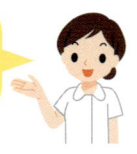

### STEP 3 どう解釈する？

## 1つの情報だけでアセスメントをしない

●**急性心筋梗塞と急性心不全**

心臓には冠動脈という血管が右に1本（右冠動脈：RCA），左に2本（左冠動脈前下行枝：LAD，左冠動脈回旋枝：LCX）が心臓を取り囲むように走り心筋に酸素や栄養を供給しています（**図1**）．

急性心筋梗塞とは，この冠動脈が高度に狭窄したり閉塞したりすることにより，心筋が虚血状態となり壊死してしまう病態です．

心筋は非常に酸素の需要が多い組織です．そのため酸素が不足すると心筋は1時間以内に壊死し始めてしまいます．一度壊死してしまった心筋は再生することはありません．そのため急性心筋梗塞の治療で大切なことは1分1秒でも早く冠動脈の狭窄や閉塞を解除し心筋の壊死を最小限にとどめることです．そのために臨床では急性心筋梗塞の治療としてPCIが多く行われています．PCIにはさまざまな方法があります（**表1**）．

壊死すると心筋が収縮できなくなるためにポンプ機能が低下し全身に血液を送り出せなくなります．この状態を「心不全」といい，とくに心不全が急激に発症・増悪した場合を「急性心不全」，慢性的なものを「慢性心不全」といいます．

急性心不全は，急性心筋梗塞後に生じやすい合併症の1つです．心不全はその病態により左心不全と右心不全に分類されます（**図2**）．

左心不全とは全身に血液を送り出す左心系の心筋障害に

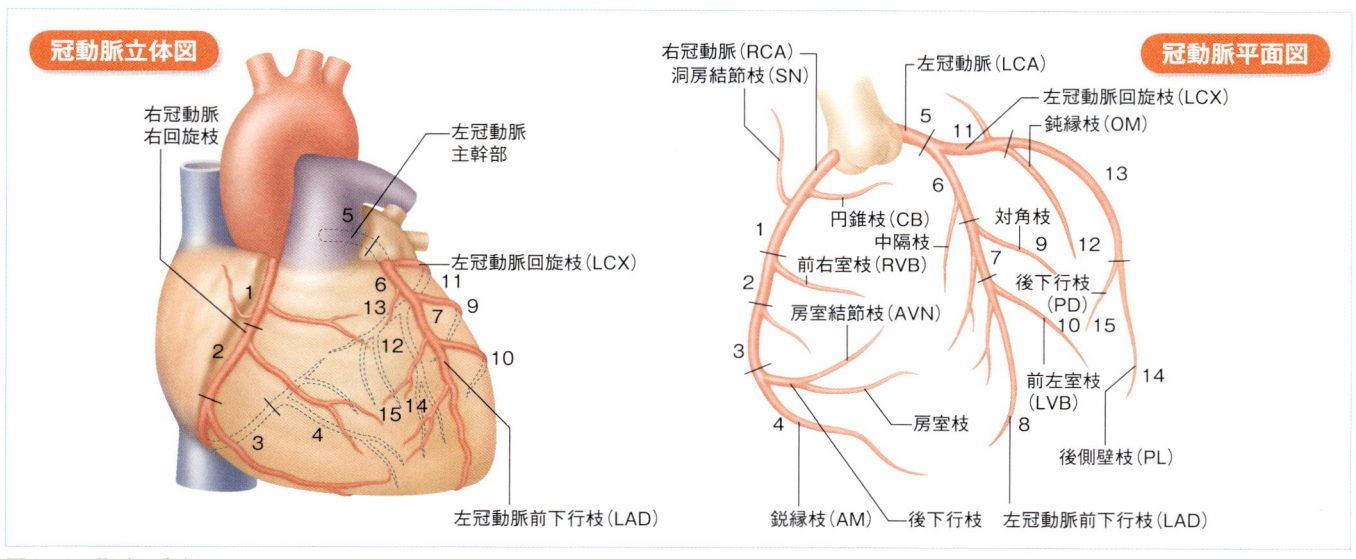

## 第7章 疾患別事例
バイタルサインから見抜く異常と対応

**図1 冠動脈の走行**

（冠動脈立体図／冠動脈平面図）

- 冠動脈立体図のラベル：右冠動脈右回旋枝、左冠動脈主幹部、左冠動脈回旋枝（LCX）、左冠動脈前下行枝（LAD）
- 冠動脈平面図のラベル：右冠動脈（RCA）洞房結節枝（SN）、左冠動脈（LCA）、左冠動脈回旋枝（LCX）、鈍縁枝（OM）、円錐枝（CB）、中隔枝、前右室枝（RVB）、房室結節枝（AVN）、対角枝、後下行枝（PD）、前左室枝（LVB）、後側壁枝（PL）、房室枝、鋭縁枝（AM）、後下行枝、左冠動脈前下行枝（LAD）

**表1 冠動脈インターベンション（PCI）の方法**

① 血栓吸引法：冠動脈内の血栓で閉塞している部位まで血栓吸引用カテーテルを進め，直接血栓を吸引
② POBA：冠動脈内の狭窄・閉塞している部分にバルーンとよばれる小さな風船を挿入し，拡張させることで血管の内径を拡げる
③ ステント留置術：POBAを施行しても十分な拡張が得られない場合，POBAで拡張した部分にステント*とよばれる金属の金網の筒のようなものを留置する．
このステントを留置することで冠動脈の再狭窄を予防することが可能になる．

*ステントには金属ステント（BMS）と細胞増殖を抑える薬がステントにコーティングしてある薬剤溶出ステント（DES）があり，コーティングしてある薬剤が徐々に溶け出すことでBMSよりも再狭窄率を予防することができる

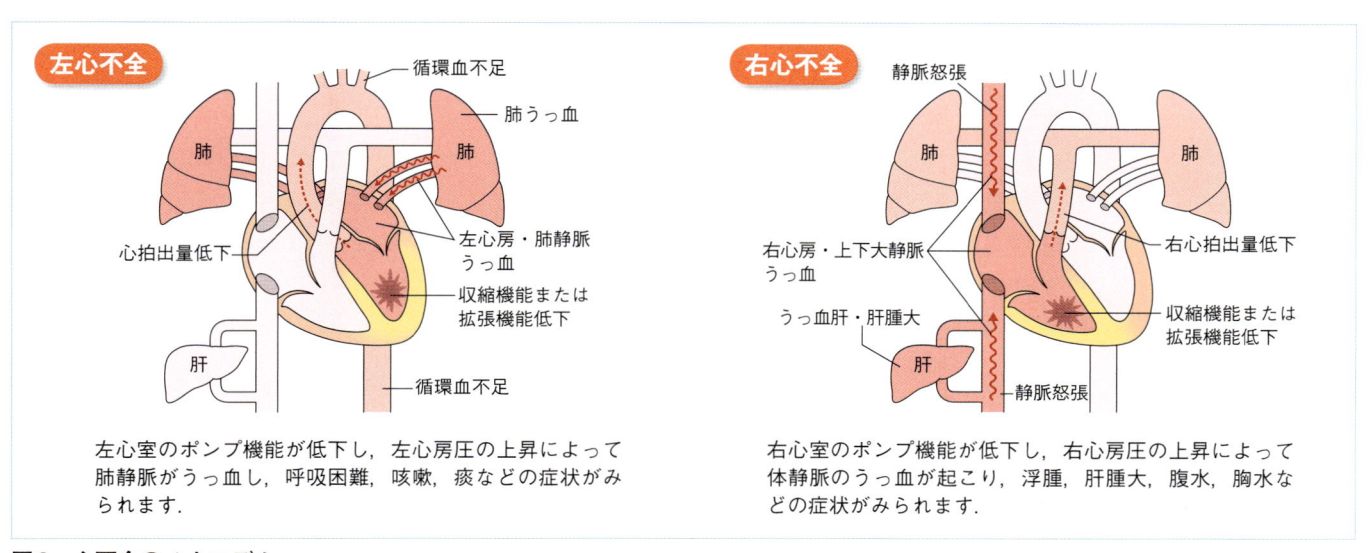

**図2 心不全のメカニズム**

左心不全：循環血不足、肺うっ血、心拍出量低下、左心房・肺静脈うっ血、収縮機能または拡張機能低下、循環血不足
左心室のポンプ機能が低下し，左心房圧の上昇によって肺静脈がうっ血し，呼吸困難，咳嗽，痰などの症状がみられます．

右心不全：静脈怒張、右心房・上下大静脈うっ血、うっ血肝・肝腫大、右心拍出量低下、収縮機能または拡張機能低下、静脈怒張
右心室のポンプ機能が低下し，右心房圧の上昇によって体静脈のうっ血が起こり，浮腫，肝腫大，腹水，胸水などの症状がみられます．

POBA：percutaneous old balloon angioplasty，経皮的古典的バルーン血管形成術
BMS：bare metal stent，金属ステント
DES：drug eluting stent，薬剤溶出性ステント

基礎と臨床がつながるバイタルサイン

よって起こります．左心不全の症状としては血圧低下，チアノーゼ，労作時呼吸困難，夜間発作性呼吸困難などがあります．左心室は全身に血液を送り出すためにとくに重要です．左室の収縮力が低下すると，全身に送り出される血液の量が減ります（心拍出量の低下）．このために血圧が低下します．

また，全身の細胞が必要とする酸素は血液によって運ばれるため，心拍出量が低下すると組織は酸素不足となりチアノーゼが出現します．全身へ送り出されなかった血液は左房や肺にうっ滞します．肺に血液がうっ滞することを「肺うっ血」といいます．

肺うっ血になると肺毛細血管の圧が上昇し，間質や肺胞の中に水分が漏れ出てしまいます．通常，肺胞と肺毛細血管の間では新鮮な酸素を取り込み，必要なくなった二酸化炭素を排出するというガス交換が絶えず行われています．

しかし，間質や肺胞の中に水分が貯まると漏れ出した水分がこのガス交換を邪魔するため，結果的に低酸素血症，高二酸化炭素血症となります．

また，漏れ出した水分は肺を硬くしてしまうため呼吸をする負担が増えます．これが呼吸困難の原因となるのです．

右心不全は，右心系の心筋障害や左心不全に続発して起こります．右心系の障害では肺動脈へ血液を送り出せなくなることで心臓に血液が入りにくくなり右房や体静脈にうっ血します．その結果，下肢の浮腫，頸静脈の怒張，肝腫大，腹水などの症状が出ます．また消化器系静脈がうっ血することにより食欲不振につながることもあります．

●Cさんの場合

アセスメントをしていく際に重要なことは，1つの情報だけで状態をアセスメントしないということです．どんなによく観察しても一面から見ていたのでは患者さんの訴える大切な徴候を見落とし，全体像がみえなくなってしまいます．

アセスメントとは点と点を組み合わせて立体を描くように，観察で得られたさまざまな情報，訴えている症状を組み合わせ患者さんの全体像を描いていくものです．いくら熟練した看護師でも$SpO_2$低下という情報だけから，Cさんに起きていることを把握することは難しいでしょう．

しかし，そこに「低調性断続性副雑音」「起坐呼吸」といった情報が加わることで全体像がみえてきます．

では，得られた情報が示す意味を考えながらCさんの全体像を組み上げていきましょう．

### 「低調性断続性副雑音」が意味すること

Cさんの呼吸音を聴取したところ，低く，断続的であるブクブク，ブツブツといった副雑音が聴取されました．この副雑音は「水泡音」ともよばれ，気管支・肺胞内に水分の多い異物が貯留しているときに空気が通過すると聴かれる音です．この音が聴取されることから，Cさんの肺胞内には水分が貯留していることが考えられます．

### 「起坐位」が意味すること

Cさんは起坐位の状態で呼吸していました．この起坐位による呼吸は，患者さんの呼吸状態の悪化を発見する重要なポイントです．

心不全などで全身へ血液を十分に送り出せないと，血液が肺にうっ血して呼吸苦が出現します．患者さんは呼吸苦を改善するために本能的に起坐位の姿勢をとるようなります．

起坐位のように心臓の位置が高くなる姿勢では，重力により心臓に戻ってくる血液の量が減ります（静脈還流の減少）．そうすると肺うっ血が改善し呼吸が楽になるのです．

心不全の患者さんが夜間に呼吸困難が出現するのは，臥位になるために心臓に戻ってくる血液量が増加して肺うっ血が悪化するためです．

患者さんがいつもより枕を高くして休んでいたり，起坐位の姿勢を多くとるようになっていたりする場合には，呼吸苦がないかどうかを問診してみることも重要でしょう．

このことから，Cさんも肺うっ血が増悪している可能性があることがわかります．

### 呼吸困難の出現

Cさんは心筋のポンプ機能の低下により急性心不全が増悪し，肺うっ血をきたしているため肺胞の中に水分が漏れ出てしまい，ブツブツといった水泡音（低調性断続性副雑音）が聴取されています．

このことから，肺胞に漏れ出た水分は肺胞でのガス交換を障害し，血液に酸素を取り込ませることができないため$SpO_2$の低下，チアノーゼを起こしていると判断できます．低酸素状態により激しい呼吸困難が出現し，興奮状態となっていると考えられます．

Cさんは心筋のポンプ機能の低下という循環の変化により，呼吸困難という呼吸状態の変化をきたしているのです．

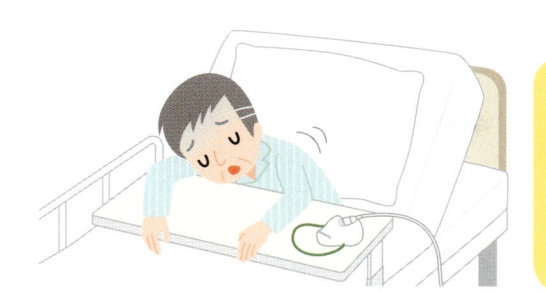

呼吸状態の悪化が見抜くには，患者さんがどのような姿勢をとっているかも重要なポイントです！ とくに心不全で全身へ血液が十分に送り出せなくなると，肺がうっ血し，呼吸苦となります．それを改善するために患者さんは本能的に起坐位の姿勢をとります．

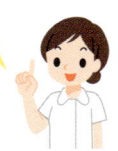

● 心不全増悪時の看護

こういった場合，臨床ではどのように対応しているのでしょうか．心不全増悪時の看護として重要なことは安静保持と苦痛緩和です．

安静保持のための声かけ

呼吸困難は死のイメージにつながるため，患者さんは非常に不安になり興奮状態になります．興奮状態では酸素消費量を増大させさらなる低酸素血症，呼吸困難をまねきます．

看護師は常に患者さんに声をかけ，少しでも不安が軽減され安静が保持されるように努めます．

苦痛緩和のための体位調整

呼吸困難による苦痛を緩和するために体位調整を行います．原則的には前負荷を軽減するために起坐位など頭部を挙上した体位とし，患者さんの好む安楽な体位を取れるように体位を調整・工夫します．

看護師は観察された状態をアセスメントし医師へ報告，指示を仰ぎます．本事例のように心不全が増悪している場合，医師からは輸液量，酸素条件の変更，前負荷を軽減するための利尿薬，塩酸モルヒネ，血圧低下に対してカテコラミンといった薬剤投与やなどの指示が出ることが予測されます．

指示されたことがすみやかに実施されるよう，看護師はどのような指示が出るかを事前に予測しながら行動します．

呼吸状態が変化している状況で，看護師は患者さんのそばを離れてはいけません．呼吸状態の変化は生命の危機へ直結するからです．

医師に状態を報告しつつ，看護師は気管挿管や心肺蘇生がすみやかに行えるように救急カートを準備します．

状況によってはナースコールなどを使い，応援の看護師をよびます．

患者さんの状態が急激に悪化している場合には，看護師は最悪の場合を想定し，行動することが必要になります．「最悪の場合」とは，呼吸状態の悪化による心停止や致死性不整脈の出現などです．

重要なことは患者さんの状態の変化をいち早くキャッチし，最悪の状況を回避することです．そのためにも看護師には今起きていることとこれから起こりうることを予測する高いアセスメント能力が必要です．

また，呼吸苦は死のイメージにつながるため，患者さんは非常に不安になります．状態が急変している場合は処置や検査などが優先して行われるため，患者さんの不安や恐怖に対するケアがおろそかになってしまう場合があります．

看護師は患者さんの全身状態に変化がないか観察を行いながら，訴えを十分に傾聴し情報をわかりやすく伝え，少しでも不安や恐怖が軽減されるように努めます．

### STEP 4 どう報告する？

## 状態はなるべく系統づけて簡略に報告し，看護師にどうしてほしいかを伝える

実習指導者や受け持ちの看護師に報告する際には，単に「呼吸困難が出現しています」と報告するのではなく，状態をなるべく系統づけて簡略に報告し，どうしてほしいのかをきちんと伝えることが大切です．

> **I-SBAR-Cを用いて，実習指導者に報告をしてみましょう**

**I：報告者は？　患者さんは？**
→看護学生の○○です．△△病棟××号室のCさんなのですが……．

**S：患者さんがどのような状態か？**
→現在，呼吸困難でチアノーゼが出現しています．

**B：患者さんの経過は？**
→酸素マスク6L/分でSpO$_2$は90％です．聴診で低音性断続性副雑音を認めます．血圧は86/50mmHgで末梢冷感があります．

**A：状況評価の結論は？**
→心不全の増悪から呼吸困難を呈している可能性があります．

**R：どうしてほしいのか？**
→すぐ来てみていただけますか．

**C：口頭指示の復唱確認**
→実習指導者：わかりました．すぐに行きます．○○さんはCさんのところへ戻って，もう一度血圧とSpO$_2$を測定してください．

→学生：すぐに来ていただけるのですね．Cさんのところへ戻り，血圧とSpO$_2$を測定します．

## 結　果

　急性心不全の治療としては，酸素吸入や水分・ナトリウム制限，薬物療法などが行われます．

　薬物療法で使用される代表的な薬剤としては，利尿薬やカテコラミン製剤，血管拡張薬があります．

　利尿薬は尿量を増加させて水分とナトリウムの排泄を促し，前負荷を軽減し肺うっ血や浮腫を改善します．

　カテコラミン製剤は心拍出量を増加させるとともに，腎血流量が増加するため利尿作用も期待できます．

　血管拡張薬は動静脈の血管を拡張させる薬剤で，血管が拡張すると心臓にかかる負担（負荷）が少なくなるため，心臓は血液を全身に送り出しやすくなります．

　Cさんも酸素マスクによる酸素投与と利尿薬，血管拡張薬による薬物療法が開始され，心不全が改善したことにより呼吸困難が消失し，入院から2週間後に無事退院となりました．

　看護師は，患者さんの状態をアセスメントするだけでなく，「これから起こること・やること」を予測しながら対応することが大切です．

＊

　**循環動態，呼吸状態の変化**は致死性かつ不可逆的な変化につながる可能性が高いため，早く正確な観察とアセスメントが必要になります．

　基本的な疾患や病態の知識とフィジカルアセスメントの技術を身に付け，実習では患者さんの個別性を考慮しながら看護ケアを立案し実践，評価していくことが大切になります．

　また，患者さんは誰でも何らかの不安を抱きながら入院生活を送っています．モニターや検査値からは読み取れない，患者さんの訴えを感じ取る感性を磨くことも重要になります．

引用・参考文献
1）池松裕子ほか：クリティカルケア看護Ⅱ－アセスメントと看護ケア－．第1版，メヂカルフレンド社，2011．
2）道又元裕ほか：クリティカルケア実践の根拠．第1版，照林社，2012．

# 事例 4

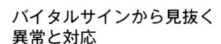

## 嘔吐とともに呼吸苦を訴える低心機能の患者さん

| | |
|---|---|
| 患者 | Dさん，80歳，女性 |
| 診断名 | 急性心不全，発作性心房細動頻拍 |
| 既往歴 | 陳旧性心筋梗塞，脳梗塞（右半身不全麻痺），糖尿病（内服自己中断） |

Dさんは身長：159cm，体重：43kg，BMI：17.1．身寄りなし．左心機能は悪く，心不全での入退院を繰り返しており，今回も急性心不全で緊急入院しました．

発作性心房細動頻拍，溢水による血圧上昇・呼吸困難を訴えていましたが，薬剤による強制除水と酸素投与で血圧は安定し，呼吸苦も消失．冠動脈閉塞もなく，薬物療法で発作性心房細動の出現回数も減少し，心不全も改善したため，集中治療室から一般病棟へ転棟となりました．

ICUから転入して5日目，Dさんの状態はさらに安定し，安静度も室内フリーまで拡大．Dさんのバイタルサインは，血圧：115/73mmHg，心拍：84回/分　洞調律，体温：36.3℃，$SpO_2$：97％（ルームエア），8時間尿量800mL，体重は入院前と同じまで低下しており，意識レベルは清明でした．

しかし，この数日は食欲低下のため，経口摂取量も少なく活気がなく，腹鳴も微弱，排便は2日間認められていなかったため，眠前に緩下薬が処方されていました．右半身不全麻痺もあり，自らベッドから降りることはなく，リハビリ時にベッド横で立位を保持できる程度でした．

Dさんは昼食を中等量摂取した後，「少し昼寝する」と希望したため，ベッドを30°にヘッドアップしました．

その数時間後，午後のバイタルサイン測定を行うため訪室すると，Dさんはヘッドアップ30°のまま仰臥位で臥床していました．しかし，近づくと苦悶様表情で発汗著明，頻呼吸・努力性呼吸を呈しており，口角から胃液様のものが少量流れ出ていました．呼びかけへのはっきりした応答はなく，「うー，うー」と唸ってぐったりしています．

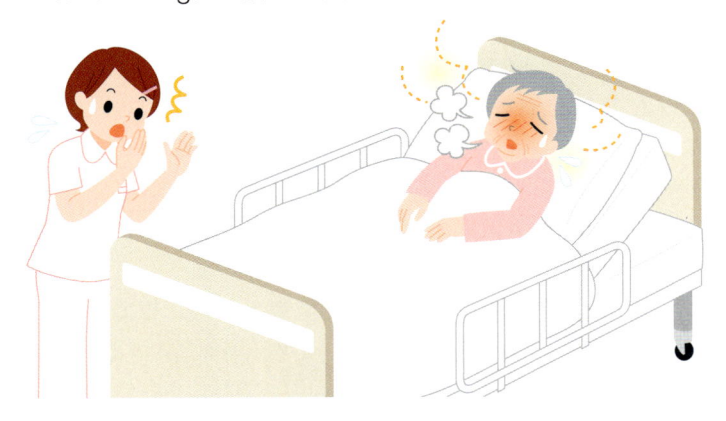

## STEP 1 まず何をみる？

### 生命維持が脅かされている危険な状態と判断し，呼吸器系を中心に迅速に情報を集める

　ICUから転入してきたばかりの患者さんは，急変のリスクが高いため，一般病棟でも心電図やSpO₂といった生体情報をモニターすることがほとんどです．しかし，状態が安定すると医師の指示でモニター装着が解除されます．Dさんもモニターは装着していませんでした．

　Dさんは「うー，うー」と唸っていますので，どのような自覚症状があるかは聴取できません．客観的情報として，「苦悶様表情」「頻呼吸」「努力性呼吸」「全身発汗」「嘔吐」が把握できています．

　このことは生命維持に直結するABC【A（Airway：気道），B（Breathing：呼吸），C（Circulation：循環）】を考えると，「気道閉塞（嘔吐）」や「呼吸パターン変調（頻呼吸・努力性呼吸・全身発汗）」の可能性が強く疑われ，生命維持を脅かされている危険な状況だと判断することができます．

　したがって，まず，呼吸器系を中心に迅速に情報を集めていきます．

## STEP 2 どう対応する？

### 落ち着いて，「今の状態が患者さんの生命を脅かしているか否か」を判断し対応する

**バイタルサイン測定の結果**
血圧：70/46mmHg　心拍：140回/分（整）
呼吸：28回/分　呼吸音：頸部と全肺野で断続性ラ音聴取
体温：未測定　SpO₂：88％（ルームエアー）
JCS：Ⅰ桁　瞳孔・対光反射（R/L）：1.0＋/1.0＋

　努力性呼吸など苦しそうにしている患者さんを目のあたりにすると，医療者が浮き足立ってしまい，正確で迅速な行動がとれなくなってしまうことがあります．状況におどろいてしまうかもしれませんが，落ち着いて行動することが重要です．

　呼吸パターンが変調する原因はさまざまですが，まずは要因よりも，「今の状態が患者さんの生命を脅かしているか否か」を判断し，対応します．

　看護学生のみなさんが訪室時に持参している医療器具の聴診器とパルスオキシメーターを使います．すみやかにパルスオキシメーターを装着し，視診・聴診を行います．もしパルスオキシメーターがない場合は，視診による中心性チアノーゼの有無（頬内側・舌色）や，頸胸部の触診による気道内貯留物の程度の把握を行い，状態の把握を行います．

　吐瀉物が口腔内に残存している場合は，さらに誤嚥する可能性があるので，Dさんの頭部を横に向けます．可能であれば口腔内吸引も行いますが，酸素が投与されていない（その場にない）場合は，さらに低酸素をまねく危険性があるため慎重に行う必要があります．

　呼吸と循環は相互関係にあるので，心拍や血圧などの循環系のバイタルサインも同時に測定しましょう．緊急の場合は頸動脈や大腿動脈・橈骨動脈を触診し，おおよその収縮期血圧を把握します．

　もし患者さんにモニターが装着されている場合は，モニターの表示値を活用すると，より早い対応につながります．

　逆に「どうしよう」「何をしよう」と迷ったり，自分で判断することができないと思ったりした場合は，患者さんに不利益

があってはいけないため，遠慮なくナースコールや緊急コールなどを利用して，実習指導者や先輩看護師，医師などの医療スタッフを集めましょう．

## STEP 3 どう解釈する？

### 呼吸不全から循環不全＝ショック状態におちいったと考える

　この状況から，頻呼吸・努力性呼吸を呈する原因として考えられるのは「嘔吐」です．臥床中に嘔吐し，吐瀉物を誤嚥した可能性が大きく考えられます．

　通常，吐瀉物を誤嚥すると激しい咳嗽が起こり，気道内異物を排出する生理的反応が起こります．その咳嗽で吐瀉物が排除されていればよいのですが，Dさんはすでに咳嗽をしておらず，頸部以降の気道に分泌物の存在が確認できています．つまり，かなりの量の吐瀉物を排除しきれなかったことがわかります．

　吐瀉物の誤嚥による気道の通過障害，胃酸による気道炎症は，換気量を減少させ，肺胞でのガス交換を障害するため，血中の酸素濃度を低下させます．

　$SpO_2$の安全限界は92％といわれています．センサーの感知異常でなければ88％は非常に危険な状態で，各臓器や組織への供給酸素が不足している状態であり，早急に気道の確保や酸素を投与する必要性がわかります．

　発汗や頻脈は，呼吸苦に随伴する症状ですが，通常，交感神経が緊張すると末梢血管も収縮するため血圧も上昇します．

　しかし，Dさんの血圧は低下し，正常範囲を逸脱しています．これは低駆出率や心臓壁の奇異運動があるDさんの心臓が，末梢血管収縮による後負荷の増大に対抗できず，血液が十分送り出せない状態，つまり**急性の循環不全＝ショック状態**（図1）におちいったということになり，呼吸不全から循環不全が併発したことになります．

　ショックは非常に危険な状態です．すみやかにベッドを平坦にし，ショック体位（図2）をとる必要があります．酸素は心臓のポンプ作用で血流にのって組織へ運搬されます．

　Dさんは，肺胞での酸素の取り込みも少なく，また，酸素を運ぶ運搬も障害されています．

　このままでは酸欠状態になった各臓器や組織はダメージを受け，生命維持がさらに難しくなるため，状態安定に必要な治療や処置を迅速に行う必要があるのです．

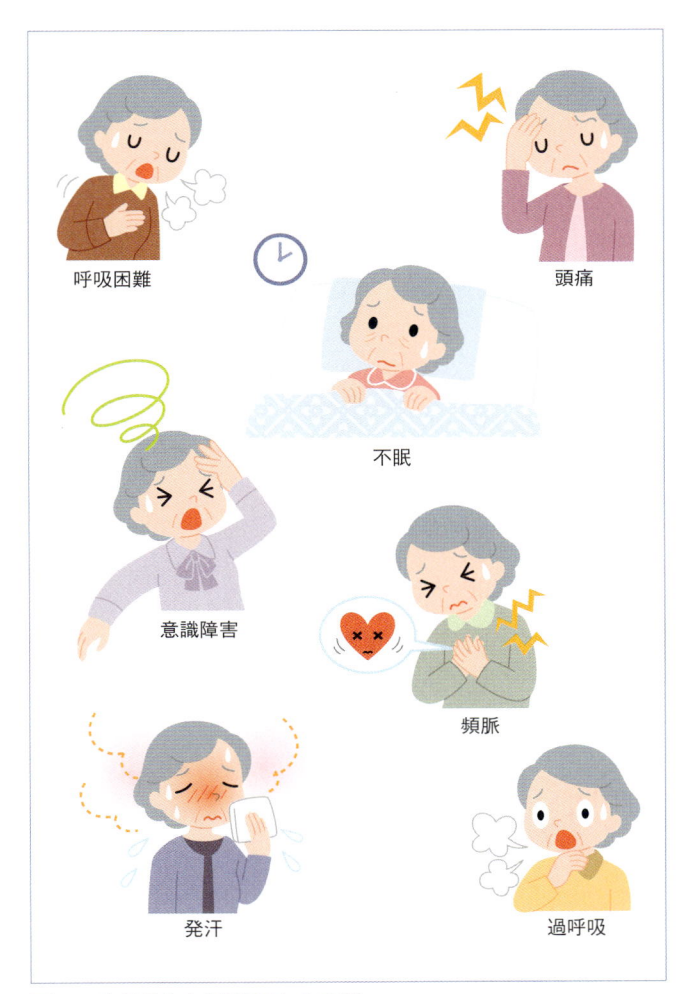

図1　呼吸不全と循環不全の症状

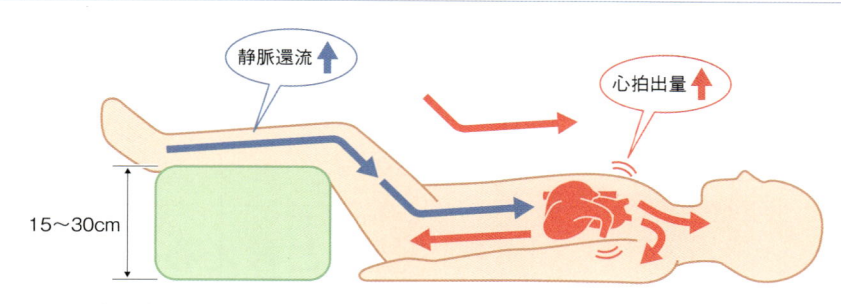

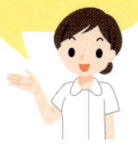

図2 ショック体位

### STEP 4 どう報告する？

## 非常に緊急のため，I-SBAR-Cで簡潔に報告する

DさんのバイタルサインはショックDさんのバイタルサインはショック状態であることを示しています．

状況は非常に緊急ですので，I-SBAR-Cを使って簡潔に報告できるとよいでしょう．

**I-SBAR-Cを用いて，医師に報告をしてみましょう**

**I：報告者は？　患者さんは？**
→△△病棟の看護師の○○です．□□病棟××号室のDさんの状態のことで報告があります．

**S：患者さんがどのような状態か？**
→Dさんが，仰臥位のまま胃液様のものを少量嘔吐しており，頻呼吸・努力性呼吸・全身発汗を呈しています．
→血圧：70/46mmHg，心拍：140回/分（整），$SpO_2$：88％です．意識レベルはJCS Ⅰ桁です．

**B：患者さんの経過は？**
→昼食は少量摂取しましたが，腹鳴は微弱で2日間排便はありません．
→昼過ぎまでは意識レベルも清明でした．

**A：状況評価の結論は？**
→現在ショック状態です．

**R：どうしてほしいのか？**
→すぐに病室まで来てください．

**C：口頭指示の復唱確認**
→（医師の指示）：モニターを装着して気管吸引，酸素リザーバーマスク10Lで投与してください．すぐに行きます．

→看護師：はい．モニター装着し，気管吸引，酸素リザーバーマスク10Lを行い，お待ちします．

## 結果

　集まってきたスタッフにより，すぐに気管吸引や酸素投与が行われ，$SpO_2$は上昇しました．

　本事例は嘔吐物の誤嚥により換気障害が起き，また，もともと低心機能であったこともありショック状態におちいったケースでした．

　嘔吐の原因は腸蠕動の低下かと思われましたが，実際は頸動脈内の血栓遊離による，びまん性の脳梗塞が原因でした．

＊

　呼吸状態の悪化からショック状態になるケースは少なくありません．そして呼吸状態の変化は予測できないことも多々あります．

　そのときに重要なのは，どれだけ素早く対応できるかどうかです．「イザ」というときのために，急変時の対応について学習しておきましょう．

**参考文献**
藤崎郁：フィジカルアセスメント完全ガイド，学研メディカル秀潤社，2002．

# 索　引

### 欧　字

| | |
|---|---|
| after drop | 91 |
| AIUEO TIPS | 146 |
| ARDS | 179 |
| artery | 166 |
| Assessment | 187 |
| Background | 187 |
| $CO_2$ ナルコーシス | 106 |
| Coarse crackles | 132 |
| Confirm | 187 |
| CTR | 140 |
| CT 検査 | 81 |
| DVT | 181 |
| ERV | 120 |
| EVC | 120 |
| $FEV_1$ | 120 |
| FEV1% | 120 |
| Fine crackle | 132 |
| GCS | 147 |
| Glasgow Coma Scale | 147 |
| $HCO_3^-$ | 119 |
| I-SBAR-C | 187, 188, 194, 200, 204 |
| Identify | 187 |
| Japan Coma Scale | 147 |
| JCS | 147, 148 |
| MRC 息切れスケール | 124 |
| NPPV | 136 |
| NSAIDs | 84 |
| $PaCO_2$ | 118 |
| $PaO_2$ | 117 |
| PCI | 195, 197 |
| pH | 119 |
| R on T | 52 |
| Recommendation | 187 |
| rewarming shock | 91 |
| Rhonchi | 131 |
| Rhonchus | 131 |
| RV | 120 |
| $SaO_2$ | 120, 166 |
| SIRS | 79 |
| SIRS の診断基準 | 79 |
| Situation | 187 |
| $SpO_2$ | 29, 166 |
| TLC | 120 |
| VC | 120 |
| Wheeze | 132 |

### あ

| | |
|---|---|
| アシドーシス | 118 |
| アセスメント | 187 |
| アダムス・ストークス症候群 | 50 |
| 圧容量曲線 | 187 |
| アネロイド型血圧計 | 14 |
| アルカローシス | 118 |
| アレンテスト | 46 |
| 暗赤色 | 167 |
| 意識障害 | 145 |
| 意識障害の程度 | 145 |
| 意識清明 | 145 |
| 意識低下 | 107 |
| 意識レベルの評価 | 149 |
| 異常呼吸 | 133 |
| 異常呼吸のパターン | 109 |
| 異所性調律 | 43 |
| 1 次性中枢神経系障害 | 146 |
| 1 秒率 | 120 |
| 1 回換気量 | 103 |
| 1 回拍出量 | 41, 48 |
| ウィーズ | 132 |
| 右心不全 | 196 |
| うつ熱 | 76, 77 |
| 運動機能 | 147 |
| 腋窩 | 68 |
| 炎症 | 44 |
| 延髄 | 144 |
| 横隔膜 | 102 |
| 悪寒・戦慄 | 83 |
| 温度センサー付フォーリーカテーテル | 74 |

### か

| | |
|---|---|
| 外因性発熱物質 | 71 |
| 外殻温 | 72 |
| 開眼機能 | 147 |
| 外傷 | 44 |
| 解剖学的死腔 | 100 |
| 外膜 | 27 |
| 解離性大動脈瘤 | 27 |
| 化学調節 | 104 |
| 下気道 | 100 |
| 拡散 | 104, 171 |
| 拡散障害 | 122, 178 |
| 核心温 | 72, 74 |
| 覚醒 | 144 |
| 覚醒状態 | 145 |
| 拡張期 | 13, 40 |
| 拡張期血圧 | 14 |
| 過呼吸 | 109 |
| ガス交換 | 98, 104 |
| ガス交換部 | 101 |
| カフ | 16 |
| 眼位 | 152 |
| 簡易酸素マスク | 134 |
| 換気 | 102, 103 |
| 換気血流比 | 104 |
| 換気血流比不均衡 | 104, 122, 178 |
| 換気障害の分類 | 120 |
| 眼球運動 | 152 |
| 眼球頭位反射 | 152 |
| 眼球彷徨 | 153 |
| 環境因子 | 19 |
| 冠血流 | 49 |
| 還元ヘモグロビン | 167 |
| 患者状態 | 187 |
| 間接対光反射 | 151 |
| 間接法 | 14 |
| 感染症 | 86 |
| 冠動脈インターベンション | 195, 197 |
| 冠動脈の走行 | 197 |
| 陥没呼吸 | 129 |
| 奇異呼吸 | 128 |
| 期外収縮 | 50, 51 |
| 規則性不整脈 | 50 |
| 気道 | 99 |
| 気道の構造 | 100 |
| キャピラリーリフィリング | 25 |
| 急性呼吸窮迫症候群 | 179 |
| 救命処置 ABCD | 79 |

| | | |
|---|---|---|
| 橋 · · · · · · · · · · · · · · · · · · · · · · · · · · · 144 | 解熱期 · · · · · · · · · · · · · · · · · · · · · · · 82 | 酸素含量の計算式 · · · · · · · · · · · · · · 172 |
| 胸郭 · · · · · · · · · · · · · · · · · · · · · 99, 102 | 解熱薬 · · · · · · · · · · · · · · · · · · · · · · · 84 | 酸素投与 · · · · · · · · · · · · · · · · · · · · · 134 |
| 胸郭運動の左右差 · · · · · · · · · · · · · · 129 | 言語機能 · · · · · · · · · · · · · · · · · · · · · 147 | 三段脈 · · · · · · · · · · · · · · · · · · · · · · · 50 |
| 胸腔 · · · · · · · · · · · · · · · · · · · · · · · · · · 99 | 減呼吸 · · · · · · · · · · · · · · · · · · · · · · · 109 | 刺激伝導系 · · · · · · · · · · · · · · · · · · · · 42 |
| 胸腔内圧変化 · · · · · · · · · · · · · · · · · · 102 | 交感神経 · · · · · · · · · · · · · · · · · · · · · · 49 | 視床下部 · · · · · · · · · · · · · · · · · · · · · 144 |
| 狭窄 · · · · · · · · · · · · · · · · · · · · · · · · · · 44 | 口腔 · · · · · · · · · · · · · · · · · · · · · · · · · · 68 | 視床の非特殊核 · · · · · · · · · · · · · · · · 144 |
| 胸式呼吸 · · · · · · · · · · · · · · · · · 102, 108 | 後脛骨動脈 · · · · · · · · · · · · · · · · · · · · 17 | 視診 · · · · · · · · · · · · · · · · · · · · · · · · · 107 |
| 胸腹式呼吸 · · · · · · · · · · · · · · · · · · · · 108 | 高体温 · · · · · · · · · · · · · · · · · 76, 77, 87 | 持続性吸息呼吸 · · · · · · · · · · · · · · · · 134 |
| 胸膜摩擦音 · · · · · · · · · · · · · · · · · · · · 133 | 口頭指示の復唱確認 · · · · · · · · · · · · 187 | 持続性吸息中枢 · · · · · · · · · · · · · · · · 104 |
| 極期 · · · · · · · · · · · · · · · · · · · · · · · · · · 82 | 行動性調節 · · · · · · · · · · · · · · · · · · · · 106 | 持続性呼息呼吸 · · · · · · · · · · · · · · · · 109 |
| 虚血 · · · · · · · · · · · · · · · · · · · · · · · · · · 49 | 高度低体温 · · · · · · · · · · · · · · · · · 75, 90 | 失外套症候群 · · · · · · · · · · · · · · · · · · 148 |
| 虚血症状 · · · · · · · · · · · · · · · · · · · · · · 49 | 高熱 · · · · · · · · · · · · · · · · · · · · · · · · · · 75 | 膝窩動脈 · · · · · · · · · · · · · · · · · · · 17, 46 |
| 虚脱 · · · · · · · · · · · · · · · · · · · · · · · · · · 30 | 高流量システム · · · · · · · · · · · · · · · · 135 | 失調性呼吸 · · · · · · · · · · · · · · · 109, 134 |
| 起立性低血圧 · · · · · · · · · · · · · · · · · · · 31 | コースクラックル · · · · · · · · · · · · · · 132 | 自動能 · · · · · · · · · · · · · · · · · · · · · · · · 42 |
| 近見反射 · · · · · · · · · · · · · · · · · · · · · 151 | 鼓音 · · · · · · · · · · · · · · · · · · · · · · · · · 113 | シナプス · · · · · · · · · · · · · · · · · · · · · 151 |
| 筋トーヌス · · · · · · · · · · · · · · · · · · · · 160 | 呼吸運動 · · · · · · · · · · · · · · · · · · · · · 102 | 支配動脈 · · · · · · · · · · · · · · · · · · · · · · 46 |
| クーリング · · · · · · · · · · · · · · · · · · · · · 83 | 呼吸音の領域 · · · · · · · · · · · · · · · · · · 114 | シバリング · · · · · · · · · · · · · · · · · · · · · 83 |
| クスマウル呼吸 · · · · · · · · · · · · · · · · · 109 | 呼吸機能検査 · · · · · · · · · · · · · · · · · · 119 | 尺骨動脈 · · · · · · · · · · · · · · · · · · · · · · 46 |
| 口すぼめ呼吸 · · · · · · · · · · · · · · · · · · 108 | 呼吸器の構造 · · · · · · · · · · · · · · · · · · · 99 | シャント · · · · · · · · · · · · · · · · · · · · · 122 |
| クッシング現象 · · · · · · · · · · · · · · · · · · 55 | 呼吸筋 · · · · · · · · · · · · · · · · · · · 102, 127 | 縦隔 · · · · · · · · · · · · · · · · · · · · · · · · · · 99 |
| グラスゴー方式 · · · · · · · · · · · · · · · · · 147 | 呼吸筋力測定 · · · · · · · · · · · · · · · · · · 119 | 収縮期 · · · · · · · · · · · · · · · · · · · · · 13, 40 |
| クロージングボリューム · · · · · · · · · 119 | 呼吸中枢 · · · · · · · · · · · · · · · · · · · · · 104 | 収縮期血圧 · · · · · · · · · · · · · · · · · · · · · 14 |
| 頸動脈 · · · · · · · · · · · · · · · · · · · · · · · · · 17 | 呼吸調整 · · · · · · · · · · · · · · · · · · · · · 105 | 修正Borg（ボルグ）スケール · · · · · · 124 |
| 頸動脈狭窄症 · · · · · · · · · · · · · · · · · · · 62 | 呼吸調節中枢 · · · · · · · · · · · · · · · · · · 104 | 重炭酸イオン · · · · · · · · · · · · · · · · · · 119 |
| 軽度低体温 · · · · · · · · · · · · · · · · · 75, 90 | 呼吸不全 · · · · · · · · · · · · · 30, 122, 173 | 腫脹 · · · · · · · · · · · · · · · · · · · · · · · · · · 87 |
| 経皮的酸素飽和度 · · · · · · · · · · · · · · · 166 | 呼吸補助筋 · · · · · · · · · · · · · · · · · · · · 127 | 術後の合併症 · · · · · · · · · · · · · · · · · · · 37 |
| 傾眠 · · · · · · · · · · · · · · · · · · · · · · · · · 145 | 鼓膜 · · · · · · · · · · · · · · · · · · · · · · · · · · 68 | 循環血液量減少 · · · · · · · · · · · · · · · · · · 52 |
| 劇症肝炎 · · · · · · · · · · · · · · · · · · · · · 155 | 鼓膜温 · · · · · · · · · · · · · · · · · · · · · · · · 72 | 上気道 · · · · · · · · · · · · · · · · · · · · · · · 100 |
| 血圧 · · · · · · · · · · · · · · · · · · · · · · · · · · 10 | コロトコフ音 · · · · · · · · · · · · · · · · · · · 13 | 上行性網様体賦活系 · · · · · · · · · · · · · 144 |
| 血圧計の種類 · · · · · · · · · · · · · · · · · · · 14 | 昏睡 · · · · · · · · · · · · · · · · · · · · · · · · · 145 | 少呼吸 · · · · · · · · · · · · · · · · · · · · · · · 109 |
| 血圧測定の種類 · · · · · · · · · · · · · · · · · · 14 | 昏迷 · · · · · · · · · · · · · · · · · · · · · · · · · 145 | 小脈 · · · · · · · · · · · · · · · · · · · · · · · · · · 52 |
| 血圧測定のタイミング · · · · · · · · · · · · 18 | | 上腕動脈 · · · · · · · · · · · · · · · · 17, 32, 46 |
| 血圧の異常 · · · · · · · · · · · · · · · · · · · · · 19 | **さ** | 触診 · · · · · · · · · · · · · · · · · · · · · · 45, 110 |
| 血圧の左右差 · · · · · · · · · · · · · · · · · · · 20 | 鎖骨下動脈狭窄症 · · · · · · · · · · · · · · · · 62 | 徐呼吸 · · · · · · · · · · · · · · · · · · · · · · · 109 |
| 血圧のしくみ · · · · · · · · · · · · · · · · · · · 10 | 左心不全 · · · · · · · · · · · · · · · · · · · · · 196 | ショックの5P · · · · · · · · · · · · · · · · · · 30 |
| 血圧の調節機構 · · · · · · · · · · · · · · · · · · 12 | 酸塩基平衡 · · · · · · · · · · · · · · · · · · · · 120 | 除脳硬直 · · · · · · · · · · · · · · · · · · · · · 160 |
| 血圧の変化 · · · · · · · · · · · · · · · · · · · · · 30 | 残気量 · · · · · · · · · · · · · · · · · · · · · · · 120 | 除皮質硬直 · · · · · · · · · · · · · · · · · · · · 160 |
| 血圧のメカニズム · · · · · · · · · · · · · · · · 11 | 残気量測定 · · · · · · · · · · · · · · · · · · · · 119 | 徐脈 · · · · · · · · · · · · · · · · · · · · 47, 49, 58 |
| 血液ガス分析 · · · · · · · · · · · · · · · · · · · 117 | 3-3-9度方式 · · · · · · · · · · · · · · 147, 148 | 自律神経系 · · · · · · · · · · · · · · · · · · 42, 43 |
| 血液検査 · · · · · · · · · · · · · · · · · · · · · · 81 | 酸素運搬量 · · · · · · · · · · · · · · · · · · · · 172 | 心機能低下 · · · · · · · · · · · · · · · · · · · · · 52 |
| 血管損傷 · · · · · · · · · · · · · · · · · · · · · · 27 | 酸素解離曲線 · · · · · · · · · · · · · · · · · · 169 | 心胸比 · · · · · · · · · · · · · · · · · · · · · · · 140 |
| 血管閉塞 · · · · · · · · · · · · · · · · · · · · · · 27 | 酸素化ヘモグロビン · · · · · · · · · · · · · 167 | 心筋虚血 · · · · · · · · · · · · · · · · · · · · · · 49 |
| 血栓塞栓症 · · · · · · · · · · · · · · · · · · · · · 44 | 酸素含量 · · · · · · · · · · · · · · · · · · · · · 172 | 神経調節 · · · · · · · · · · · · · · · · · · · · · 105 |

| | |
|---|---|
| 人工呼吸療法 | 136 |
| 心室性期外収縮 | 51 |
| 心周期 | 40 |
| 心タンポナーデ | 62 |
| 心電図 | 41 |
| 心電図モニター | 41 |
| 腎動脈狭窄症 | 62 |
| 心拍 | 40, 42 |
| 心拍出量 | 10, 48 |
| 心拍数 | 41, 43, 48 |
| 深部静脈血栓症 | 181 |
| 心不全 | 49 |
| 心不全のメカニズム | 197 |
| 深部体温 | 72 |
| 心房細動 | 51, 193 |
| 髄液循環障害 | 156 |
| 水銀血圧計 | 14 |
| 頭蓋内圧亢進 | 154 |
| スタンフォード分類 | 28 |
| スパイログラム | 119 |
| 清音 | 113 |
| 声音振盪音 | 110 |
| 生活因子 | 19 |
| 静水圧 | 17 |
| 生態情報モニタ | 10 |
| 整脈 | 50 |
| 清明 | 145 |
| 赤外光 | 167 |
| 赤色光 | 167 |
| 脊髄神経 | 49 |
| 絶対性不整脈 | 50, 51 |
| セットポイント | 71 |
| 鮮紅色 | 167 |
| 全身性炎症性反応症候群 | 79 |
| 浅速呼吸 | 109 |
| 全肺気量 | 120 |
| 総頸動脈 | 46 |
| 蒼白 | 30 |
| 測定部位 | 16 |
| 足背動脈 | 17, 32, 46 |
| 鼠径動脈 | 32 |

### た

| | |
|---|---|
| 体位 | 17 |
| 体位とFRCの関係 | 141 |
| 体温 | 68 |
| 体温管理 | 81 |
| 体温測定 | 69 |
| 体温調節 | 70 |
| 体温調節中枢 | 71 |
| 体温の生理的変動 | 75 |
| 体温の測定部位 | 73 |
| 体温分布 | 72 |
| 対光反射 | 150 |
| 対光反射の経路 | 152 |
| 大腿動脈 | 17, 46 |
| 大動脈解離 | 28, 44, 61, 62 |
| 大動脈弓 | 27 |
| 大動脈弁狭窄症 | 52 |
| 大動脈弁閉鎖不全 | 52 |
| 大脳皮質 | 144 |
| 大脈 | 52 |
| 濁音 | 113 |
| 多呼吸 | 109 |
| 打診 | 112 |
| 打診音 | 112 |
| 断続性高調性副雑音 | 132 |
| 断続性低調性副雑音 | 132 |
| ダンピング症状 | 65 |
| チアノーゼ | 29, 107, 129, 138 |
| チェーン-ストークス呼吸 | 109, 133 |
| 致死性不整脈 | 51 |
| 中枢温 | 72 |
| 中枢化学受容野 | 104 |
| 中枢性反射性過呼吸 | 134 |
| 中等度低体温 | 75, 90 |
| 中等熱 | 75 |
| 中脳 | 144 |
| 中膜 | 27 |
| 聴診 | 113 |
| 聴診器の使い方 | 115 |
| 調整機構 | 42 |
| 調節反射 | 151 |
| チョークサイン | 129 |
| 直接対光反射 | 151 |

| | |
|---|---|
| 直接法 | 14 |
| 直腸 | 68 |
| 直腸温 | 72 |
| 通過障害 | 41, 44, 61 |
| 低呼吸 | 109 |
| 低酸素 | 122 |
| 低酸素血症 | 173 |
| 低体温 | 75, 76, 78, 90 |
| 低体温維持装置 | 85 |
| 低体温に伴う生体反応 | 78 |
| 低体温の原因 | 78 |
| 低体温の分類 | 90 |
| 低体温療法 | 85 |
| 低流量システム | 135 |
| 電子血圧計 | 14 |
| 洞結節 | 42 |
| 瞳孔径 | 151 |
| 瞳孔所見 | 150 |
| 橈骨動脈 | 17, 32, 46, 59 |
| 疼痛 | 87 |
| 糖尿病ケトアシドーシス | 155 |
| 動脈血酸素分圧 | 117 |
| 動脈血酸素飽和度 | 120, 166 |
| 動脈硬化 | 44 |
| 特殊心筋線維 | 42 |
| 徒手筋力テスト | 160 |
| ドベーキー分類 | 28 |
| 努力性呼吸 | 127 |

### な

| | |
|---|---|
| 内因性発熱物質 | 71 |
| 内膜 | 27 |
| 二酸化炭素分圧 | 118 |
| 2次性中枢神経系障害 | 146 |
| 二段脈 | 50 |
| 尿検査 | 81 |
| 人形の眼現象 | 152 |
| 認知 | 144 |
| 熱感 | 87 |
| 熱虚脱 | 87 |
| 熱型 | 75 |
| 熱型のパターン | 81 |
| 熱痙攣 | 87 |

熱産生・・・・・・・・・・・・・・・・・・・・・・・・・71
熱射病・・・・・・・・・・・・・・・・・・・・・・・・・87
熱衰弱・・・・・・・・・・・・・・・・・・・・・・・・・87
熱中症の区分・・・・・・・・・・・・・・・・・・・87
熱放散・・・・・・・・・・・・・・・・・・・・・70, 71
ネブライザー付酸素吸入器・・・・・・・・134
脳幹・・・・・・・・・・・・・・・・・・・・・・・・・・144
脳幹網様体・・・・・・・・・・・・・・・・・・・・144
脳潅流圧・・・・・・・・・・・・・・・・・・・・・・156
脳虚血症状・・・・・・・・・・・・・・・・・・・・・50
脳血流の増加・・・・・・・・・・・・・・・・・・156
脳梗塞・・・・・・・・・・・・・・・・・・・・・・・・156
脳出血・・・・・・・・・・・・・・・・・・・・・・・・156
脳腫瘍・・・・・・・・・・・・・・・・・・・・・・・・156
脳膿瘍・・・・・・・・・・・・・・・・・・・・・・・・156
脳の障害部位と異常呼吸・・・・・・・・・150
脳浮腫・・・・・・・・・・・・・・・・・・・・・・・・156
脳ヘルニア・・・・・・・・・・・・・・・・・・・・157

### は

％VC・・・・・・・・・・・・・・・・・・・・・・・・120
％肺活量・・・・・・・・・・・・・・・・・・・・・120
排液の性状・・・・・・・・・・・・・・・・・・・・87
肺音の分類・・・・・・・・・・・・・・・・・・・114
肺拡散能試験・・・・・・・・・・・・・・・・・119
肺活量・・・・・・・・・・・・・・・・・・・・・・・120
肺血管抵抗増加・・・・・・・・・・・・・・・192
肺切除術・・・・・・・・・・・・・・・・・・・・・192
肺尖・・・・・・・・・・・・・・・・・・・・・・・・・・99
肺底・・・・・・・・・・・・・・・・・・・・・・・・・・99
肺動脈温・・・・・・・・・・・・・・・・・・・・・・72
肺動脈カテーテル・・・・・・・・・・・・・・74
肺内シャント・・・・・・・・・・・・・・・・・179
肺の構造・・・・・・・・・・・・・・・・・・・・・101
肺胞低換気・・・・・・・・・・・・・122, 177
培養検査・・・・・・・・・・・・・・・・・・・・・・81
白衣高血圧・・・・・・・・・・・・・・・・・・・・18
拍出量・・・・・・・・・・・・・・・・・・・・・・・・43
拍動・・・・・・・・・・・・・・・・・・・・・・・・・・40
ばち上指・・・・・・・・・・・・・・・・・・・・・130
発汗・・・・・・・・・・・・・・・・・・・・・・・・・・70
発熱・・・・・・・・・・・・・・・・・・75, 76, 77
発熱期・・・・・・・・・・・・・・・・・・・・・・・・82
発熱・解熱のプロセス・・・・・・・・・・・82
発熱の原因・・・・・・・・・・・・・・・・・・・・76
発熱のしくみ・・・・・・・・・・・・・・・・・・71
発熱の段階・・・・・・・・・・・・・・・・・・・・82
発熱物質・・・・・・・・・・・・・・・・・・・・・・71
鼻カニュラ・・・・・・・・・・・・・・・・・・・134
パルスオキシメーター・・・・・・・・・・166
半昏睡・・・・・・・・・・・・・・・・・・・・・・・145
ビオー呼吸・・・・・・・・・・・・・109, 134
非侵襲的陽圧換気療法・・・・・・・・・136
左鎖骨下動脈・・・・・・・・・・・・・・・・・・27
左総頸動脈・・・・・・・・・・・・・・・・・・・・27
微熱・・・・・・・・・・・・・・・・・・・・・・・・・・75
皮膚温・・・・・・・・・・・・・・・・・・・・・・・・74
皮膚赤外線体温計・・・・・・・・・・・・・・74
病原性微生物感染・・・・・・・・・・・・・・86
表面温・・・・・・・・・・・・・・・・・・・・・・・・72
頻呼吸・・・・・・・・・・・・・・・・・・・・・・・109
頻脈・・・・・・・・・・・・・・・・・・47, 49, 57
ファインクラックル・・・・・・・・・・・132
フィジカルアセスメント・・・・・・・・・36
フィジカルイグザミネーション・・・36
不可逆性・・・・・・・・・・・・・・・・・・・・・・53
副交感神経・・・・・・・・・・・・・・・・・・・・49
腹式呼吸・・・・・・・・・・・・・・・102, 108
輻輳反射・・・・・・・・・・・・・・・・・・・・・151
不整脈・・・・・・・・・・・・・・・・・・・・・・・・50
不明熱・・・・・・・・・・・・・・・・・・・・・・・・88
フレッチャー・ヒュー・ジョーンズ分類
　・・・・・・・・・・・・・・・・・・・・・・・・・・124
フローボリュームカーブ・・・・・・・121
フローボリューム曲線・・・・・・・・・119
プロスタグランジン・・・・・・・・・・・・77
分時換気量・・・・・・・・・・・・・・・・・・・103
閉鎖式加湿システム・・・・・・・・・・・134
閉塞・・・・・・・・・・・・・・・・・・・・・・・・・・44
閉塞性動脈硬化・・・・・・・・・・・・・・・・62
ベンチュリーマスク・・・・・・・・・・・134
膀胱温・・・・・・・・・・・・・・・・・・・・72, 74
報告者と患者の同定・・・・・・・・・・・187
発赤・・・・・・・・・・・・・・・・・・・・・・・・・・87
ホメオスタシス・・・・・・・・・・・・・・・・10

### ま

末梢化学受容器・・・・・・・・・・・・・・・104
末梢血管虚脱・・・・・・・・・・・・・・・・・・52
末梢血管抵抗・・・・・・・・・・・・・・・・・・10
末梢循環障害・・・・・・・・・・・・・・・・・・46
右鎖骨下動脈・・・・・・・・・・・・・・・・・・27
右総頸動脈・・・・・・・・・・・・・・・・・・・・27
脈圧・・・・・・・・・・・・・・・・・・・・・19, 40
脈拍・・・・・・・・・・・・・・・・・・・・・・・・・・40
脈拍欠損・・・・・・・・・・・・・・・・・・51, 60
脈拍触知不能・・・・・・・・・・・・・・・・・・30
脈拍数・・・・・・・・・・・・・・・・・・・・・・・・45
脈拍測定・・・・・・・・・・・・・・・・・・・・・・45
脈拍の異常・・・・・・・・・・・・・・・・・・・・56
脈拍の左右差・・・・・・・・・・・・・・・・・・61
無気肺・・・・・・・・・・・・・・・・・・・・・・・139
無動性無言・・・・・・・・・・・・・・・・・・・148
迷走神経・・・・・・・・・・・・・・・・・49, 105
迷走神経反射・・・・・・・・・・・・・・・・・・49
毛様体脊髄反射・・・・・・・・・・・・・・・151
問診・・・・・・・・・・・・・・・・・・・・・・・・・106

### や

薬剤熱・・・・・・・・・・・・・・・・・・・・・・・・89
薬剤熱の分類・・・・・・・・・・・・・・・・・・89
予測肺活量・・・・・・・・・・・・・・・・・・・120
予備呼気量・・・・・・・・・・・・・・・・・・・120

### ら

ラ音・・・・・・・・・・・・・・・・・・・・・・・・・114
リザーバーマスク・・・・・・・・・・・・・134
リズム不整・・・・・・・・・・・・・・・・・・・・60
冷汗・・・・・・・・・・・・・・・・・・・・・・・・・・30
連続性高調性副雑音・・・・・・・・・・・132
連続性低調性副雑音・・・・・・・・・・・131
ローンクス・・・・・・・・・・・・・・・・・・・131
ロンカイ・・・・・・・・・・・・・・・・・・・・・131

### わ

腕頭動脈・・・・・・・・・・・・・・・・・・・・・・27

# MEMO

# MEMO

基礎と臨床がつながる
バイタルサイン

2015年1月5日　初　版　第1刷発行

監　修　　藤野　智子
編　集　　三浦　英恵，村田　洋章
発 行 人　　影山　博之
編 集 人　　向井　直人
発 行 所　　株式会社 学研メディカル秀潤社
　　　　　〒141-8414　東京都品川区西五反田2-11-8
発 売 元　　株式会社 学研マーケティング
　　　　　〒141-8415　東京都品川区西五反田2-11-8
印刷・製本所　凸版印刷株式会社

この本に関する各種お問い合わせ先
【電話の場合】
●編集内容についてはTel 03-6431-1231（編集部直通）
●在庫，不良品（落丁，乱丁）についてはTel 03-6431-1234（営業部直通）
【文書の場合】
●〒141-8418　東京都品川区西五反田2-11-8
　　　　　　学研お客様センター
　　　　　　『基礎と臨床がつながる　バイタルサイン』係

©T. Fujino 2014.　Printed in Japan
●ショメイ：キソトリンショウガツナガル　バイタルサイン
本書の無断転載，複製，複写（コピー），翻訳を禁じます．
本書に掲載する著作物の複製権・翻訳権・上映権・譲渡権・公衆送信権（送信可能化権を含む）
は株式会社学研メディカル秀潤社が保有します．

JCOPY　〈（社）出版者著作権管理機構委託出版物〉
本書の無断複写は著作権法上での例外を除き禁じられています．複写される場合は，そのつど事前に，（社）出版者著作権管理機構（電話 03-3513-6969，FAX 03-3513-6979，e-mail：info@jcopy.or.jp）の許可を得てください．

　　　本書に記載されている内容は，出版時の最新情報に基づくとともに，臨床例をもとに正確かつ普遍化すべく，著者，編者，監修者，編集委員ならびに出版社それぞれが最善の努力をしております．しかし，本書の記載内容によりトラブルや損害，不測の事故等が生じた場合，著者，編者，監修者，編集委員ならびに出版社は，その責を負いかねます．
　　　また，本書に記載されている医薬品や機器等の使用にあたっては，常に最新の各々の添付文書や取り扱い説明書を参照のうえ，適応や使用方法等をご確認ください．
　　　　　　　　　　　　　　　　　　　　　　　　　　株式会社 学研メディカル秀潤社